心脏大血管

专科手术室护理

吴荷玉　余文静　李婷婷◎主编

長江出版傳媒　湖北科学技术出版社

图书在版编目（CIP）数据

心脏大血管专科手术室护理 / 吴荷玉，余文静，李婷婷主编 . —武汉 : 湖北科学技术出版社 , 2023.9
ISBN 978-7-5706-2611-3

Ⅰ . ①心… Ⅱ . ①吴… ②余… ③李… Ⅲ . ①心脏血管疾病—外科手术—手术室—护理 Ⅳ . ① R473.6

中国国家版本馆 CIP 数据核字（2023）第 095164 号

责任编辑：张波军　张娇燕
责任校对：陈横宇　　封面设计：曾雅明

出版发行：湖北科学技术出版社
地　　址：武汉市雄楚大街 268 号（湖北出版文化城 B 座 13—14 层）
电　　话：027-87679468　　邮　　编：430070

印　　刷：武汉中科兴业印务有限公司　　邮　　编：430071

787×1092　1/16　21.75 印张　410 千字
2023 年 9 月第 1 版　2023 年 9 月第 1 次印刷
定　　价：78.00 元

《心脏大血管专科手术室护理》

编委会

主　　编　吴荷玉　余文静　李婷婷

副 主 编　沈剑辉　牛丹丹　李　莎　赵诗雨

编　　委（按姓氏汉语拼音排序）

程娅婵　段　丁　封　丹　付朝娟　何　慧

胡娟娟　胡振轩　雷　甜　李　成　李　芳

李高风　李　佩　李斯琪　李　潇　李艳丽

李至真　路　念　马　菲　马　琼　梅　竹

苏　微　汪　贝　汪晓筱　王亚冲　王　豫

夏叶松　姚　冲　易　昕　杨　英　张　程

张　莎　张　媛　赵芳华　赵　宁　赵志华

郑　晨

前　言

随着心脏大血管学科专科化的发展，心脏大血管外科亚专科发展也越来越精细化，目前所分的专科有婴幼儿及新生儿复杂先心病、瓣膜外科、大血管疾病外科、冠心病外科、微创心脏外科、心脏及心肺移植等终末心脏病专科。

对于手术室护士而言，心血管专科和手术护理配合一直是成长的难点。心脏大血管亚专科的发展对手术室护士也提出了越来越高的要求，手术室护士心脏大血管亚专科护理团队也应运而生。

《心脏大血管专科手术室护理》在广泛参考国内外相关文献的基础上，由手术室心脏外科专科护士结合心脏大血管外科专科临床实践经验，经过心血管医疗专家、心脏大血管麻醉专科专家、体外循环专家等相关学科专家的指导创作完成。

本书共七章，从手术室护理亚专科的发展、心脏大血管外科专科手术护理概述、人体心脏大血管局部解剖、心脏大血管外科专科手术护理配合、专科仪器设备、专科耗材、专科教学培训管理等方面进行了详细而系统的阐述。本书使用手绘图、照片、表格等形式予以介绍，图文并茂，内容翔实，对心脏大血管专科手术护理团队的建设与发展有借鉴作用。

由于时间仓促，编写人员水平和写作能力有限，书中难免有疏漏之处，敬请读者批评指正。

目　录

第一章 手术室护理亚专科的发展

第一节 心脏大血管外科专科发展

心脏大血管外科常规开展各类心脏和大血管手术，以及急危重症患者的救治。诊治疾病范围包括先天性心脏病、心脏瓣膜病、冠心病、大血管疾病、微创心脏外科、心血管介入治疗和终末期心肺疾病等。

一、心脏大血管外科在国际上的发展

已知最早的心脏外科手术是西班牙医师Francisco Romero于1801年为心包积液的患者施行心包开窗引流术。人类历史上第一次成功的心脏手术是在1896年9月7日，德国法兰克福的Ludwig Rehn医师为一位患者修补刺穿的右心室，术后患者完全康复。当今心脏外科医生主流认可1944年11月29日第一例BT分流手术是心脏外科的正式开端。BT分流手术又称布莱洛克-陶西格分流术（Blalock-Taussig shunt），是用来治疗青紫型先天性心脏病的一种姑息手术，由美国心脏病学家海伦·陶西格与外科医生阿尔弗雷德·布莱洛克发明，他们在1944年救治一位法洛四联症患儿时首次实施了该手术。手术结束后，婴儿的嘴唇颜色由深蓝色发绀转变为粉红色，这是心脏手术时代的开始。此后，一系列心脏外科技术发展起来，出现了降低体温暂停血液循环、体外心肺循环等技术，促进了心脏外科的发展。

心脏外科的发展经历了4个时代。第一个时代以1938年Gross施行的动脉导管未闭手术成功为标志。第二个时代以闭式心内手术为标志，1948年Bailey在美国费城成功施行了第一例二尖瓣狭窄交界成形术，开创了闭式心内手术的先河。第三个时代以心内直视手术为标志。Gibbon、Dennis和Lillehei是这个时代体外循环的先行者。1939年，Gibbon首次研制出人工心肺机，并于1953年完成了首例体外循环下小儿房间隔缺损修补术。Kirklin和Lillehei将心内直视手术逐步演变成今天的标准操作程序。第四个时代以心脏部分或全部置换为标志，这个时代的新技术包括瓣膜置换、生物材料应用及冠状动脉旁路移植术等，该时代的发展高峰是心脏移植，以1968年南非的Barnard第一例心脏移植成功为标志。美国加州的Bailley则被称为“小儿心

脏移植之父”。

（一）瓣膜手术的发展

1920年，波士顿的Cutler、Levine和Beck三位医生开始二尖瓣狭窄的研究。1923年5月，三位医生为一位11岁的女孩施行了二尖瓣手术。患儿术后合并了肺炎，但还是从手术中恢复过来，存活了4.5年，但生活不能自理，并有反复心衰。后来尸检显示手术刀痕分别在主动脉瓣前交界和二尖瓣的后外侧交界。她是心脏手术存活的第一位患者，在医学史上有着重要意义。

1925年5月6日，伦敦的Souttar医生实施了第一例经心耳进行瓣膜切开的手术。因为担心刀切开瓣膜，可能会增加二尖瓣反流，Souttar医生并没有用刀切开瓣膜，仅仅简单地用手指扩张二尖瓣，手指的扩张改善了二尖瓣的狭窄。

毕业于哈佛大学的Harken与美国费城的Bailey、英国伦敦的Brock首先尝试了二尖瓣狭窄的手术。在1948年的半年内，Bailey、Harken和Smithy分别在美国发明了现代二尖瓣狭窄的手术方法，但是他们三人互相并不知道彼此的工作。Smithy医生在1948年1月10日做了第一例从左心耳进入并切除部分二尖瓣的手术，半年内Harken和Bailey也成功进行了这样的手术，1950年报告了7例病例，2例患者手术后死亡，4例患者手术后症状改善，1例患者2年后最终死于主动脉狭窄。

20世纪50年代，瓣膜技术的一个主要进步是机械扩张器。1954年，巴黎的Dubost、爱丁堡的Logan发明了机械扩张器。1955年伦敦的Tubbs又进一步对扩张器进行了改进，在机械扩张器上安装螺旋装置，可以调节扩张程度。20世纪60年代，全球都应用器械扩张器，随着体外循环技术的进步，逐步进行直视下二尖瓣成形和瓣膜置换术。

Ebstein畸形又称三尖瓣下移畸形，畸形的特点是三尖瓣隔瓣后瓣下移，瓣叶异常，前瓣通常为帆状扩张，是一种复杂先天性心脏畸形。首例存活患者发现于1949年，经心导管检查确诊。早期的外科治疗是姑息性的，或单纯房缺修补，行BT分流或Gleen分流术，手术病死率高。1962年，Barnanrd首次应用三尖瓣置换治疗本病。1964年，Hary运用三尖瓣重建术治疗成功，手术方案包括折叠房化心室、三尖瓣瓣环成形、闭合房间隔缺损。此后，Danielon、Carpentier均对本病手术方法改进做出了突出的贡献。

（二）冠状动脉疾病的外科发展

对冠状动脉直接施行外科治疗在20世纪初期已开始，它由法国诺贝尔奖得主Carrell于1910年首次报道。从1916年Jonnesco首先采用交感神经结封闭到1956年Bailey等施行冠状动脉内膜剥除术来治疗心绞痛，冠状动脉外科处于探索阶段，并未取得实质性进展。1945年，Beck采用降主动脉和冠状静脉窦吻合术，术后3~5周再将冠状静脉窦结扎，使动脉血逆行灌注以增加心肌血液循环。1954年，Beck简化手术，将冠状静脉窦缩扎至口径0.3cm，并于心包内放置石棉粉，取得一些效果，但也被弃用。1956年，Bailey等首先应用冠状动脉内膜剥除术以治疗冠心病，取得成功。1960年5月2日，Goetz OA（一个天才的生理学家转成外科医生）在纽约布朗克斯医学中心施行了单个乳内动脉至前降支冠状动脉的搭桥手术，并通过血管造影证实了手术的成功。1964年，冠状动脉搭桥术成功在人体上施行，Garrett等成功施行了首例冠心病患者的静脉搭桥术。此外，心外科医生Kolessov于1964年首次报道了一系列乳内动脉搭桥术，即不停跳冠状动脉搭桥术。

推动冠状动脉疾病的外科发展还有一项重要技术，即冠状动脉造影术。1958年，Sones成功地进行了选择性冠状动脉造影术，使阻塞性冠状动脉病变定性定位的诊断得以明确，因而为现代冠心病外科治疗奠定了基础。1963年，Lester等发表切除冠状动脉狭窄段，用大隐静脉移植于冠状动脉之间的试验报告。1964年，Garrot以自体大隐静脉移植于升主动脉和冠状动脉狭窄段的远端之间，获得成功，移植静脉7年后仍通畅。1967年，Favaloro等重复推广这种手术，成为目前治疗冠心病的有效方法。Favaloro和Green分别于1966年和1968年成功地应用乳内动脉施行了冠脉搭桥术。20世纪90年代早期，一些心脏中心开展了不停跳冠状动脉吻合技术，这种尝试最初仅限于左室前壁的再血管化，随着机械固定器的发展，有效保证了跳动心脏的局部固定，吻合口的通畅率已达到了传统心脏停搏下手术的效果。20世纪末至21世纪初，随着造影技术、血管吻合装置、稳定器、心肺转流等技术的进步，冠状动脉旁路移植术，尤其是微创冠状动脉旁路移植术有了相当的发展。微创冠状动脉旁路移植术包括微创直视冠状动脉旁路移植术（MIDCAB；Benetti，1995）、非体外循环心脏不停跳冠状动脉搭桥术（OPCAB）、胸腔镜辅助下冠状动脉旁路移植术（VADCAB）、完全内镜下机器人辅助的冠状动脉旁路移植术（TECAB；Mohr，1999），以及“杂交”技术（Hybrid，PTCA+MIDCAB；Angelini，1996）等。

（三）低温技术的发现

1949年，加拿大多伦多总医院的外科医生Bigelow通过研究，第一次证明了体温和代谢的直接关系，这一发现对心外科乃至整个医学的影响十分深远。

Bigelow的研究认为20℃的体温可使体循环中断15min，这也许足够在直视下关闭房间隔缺损。1950年，Bigelow报告了他的实验结果：在20℃的温度下，阻断狗的血循环15min，病死率为51%。1952年，他又报道了在降温至18℃后直视下打开猴子心脏的生存记录。由此Bigelow认为可以应用低温和血流阻断技术，安全地在直视下修补房间隔缺损。

同期，另外一位美国外科医生John Lewis也进行了相关研究，他将狗降温至26～28℃，夹闭腔静脉8min，在直视无血的术野下施行了房缺修补术，并取得了成功。他最成功的改进主要是最大限度地预防了室颤的发生。他发现室颤的发生主要是与冠脉内气栓阻塞和过度降温有关。他采取措施限制术中冠脉内气栓的形成，并限制过度降温，因此大大降低了手术病死率。1952年9月2日，Lewis在明尼苏达大学成功地在5岁女孩心脏上实施了第一例直视下的心脏内手术操作。他利用26℃的低温，在流入血流阻断时间不到6min的时间里，完成了对该患儿心脏实质缺损的修补缝合。11天之后，女孩痊愈出院。她的心脏杂音消失，随访30多年，其健康状况良好。从此，心脏疾病治疗的新时代开启。

在整个20世纪50年代，运用直视下心内手术治疗了大量先天性心脏缺陷患者。随后Henry Swan利用这一技术成功地开展了多项手术，并完善和发展了心肌保护和空气栓塞预防等一系列原则，这些原则至今仍是心脏外科中的核心宗旨。

（四）体外循环技术

尽管低温条件下直视手术促进了心脏外科的发展，但直视手术在心脏外科的应用仍有局限性。因为修复法洛四联症合并肺动脉狭窄这种如此复杂的畸形是无法在中度低温流入道阻断8min的时限内完成修复的。挑战更有难度的复杂心内畸形手术时，难以突破低温手段固有的时间限制。

突破低温手段固有时间限制事件与伟大的飞行员Charles Augustus Lindbergh有关。他在1931年曾在*SCIENCE*发表过一篇题为《一个封闭的恒压下使液体流动的装置》的论文。1929年，他的妻妹患有严重的风湿性心脏瓣膜疾病，无法治疗。他曾多次询问心脏专科医师是否可用一种类似人造心脏的装置暂时替代自然心脏，然后切开心脏进行救治。Lindbergh结识了Alexis Carrel（1912年诺贝尔生理医学奖获得者），后来他放弃飞行员职业，来到Carrel教授的实验室工作。Lindbergh研制出了当时最好的灌注装置，可以保存离体肾脏，使之能维持到移植为止。

1930年10月，美国波士顿麻省总院外科，一位女病人行胆囊切除术后2周出现肺大块栓塞死亡，触动其监护医师，刚毕业的John Heysham Gibbon产生设想：如果将此患者的静脉血氧合变成动脉血后再输入其动脉内，也许能救活此患者。他针对这个难题设计了一台可以在患者麻醉状态下替代心脏和肺的工作的机器，这台机器的基本原理是通过特殊装置将回心血液引流至体外，经氧合后再输回人体，从而临时完全或部分代替心、肺功能。1953年5月，Gibbon用其自制的体外循环装置为一位18岁的患有先天性房间隔缺损女孩Cecelia Bavolek成功进行了世界首例于体外循环心内直视下的房缺修补术。体外循环技术使常规条件下难以进行的心内畸形、高难大动脉疾病纠治手术得以开展，开创了心血管外科学的新纪元。梅奥诊所的John

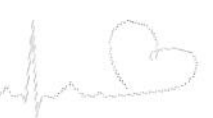

Webster Kirklin将这项技术的应用又推向了极致，为纪念Gibbon的卓越贡献，改进后的设备被命名为“梅奥-吉本”。1958年即报道了在梅奥诊所成功地应用梅奥-吉本设备在体外循环进行的245例手术。

（五）心脏移植技术

1964年1月23日，美国著名的心脏外科专家Hardy首次将换心术用于人类。他从体重68.04kg的黑猩猩胸内取得心脏，为一例患高血压心脏病濒临死亡的老人做了换心手术。移植一完成，这个黑猩猩的心脏在老人身上立即有规律地跳动。遗憾的是，只经历了1.5h，心跳就停止了。

南非开普敦的外科医生Christiaan Barnard在1967年12月3日成功施行人类历史上第一例同种异体心脏移植手术。54岁的患者叫Louis Walskansky，移植的心脏来自一位在车祸中丧生的25岁的女性。经过低温麻醉，Barnard医生将病变的心脏切除，随后切断肺动脉和主动脉，随即将供体心脏从冰冻盐水中取出，放到患者原先心脏的部位。心包腔里灌注冰盐水，使供心保持低温，先将供心左心房与受心残留的左心房后壁吻合，再吻合供心与受心残留的房间隔，接着吻合右心房。等到左、右心房都吻合，再依次吻合主动脉与肺动脉，移植手术完成。虽然移植手术本身是成功的，但由于排斥药破坏了患者身体的免疫机制，18天后患者在南非的开普敦死于双侧肺炎。但这次手术的成功在世界上引起了人们对于心脏移植的重视。从此，心脏移植术在世界各地相继开展。

其后很长一段时间内，因为移植后器官的排斥和供体、受体选择标准等一系列问题得不到很好的解决，心脏移植工作停滞不前，直到1981年斯坦福大学开始将环孢素（cyelosporme）应用于临床。1984年，环孢素开始广泛应用于心脏移植，从此心脏移植进入了飞跃发展的阶段。目前全世界每年大约有5000人接受心脏移植，截至2021年全球大约完成10万例的心脏移植。

二、心脏大血管外科科学在中国的发展

我国心脏大血管外科在20世纪40年代尚处于萌芽状态。1944年10月，吴英恺首先在我国成功施行动脉导管未闭结扎手术，并于1947年开展了缩窄性心包炎的外科治疗，标志着我国心血管外科的开端。1949年，中华人民共和国成立后，心血管外科在20世纪50年代和60年代初期得到了迅速的发展。1954年2月，兰锡纯首先在国内成功施行二尖瓣狭窄闭式交界分离术，标志着我国心脏外科由心外手术进入心内闭式手术阶段，从而推动了心血管外科的迅速发展。1957年1月，梁其琛首次在低温麻醉下成功施行了先天性肺动脉瓣狭窄直视切开手术，这是我国心内直视手术

的开端。1958年6月，苏鸿熙在国内首先应用体外循环技术，成功施行先天性心脏病室间隔缺损直视修补术，使我国心脏外科进入了一个新的阶段，促进了心内直视手术向安全的阶段过渡，推动了各种心内直视手术的开展。1960年12月，李迎汉等在国内首先成功施行全主动脉弓切除及人造血管移植术。1961年，侯幼临在低温麻醉下施行了全主动脉弓移植术，标志着我国在心血管外科领域中开始应用国产人工代用品施行复杂的大血管移植手术。1965年6月，蔡用之等首先在国内成功施行二尖瓣置换术，开创了我国人造心脏瓣膜研制与临床应用的历史，扩大了心脏瓣膜病的手术治疗范围，促进了我国瓣膜外科的发展。在上述10余年内，我国心血管外科从心外手术阶段开始，发展至闭式二尖瓣狭窄交界分离术成功，揭开了心内手术阶段的序幕。

（一）先天性心脏病的外科治疗在我国的发展

20世纪70年代初，侯幼临、张天惠、石美鑫等开展了一般先天性心脏病和法洛四联症的外科治疗。自1973年以来，汪曾炜在对复杂先天性心脏病的病理解剖和病理生理进行深入研究的基础上，开展了各种复杂先天性心脏病的外科治疗，截至1989年10月，共施行2106例手术，其中包括法洛四联症、Ebstein心脏畸形、右室双出口、单心室与三尖瓣闭锁、矫正型大动脉转位合并心内畸形、完全型肺静脉异位连接、主动脉狭窄、室间隔完整的肺动脉瓣闭锁九种复杂先天性心脏病，总手术病死率为4%。无论是治疗效果或病例数量，均处于国内领先地位，有些已达到国际先进水平，对我国复杂先天性心脏病的外科治疗做出了重要贡献。1974年5月，丁文祥首先在我国开展婴幼儿先天性心脏病的外科治疗，采用深低温停循环和有限时间体外循环的方法，先后开展了大动脉错位的Mustard手术、Senning手术和Jatene手术，应用改良Fontan手术治疗三尖瓣闭锁、单心室和肺动脉瓣闭锁等复杂先天性心脏病，至今已施行各种婴幼儿复杂先天性心脏病手术4000余例，其疗效达国际先进水平。

（二）心脏瓣膜病的外科治疗在我国的发展

20世纪70年代后期，二尖瓣狭窄闭式扩张分离术已有大组病例的回顾性报告。上海市胸科医院（上海交通大学附属胸科医院）潘治等总结7281例的手术结果，术后6～10年的优良进步度为83%。二尖瓣综合成形术从20世纪80年代起相继开展，庄世才等报告326例二尖瓣综合成形术，其中风湿性心脏瓣膜病263例。1976年5月，郭加强、朱晓东等研制成用戊二醛处理的牛心包生物瓣膜，并首先用于置换主动脉瓣成功。1977年，罗征样、方大维等研制成异种猪主动脉瓣，并应用于临床，推动了生物瓣膜在我国的发展。1978年，蔡用之与上海医疗器械研究所和兰州碳素厂合作，研制成国产侧倾碟形瓣膜，经临床应用与鉴定，在国内推广应用。在此基础上，

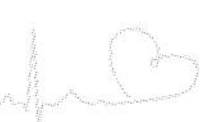

又与兰州有关单位协作，在瓣架结构及加工工艺等方面进行了较大的改进，研制成功了改良型侧倾碟瓣（简称C-L瓣），并大批生产，供全国应用，解决了国产机械瓣长期供不应求的局面。1991年，朱晓东等研制成功国产Pefest牛心包瓣，并在国内多家医院应用，证明该瓣对减轻钙化，减少磨损有了改进，其耐久性得以改善。这些成果标志着我国生物瓣膜与机械瓣膜获得进一步的发展，推动了我国瓣膜外科的进步与普及。

（三）冠心病的外科治疗在我国的发展

1974年11月，郭加强等首先在国内成功施行冠状动脉旁路移植手术。上海市胸科医院（上海交通大学附属胸科医院）在10年间共行冠状动脉旁路移植术98例，其中包括同期施行室壁瘤切除、冠状动脉内膜剥离术、术中冠状动脉腔内球囊扩张成形术，手术病死率为8.2%。1990年以后，冠状动脉旁路移植手术在全国主要城市（如北京、上海、南京、西安、武汉等）均已经开展起来。1999年，吴清玉等报道1996年以来施行冠状动脉搭桥手术1110例，手术病死率为0.81%，在国内处于领先地位。

（四）大血管外科在我国的发展

沈宗林等报告，1976年以来施行各部位的主动脉瘤切除手术191例，1987年以前的手术病死率为27.8%；1988年以后下降至10.9%。孙衍庆等在国内首先报告，1985年以来，应用Bentall手术治疗升主动脉瘤伴主动脉瓣关闭不全53例，手术病死率为3.77%。这标志着我国该类外科手术的基本方法与效果已达到稳定阶段。近年来，上海、杭州、沈阳、西安、南京、武汉等地也相继开展了此项复杂手术。1999年，北京阜外医院孙立忠报告231例主动脉根部置换手术，其中根部置换与部分主动脉弓置换40例，根部置换加全弓置换2例，由于手术方法的改进，手术疗效有了很大的提高。1989年，北京安贞医院汪忠镐等报告80例大动脉炎的外科治疗，根据不同类型，选择不同的手术分流方法，做血运重建手术，取得了较好的手术效果。1992年，沈宗林等报告142例主动脉缩窄的外科治疗，根据病变的类型，介绍了不同的手术方式，取得了良好的疗效。此外，北京、山东、山西等地对布加综合征的外科治疗积累了丰富的经验，已有超过百例的报道。

（五）心脏移植技术在我国的发展

心脏与心肺联合移植在我国起步较晚。1978年，张世泽在国内首次施行原位心脏移植，患者生存109天，此为亚洲第一例心脏移植。以后，虽然实验性研究仍在进行，但由于各种原因，临床上未继续下去。1992年3月，北京安贞医院陈宝田等施行原位心脏移植手术成功，患者术后生存7个月；同年4月，哈尔滨医科大学夏求明等采用温血停搏法保护供心，行原位心脏移植，至1995年共行3例，患者术后均长期生存,心功能恢复至1级。1995年7月,黑龙江省心血管病研究所刘晓程等连续施行2例原位心脏移植成功,是重新振兴我国心脏移植的良好开端。此后,在全国如南京、长沙、福州、武汉等地不断开展此类手术。1999年,廖崇先等报告11例同种原位心脏移植,其中8例长期生存。

三、心脏大血管外科的未来发展

随着外科技术和微创器械的迅速发展,腔镜技术将不断扩大适应证,一些传统的开胸手术将陆续被腔镜手术替代。达芬奇机器人将更加普及,国产机器人也将走向成熟,机器人心血管手术将迎来爆发式的发展。与此同时,3D打印技术将在复杂心血管疾病诊断、手术预案制定、血管疾病介入辅助等领域发挥重要作用,还将随着组织工程技术、仿生技术的成熟,逐渐扩展到3D打印组织和器官。

人工智能将继续发挥在影像识别、生命体征监控、大数据分析等方面的优势,通过计算机视觉、深度学习等与医学深度融合,服务于临床;并通过与大规模数据库技术、分子影像技术、精确导航技术、可穿戴设备技术、物联网技术形成合力,推动心脏大血管外科的发展。记忆合金、纳米材料、高分子材料、仿生材料、可降解材料将更广泛地应用于心脏大血管外科医学中,新型支架、人工血管、人造瓣膜、导丝和释放系统、人工心脏等的开发将从实验研究走向临床应用。

5G技术的逐渐成熟和普及、物联网技术将带来新的发展机会,在心脏大血管外科远程诊断和远程治疗方面施展身手。VR技术有望实现术中精确示踪,例如在先天性心脏病矫治术中,实现传导束的实时示踪,降低传导阻滞的发生率;在主动脉介入手术中实现主动脉重要分支血管的实时显影,实现更精确的支架植入;在冠状搭桥手术中,实现靶血管的实时显影,辅助最优靶血管选择;在心血管外科医学教育中,实现更直观的手术教学。

心血管内科和心血管外科的界限逐渐模糊,心内心外融合团队将更加普及,在心衰、结构性心脏病、冠心病、心律失常、心血管急救领域共同为患者服务。心室辅助、心脏移植、心肺联合移植、体外生命支持等手段将在心衰的治疗当中发挥更加重要的作用。

2010年后,我国心脏外科进入了一个快速发展的时期,心脏外科专科进入了一个亚专科快速发展的阶段。心血管外科的亚专科发展对手术室的护理配合提出了更高的要求,也推动了手术室心脏大血管专科护理的发展。

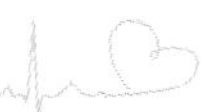

第二节　心脏大血管外科手术室护理专科发展

随着现代心血管外科的不断发展，心血管手术领域和范围日趋扩大，新方法、新器械、新仪器设备不断出现。为顺应临床亚专科的发展，手术室亚专科分支亦不断细化，培养高度专业化的手术室护士以配合更精准、更有针对性的亚专科手术势在必行。对综合性大医院而言，手术室固定某一个专科护士，具有高年资护士是否轮转、年轻护士综合培养轮转、是否参与全科急诊班次等诸多问题的综合考量。长时间以来，心血管外科专科护士仍然是相对固定的专科模式。随着心脏大血管外科亚专科的快速发展，心脏移植、主动脉夹层动脉瘤、心脏介入急诊手术、冠心病急性发作、急性感染性心内膜炎、体外循环辅助手术等突发急诊手术量越来越大，全科参与的急诊手术方式已经无法满足心脏大血管外科专科的发展。手术室护理同步于临床医学发展不断细化分支，手术室护士的手术配合方式从全面参与型向亚专科固定型转变。

2022年5月7日，国家卫生健康委印发的《全国护理事业发展规划（2021—2025年）》亦提出建立以岗位需求为导向、以岗位胜任力为核心的护士培训制度，培养高度专业化的手术室专科护士势在必行，对手术室护士的整体素质和专业水平要求越来越高，促使手术室护理人员向高度专业化和一专多能方向发展。专科护士的定义为“在某一特殊或者专门的护理领域具有较高水平和专长的专家型临床护士”。心脏大血管外科专科护士就是心脏大血管手术配合方面有专长的专家型临床护士。基于对手术室专科护士的职能和作用的要求，对手术室心脏大血管外科专科护士也有关于职能和作用的四个方面要求。

（1）利用心脏大血管领域的知识、专长和技术，为患者和社会人群提供围手术期护理服务，促进患者康复，并提高患者的自我手术配合能力。

（2）向同业的护理人员提供心脏大血管专科领域的信息和建议，指导和帮助其他护理人员提高对患者的围手术期护理的质量。

（3）开展心脏大血管专业方面专科领域的护理研究，并将研究的结果应用于本专业领域。

（4）参与相应的管理委员会。参与护理质量、护理效果的考核评价工作和成本效益的核算工作。

第三节　心脏大血管外科手术护理团队组织架构

一、护理管理者

心脏大血管专科需要及时与专科手术医生沟通协调，综合性医院由专科楼层区域的手术室护士长负责。

二、手术室心外专科小组成员及职责

（一）组员数量及结构

心外科专科小组成员人数配置，应根据医院心脏外科手术的床位数和手术量做相应的安排。心外科专科手术护理人员数量和手术床位数比为3.5∶1。设置专科组长1名，合理按护理技术专业配比，即专科护士占15%，高级护士占25%，中级护士占25%，初级护士占35%。

（二）专科组长职责

（1）在护士长的领导下，负责专科临床、教学、科研等方面的全面管理工作，起到学科带头人的作用。

（2）协助楼层护士长参与科室行政管理，并在手术室和心脏大血管外科之间起到桥梁作用，积极协调双方的工作。

（3）负责心外专科安全管理工作，制定专科管理制度，规范管理，及时发现本专科医疗护理、工作流程、各项操作等方面的安全隐患，制定有效的改进措施，落实执行。

（4）作为手术室质量与安全管理小组成员，履行小组职责，协助科室做好手术室质量控制工作。

（5）制定本专科临床工作指南，并定期更新，不断完善。

（6）具备扎实的专业知识及较强的应急能力，做好本专科重大、特殊手术配合以及重要学术、手术演示等工作，参加特殊病例讨论及疑难病例会诊，制定手术配合方案，确保手术安全顺利进行。

（7）参加并组织小组专科护士积极投稿，积极参加并组织组员参与本专业学术会议及培训，了解专科学术发展前沿，掌握专科新知识、新理念。

（8）掌握心脏外科专科的新技术、新手术，并对组员进行培训及考核。

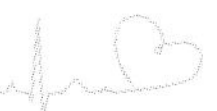

(9) 负责专科教学管理工作，不断完善各类人员的带教、培训及考核方案，制定专科轮转手册、考核标准等，并组织落实。

(10) 协助护士长完成专科仪器设备及耗材管理工作，掌握设备及耗材购买、维保和使用情况，并积极与科主任沟通，做好更新换代。

(11) 每周督促清点专科固定仪器设备、器械包及各个小件的数目，并登记。

(三) 专科组员职责

(1) 在护士长和专科组长带领下，完成本专科临床、教学、科研等方面的工作。

(2) 协助专科负责人，针对专科工作中的问题和安全隐患，制定有效的持续性改进措施，并落实执行。

(3) 参与本专科重大、疑难、特殊手术配合以及重要学术、手术演示等工作，确保手术安全顺利进行。

(4) 掌握心脏专科的新技术、新手术，定期学习，不断提升专业技能。

(5) 熟练掌握专科仪器设备、特殊耗材的使用方法，并指导轮转护士、年轻医生等实践操作。

(6) 协助专科负责人制定本专科临床实践工作手册，并定期更新，不断完善。

(7) 协助专科负责人完成专科教学工作，承担本专科器械护士带教工作，完善各类人员的带教、培训及考核方案，制定专科轮转手册、考核标准等，协助专科负责人承担专科讲堂授课工作。

(8) 协助专科负责人开展科研工作，积极申报科研课题及发表护理成果等。

(9) 协助专科负责人推进本专科工作信息化进程。

(10) 积极参加专科学术活动，了解最新发展动态和前沿成果。

(11) 协助专科负责人做好成本核算测算工作，开源节流，避免浪费。

(12) 每周清点专科固定仪器设备、器械包及各个小件的数目，并登记。

第二章　心脏大血管外科专科手术护理概述

第一节　心脏大血管外科专科手术间整理

一、专科备用手术间布局

（一）心脏大血管外科备用手术间整体布局（图2-1-1）

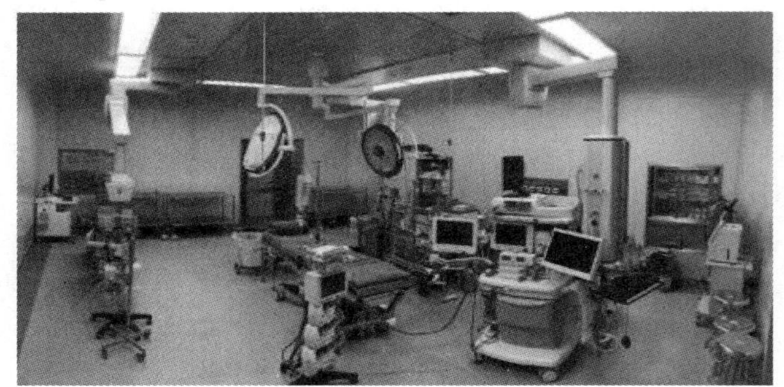

图2-1-1　手术间整体布局

（二）控制面板操作

目的：调控手术间正常运行。

1. 面板时间调控区域（图2-1-2）

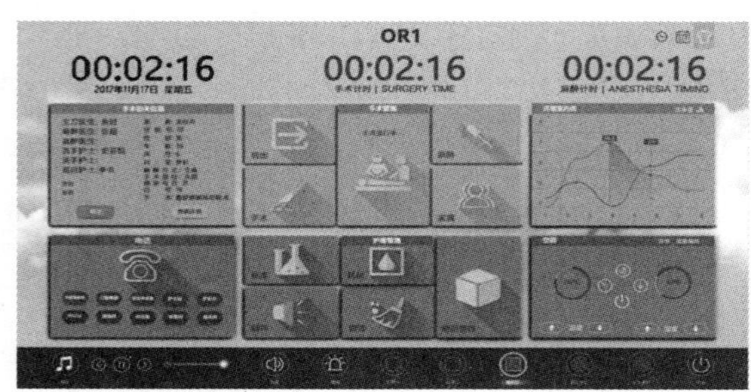

00:02:16
2017年11月17日 星期五
日期时间

00:02:16
手术计时 | SURGERY TIME
手术时间

00:02:16
麻醉计时 | ANESTHESIA TIMING
麻醉时间

A　　B

图2-1-2　面板时间调控区域

A.整体面板；B.具体麻醉时间显示

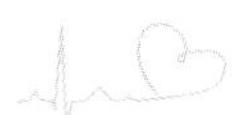

2. 面板气体报警控制区域(图2–1–3)

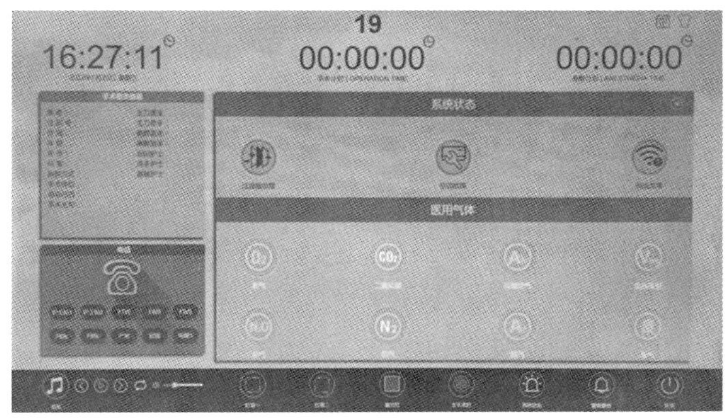

图2–1–3　面板气体报警控制区域

3. 面板层流监控区域(图2–1–4)

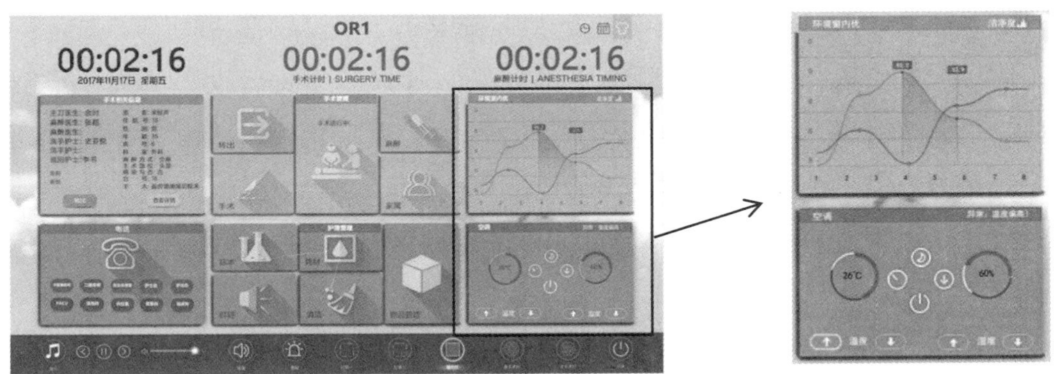

图2–1–4　面板层流监控区域

4. 面板照明系统调节(图2–1–5)

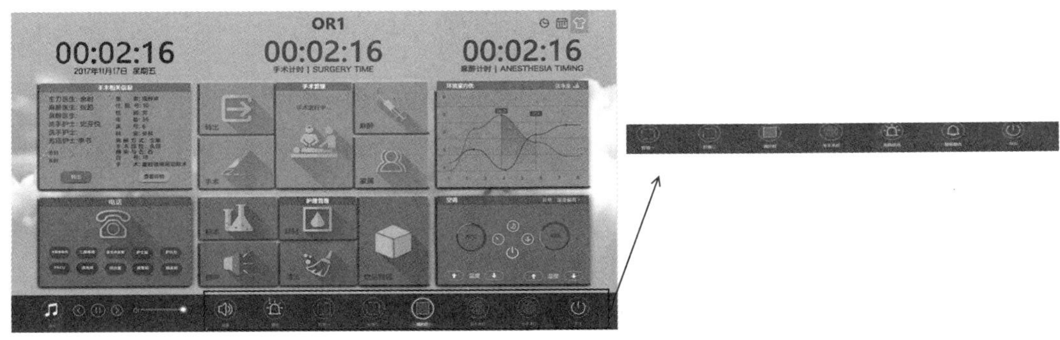

图2–1–5　面板照明系统调节

5. 面板传呼系统（图2-1-6）

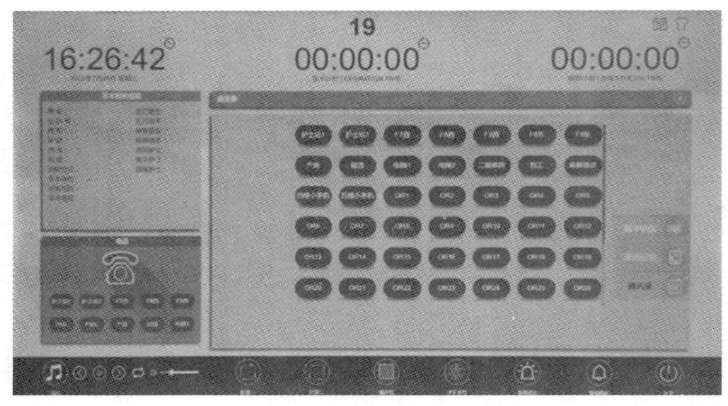

图2-1-6　面板传呼系统

6. 面板皮肤更换系统（图2-1-7）

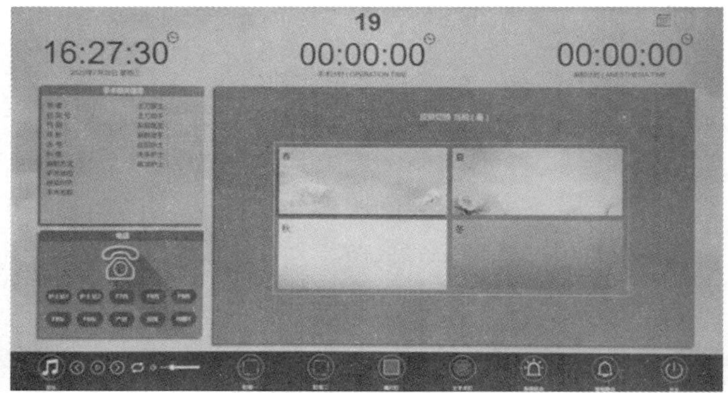

图2-1-7　面板皮肤更换系统

7. 音乐播放系统（图2-1-8）

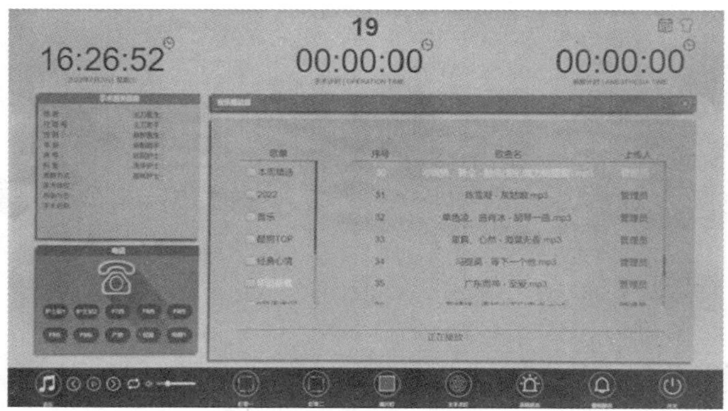

图2-1-8　音乐播放系统

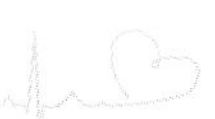

（三）备用手术间整理规范

1. 手术床的位置摆放（图2-1-9）

正对层流送风区，保持水平位，锁定固定锁。前后移动不超过0.4m，左右移动不超过0.9m，手术床降至最低位并固定，所有固定螺丝均拧紧，保证电源稳定，遥控器挂在床头（图2-1-10）。

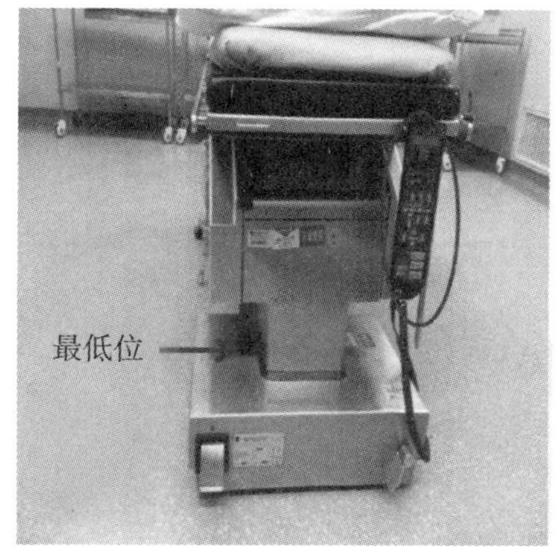

图2-1-9 手术床位置

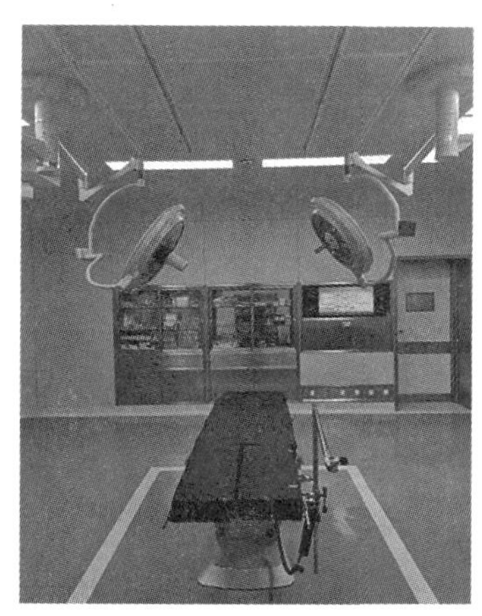
图2-1-10 遥控器悬挂位置

2. 床单位的整理规范（图2-1-11）

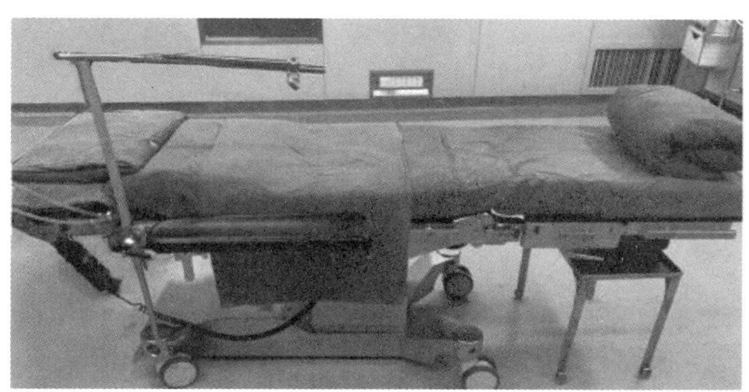
图2-1-11 手术床位置

（1）搁手板：手术床左侧1个，搁手板固定于手术床，离手术床背板上缘15cm，与手术床平行。

（2）麻醉屏风架：固定器固定于手术床的右边、床头板的中间，固定屏风架与手术床平行，降至最低位。部分双固定器固定的屏风架单独平挂于手术床头板与背板之间。

（3）器械盘架：置于床尾，紧靠手术床凳。盘架上放置上、下肢约束带各1个。

（4）枕头：棉花枕芯套防水套，外套棉布。置于手术床头板上。

（5）盖被：盖被横竖三叠与床垫同宽，置于床尾，整齐边朝床头，散边与床尾平齐。

（6）床垫：平整无破损，铺中单，四边包裹整齐；手术部位加铺防水单和中单，防水单不外露；最上层加铺横向中单，用于术中固定患者上肢。

3. 无影灯

置于手术床两侧，亮灯玻璃面相对，倾斜小于45°，尽可能推到最高（图2-1-12）。

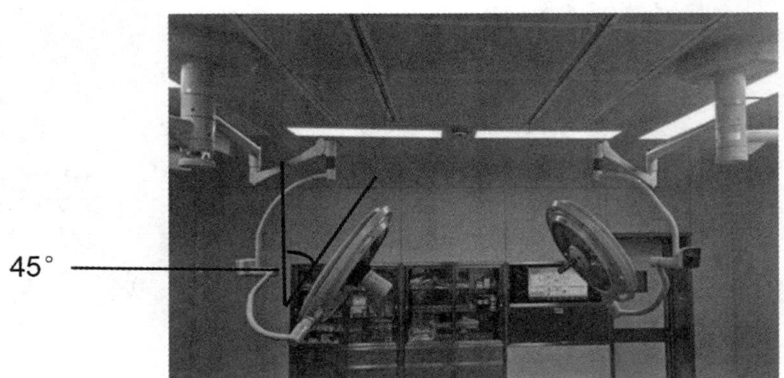

图2-1-12　手术床位置

4. 输液杆

左右各1个，均滑向最前端。

5. 观片灯

观片灯罩保持整洁，灯管完好，关闭电源开关（图2-1-13）。

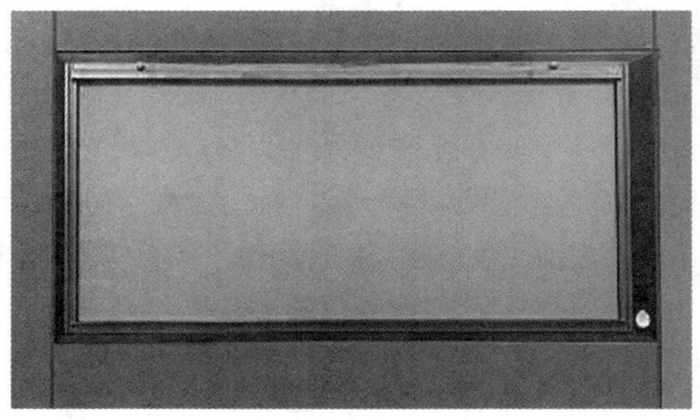

图2-1-13　观片灯

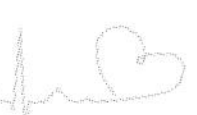

6. 壁柜

一个手术间一般有3个壁柜：壁柜式操作台、前柜和后柜（图2-1-14）。壁柜式操作台分上、中、下三层，用于摆放专科缝线、消毒用物、输液盘、污物盘等。前柜为麻醉无菌用品柜，放置一次性麻醉用物、一次性注射器及各类静脉用液体。后柜放置手术一次性无菌物品。

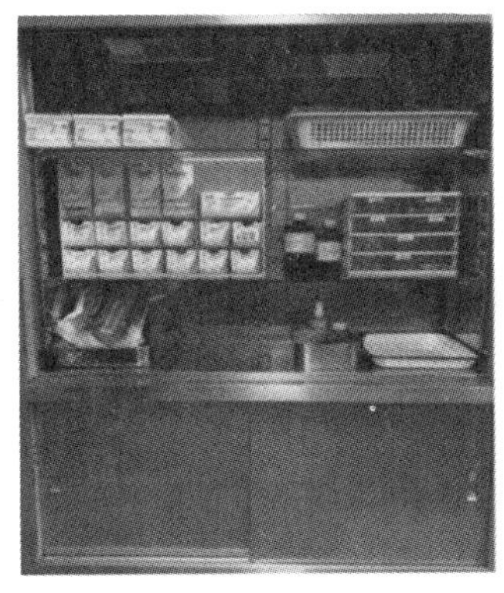
A

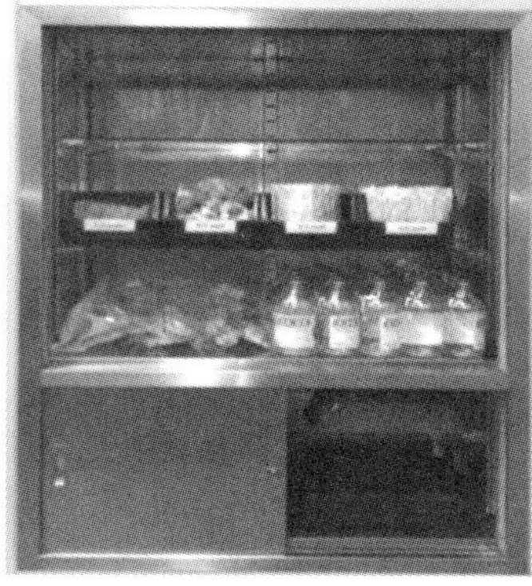
B

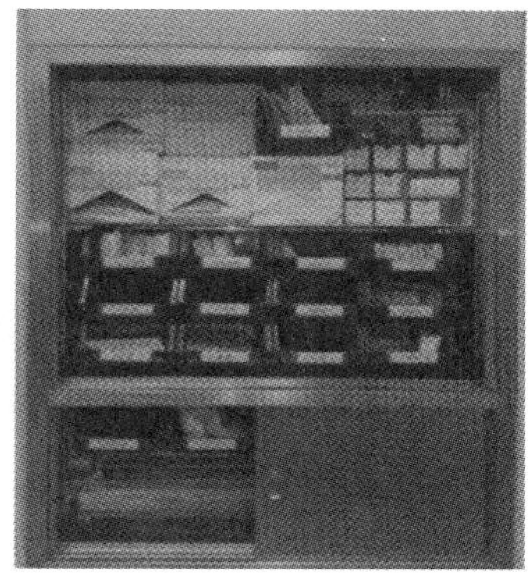
C

图2-1-14　壁柜
A.壁柜式操作台；B.前柜；C.后柜

7. 吊塔

一般有3个。左吊塔放置高频电刀机，抽屉放踏板和负极板线；右吊塔放置除颤仪（图2-1-15）；右前方吊塔为麻醉吊塔。

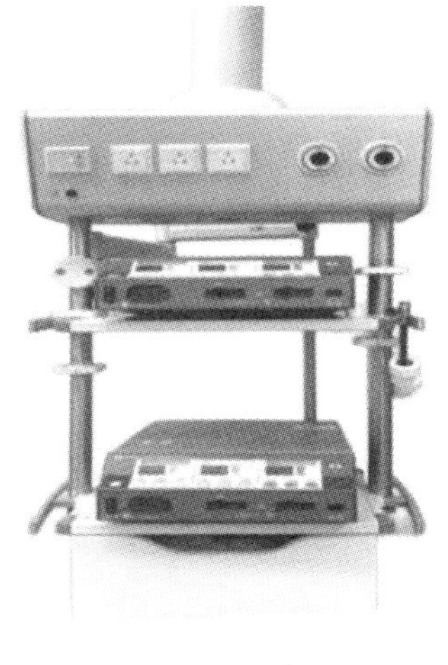

A

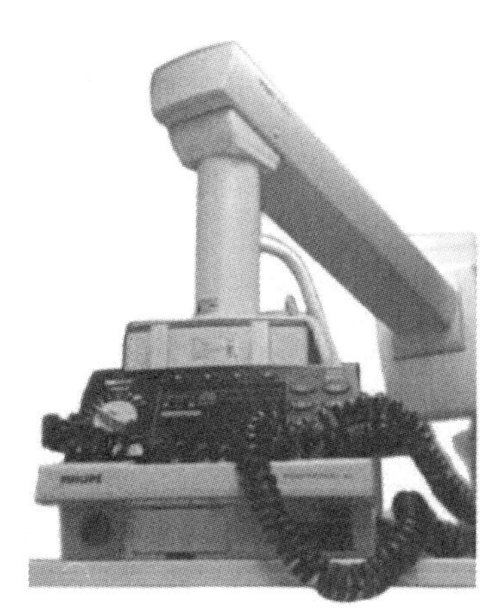
B

图2-1-15　吊塔
A.左吊塔；B.右吊塔

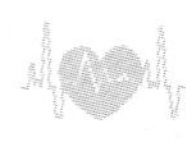

8. 污物桶放置位置

一般有3个。保持装置完好，内外洁净，套好分类袋，置于手术床尾盘架后方（图2-1-16）。

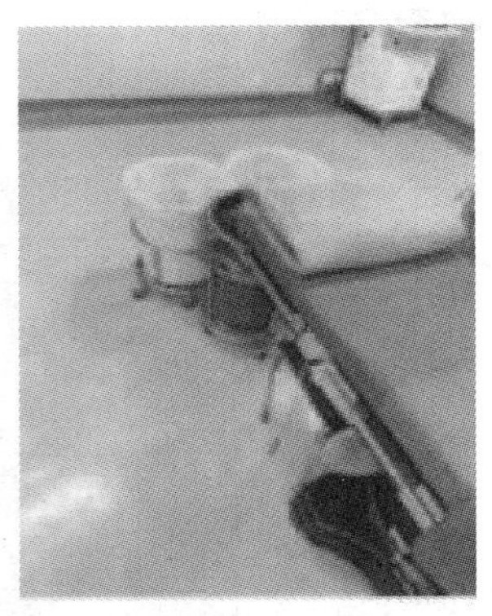
图2-1-16　污物桶位置

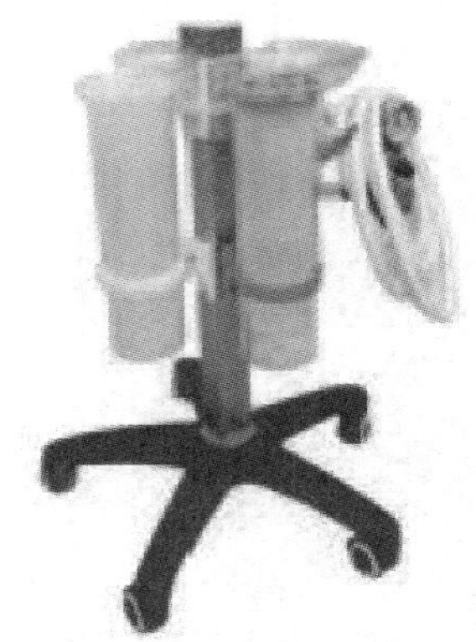
图2-1-17　吸引器装置

9. 吸引器装置

更换清洁导管和吸引袋，正确连接吸引装置，处于备用状态，置于手术间左侧，离墙10cm放置，不可遮挡层流回风口。每个手术间备2套吸引器装置（图2-1-17）。

10. 器械桌

一般为两大一小，离墙10cm平行放置。右边器械桌上层放手术衣，左边的器械桌上层放手术器械，下层放手术敷料（图2-1-18）。

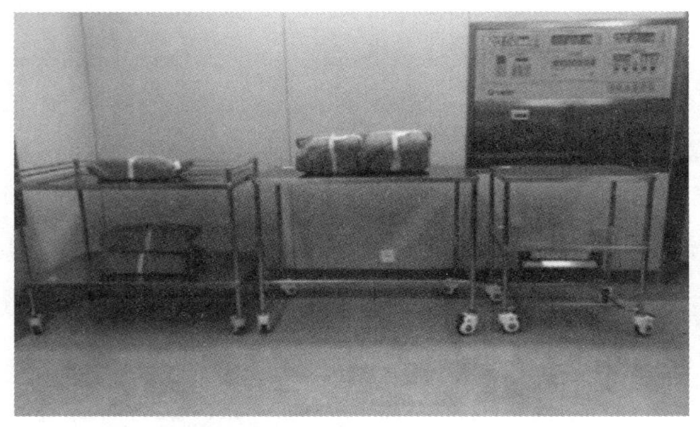
图2-1-18　器械桌

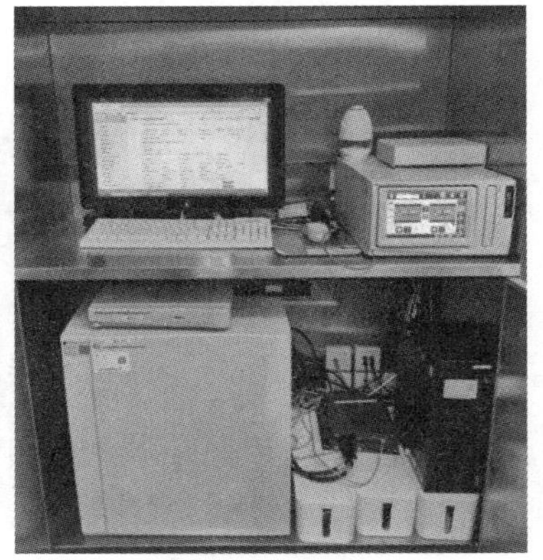
图2-1-19　信息化工作台

11. 信息化工作台

安置于手术间嵌入式柜内（图2-1-19）。

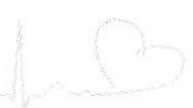

12. 手术圆凳

整齐排放在手术间门右侧(图2-1-20)。

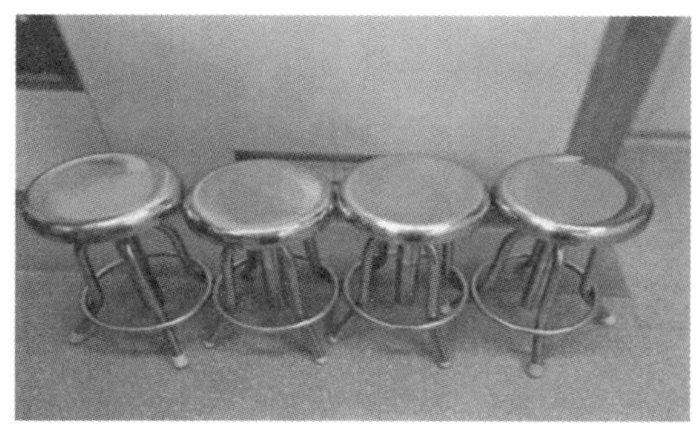
图2-1-20　手术圆凳

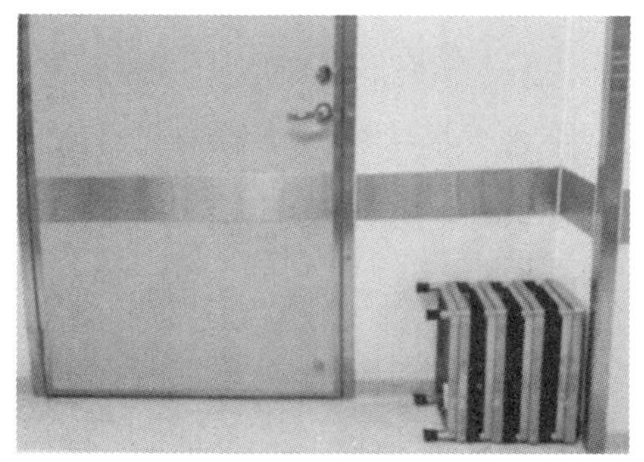
图2-1-21　手术脚踏

13. 手术脚踏

依次摆放在后门外(图2-1-21)。

二、麻醉布局

(一)麻醉机

置于手术床右前方,靠近右侧麻醉吊塔,距离手术床约30cm(图2-1-22)。

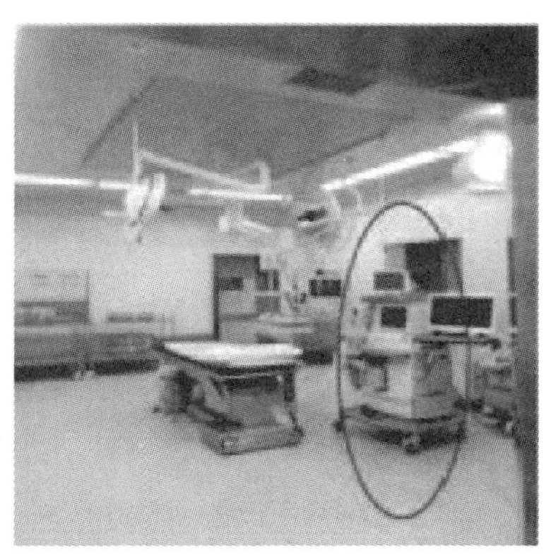
图2-1-22　麻醉机位置

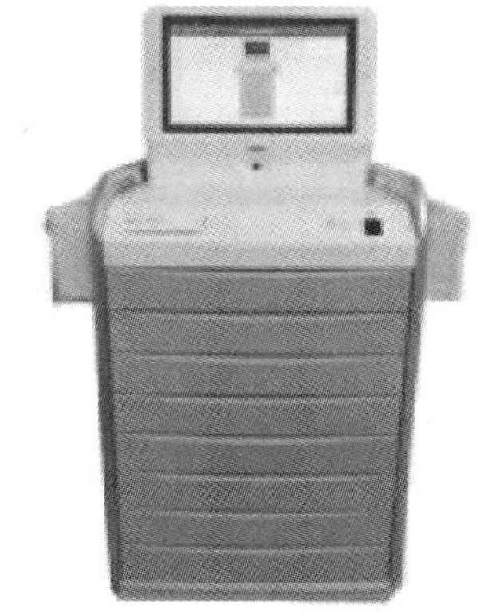
图2-1-23　麻醉推车

(二)麻醉药柜和麻醉推车

根据手术间具体情况酌情置于离墙10cm的手术间右边或前面,不可遮挡层流回风口,不影响手术推床进出手术间(图2-1-23)。

三、体外循环布局

（一）体外循环机

距离手术床一侧约50cm处放置，与手术床方向平行（图2-1-24）。

（二）热交换机

距离手术床约50cm处放置，与体外循环机平行（图2-1-25）。

（三）凝血计时机

距离墙面10cm放置，勿遮挡回风口（图2-1-26）。

（四）血气分析机

距离墙面10cm放置，勿遮挡回风口（图2-1-27）。

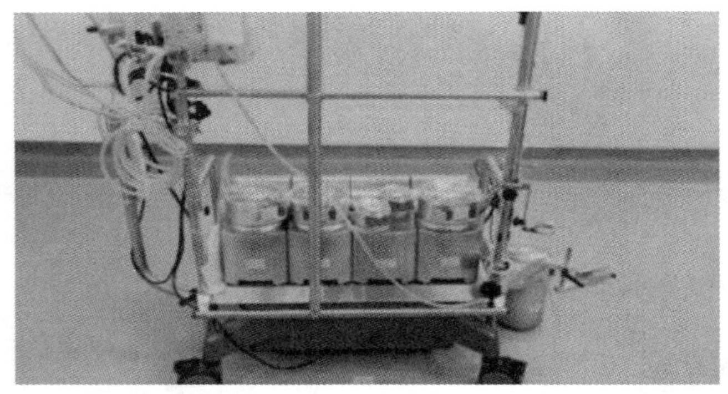

图2-1-24　体外循环机

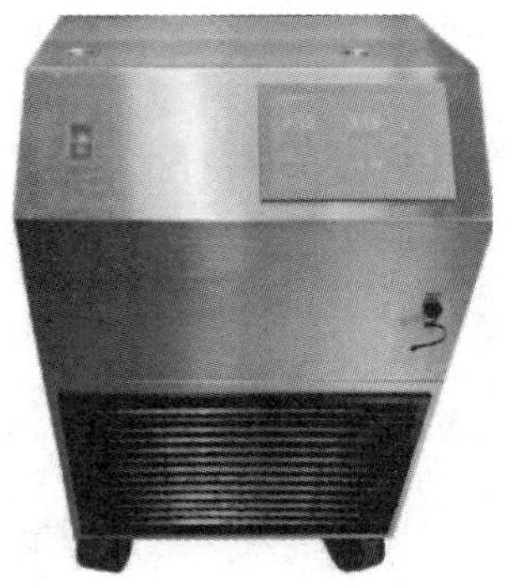

图2-1-25　热交换机

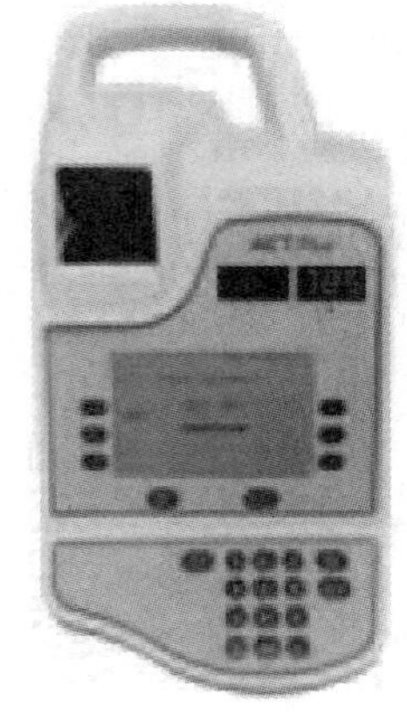

图2-1-26　凝血计时机

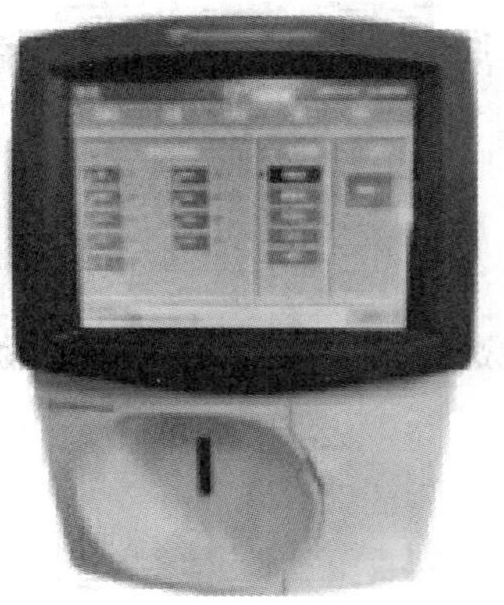

图2-1-27　血气分析机

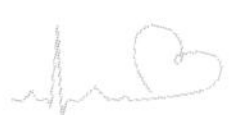

（五）制冰机

距离墙面10cm放置，勿遮挡回风口（图2-1-28）。

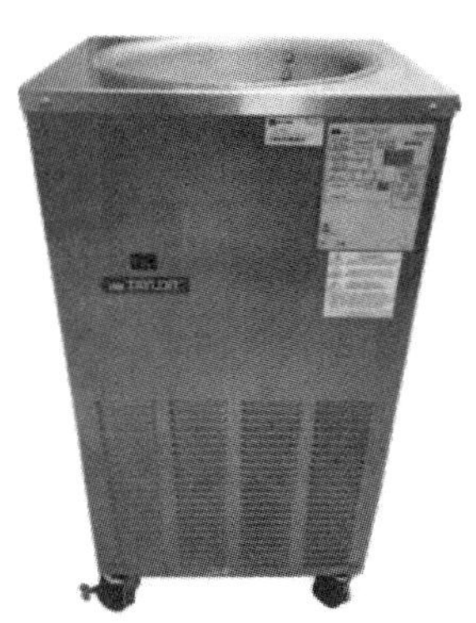

图2-1-28　制冰机

第二节　专科手术器械及敷料

一、专科手术器械

1. 心脏大血管外科专科手术器械汇总

具体见表2-2-1。

表2-2-1　心脏大血管外科专科手术器械汇总表

器械名称	数目(包)	用途
成人体外	18	成人心脏手术基础器械
小儿体外	6	小儿心脏手术基础器械
婴儿体外	2	婴儿心脏手术基础器械
成人取心包	5	成人外出供体获取
小儿取心包	2	小儿外出供体获取
冰体锤	5	外出供体获取
冰体盆	22	成人、小儿心脏手术基础器械
修心盘	5	供体修整
取大隐静脉包	5	冠状动脉搭桥手术大隐静脉切取
换瓣小件	2	心脏瓣膜置换搭配小件
心脏移植小件	6	心脏移植手术、深部操作搭配小件

续表

器械名称	数目(包)	用途
Ⅲ型夹层	5	Ⅲ型夹层手术基础器械
夹层小件	4	Ⅰ型夹层手术搭配小件
搭桥器械	6	冠状动脉搭桥、心脏移植手术搭配小件
小切口胸撑	5	小切口手术使用
大血管探	2	心脏大血管手术
大银夹钳	1	血管夹闭用小件
Storz镜头	5	胸腔镜手术使用
微创小切口器械	6	微创瓣膜手术、微创房室缺手术
再次小件	3	再次心脏手术搭配小件
心外脑压板	2	心脏牵拉暴露
圈线器小件	5	瓣膜间断缝合使用
股动脉转流小件	6	建立股动脉、腋动脉转流搭配小件
瑞克拉钩	1	心脏牵拉暴露
Morrow小件	1	Morrow手术使用
探子小件	3	心脏血管探查、疏通
深部拉钩	2	心脏牵拉暴露
导管钳小件	1	小儿心脏手术使用
小儿体外显微器械盒	6	小儿复杂先心手术使用
侧壁钳	5	冠状动脉搭桥手术夹持主动脉
菲林显微搭桥	1	小切口搭桥、小儿侧切口手术搭配小件
乳内胸撑	5	冠状动脉搭桥手术搭配小件
小儿游离钳小件	1	小儿建立体外循环备用
心外镊子小件	4	心脏手术备用
微创搭桥牵开器	1	肋间小切口冠状动脉搭桥手术使用
胸腹主动脉瘤器械	1	胸腹主动脉瘤手术搭配器械
心肌小件	1	流出道疏通手术搭配小件
新生儿显微器械	1	新生儿、极低体重儿心脏精细手术
小阻断钳	2	小儿心脏精细手术
小儿侧切口阻断钳	2	小儿心脏精细手术
吸针板	24	成人、小儿心脏手术
小儿、婴儿心内除颤器	6	小儿、婴儿心脏表面除颤
成人心内除颤器	18	成人心脏表面除颤

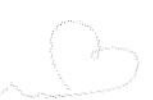

续表

器械名称	数目(包)	用途
胸骨锯	20	成人、小儿正中开胸使用
摇摆电锯	3	成人、小儿再次手术开胸使用
测瓣器、测环器	30	瓣膜手术使用

2. 成人体外器械包(图2-2-1、图2-2-2)

具体见表2-2-2。

表2-2-2　成人体外器械包

器械名称	规格	数量(个)	器械名称	规格	数量(个)
动脉镊	22cm	4	弯血管钳	18cm	8
动脉镊	25cm	1	弯血管钳	14cm	2
长无齿镊	25cm	1	弯血管钳	12.5cm	22
直线剪	18cm	1	组织钳	18cm	12
直线剪	22cm	1	长弯血管钳	25cm	4
扁桃剪(带金)	18cm	1	胆囊钳	22cm	6
扁桃剪	18cm	1	直角钳	22cm	1
扁桃剪	22cm	1	直有齿血管钳	22cm	1
扁桃剪	25cm	1	肾蒂钳	22cm	3
刀柄	4#	1	直宫颈钳	25cm	1
刀柄	7#	1	弯宫颈钳	25cm	1
体外吸头	30cm	2	阻断钳	120°	1
弯无齿敷料钳	25cm	1	阻断钳	90°	1
直有齿敷料钳	25cm	1	心耳钳	25cm	1
针持(带金)	22cm	2	小S钩	30cm	1
针持(带金)	20cm	2	甲钩	30cm	1
针持(带金)	18cm	2	静脉钩	18cm	2
扁头针持(带金)	22cm	1	圈套器	20cm粗	1
针持	18cm	1	圈套器	20cm细	1
钢丝针持	14cm	2	神经钩	20cm圆头	1
巾钳	14cm	1	神经钩	20cm尖头	1
直血管钳	18cm	2	胸撑	大号	1

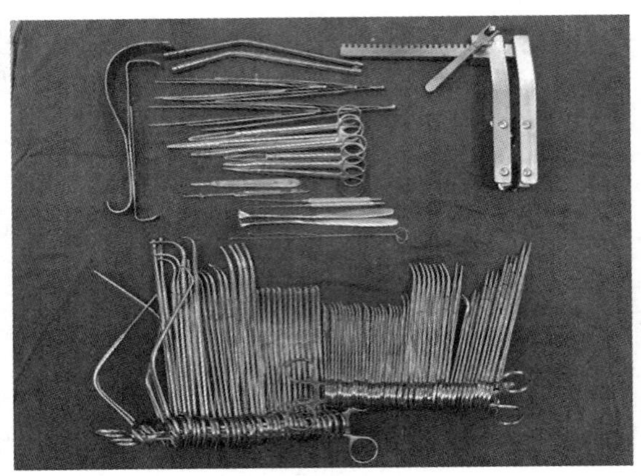

图2-2-1　成人体外包

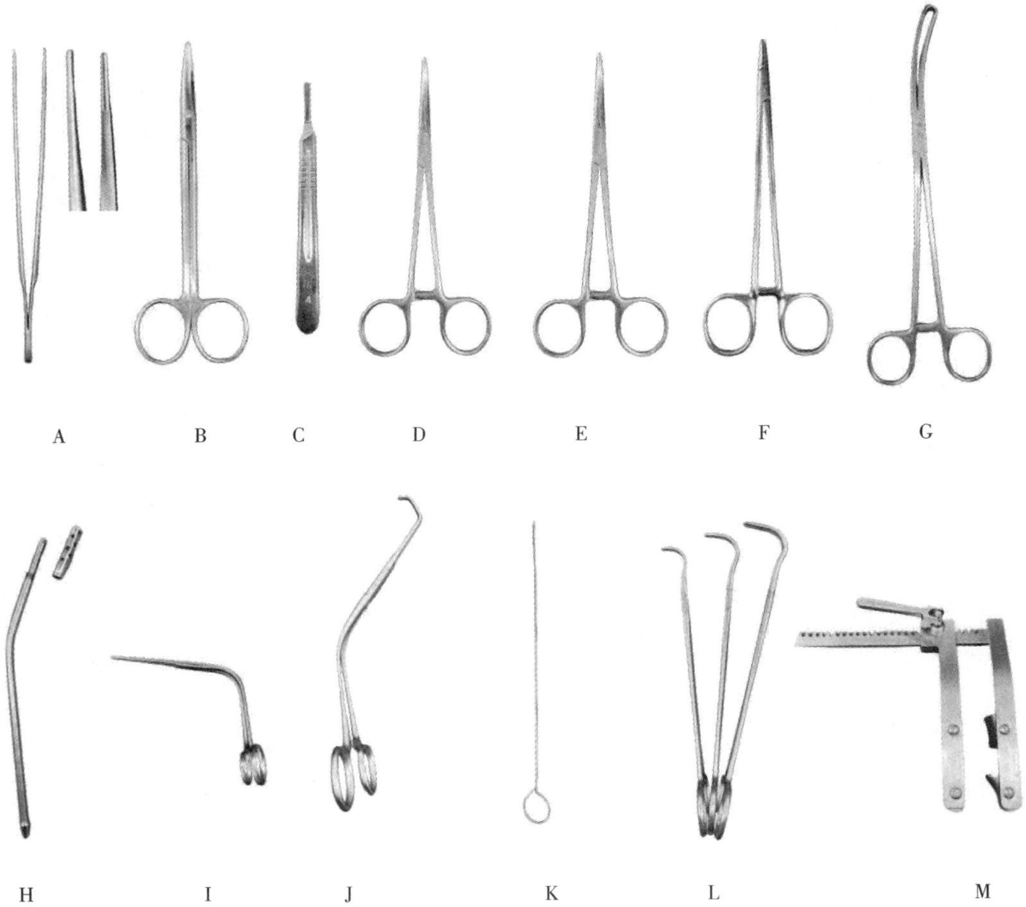

A　B　C　D　E　F　G

H　I　J　K　L　M

图2-2-2　成人体外包内器械

A.无损伤镊；B.剪刀；C.刀柄；D.中弯血管钳；E.中直血管钳；F.针持；G.弯抓钳；H.成人心外吸引器头；I.直角阻断钳；J.心耳钳；K.圈套器；L.大、中、小号游离钳；M.成人胸撑

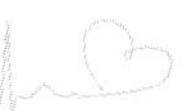

3. 小儿体外器械包（图 2-2-3、图 2-2-4）

具体见表 2-2-3。

表 2-2-3　小儿体外器械包

器械名称	规格	数量（个）	器械名称	规格	数量（个）
动脉镊	18cm	4	组织钳	16cm	8
动脉镊	20cm	1	长弯血管钳	25cm	2
线剪	16cm	1	胆囊钳	22cm	2
直线剪	18cm	1	直角钳	22cm	1
扁桃剪	18cm	1	直有齿血管钳	22cm	1
刀柄	7#	1	肾蒂钳	22cm	2
刀柄	4#	1	导管钳	90°	1
体外吸头	30cm	1	导管钳	120°	1
小儿体外吸头	4#	1	导管钳	150°	1
弯无齿敷料钳	25cm	1	小甲钩	16cm	1
直有齿敷料钳	25cm	1	拉钩	6#	1
扁头针持（带金）	18cm	1	拉钩	8#	1
针持（带金）	18cm	2	拉钩	10#	1
针持（带金）	16cm	1	双头拉钩	5#、6#	1
针持	18cm	1	神经钩	20cm 圆头	1
钢丝针持	15.5cm	1	神经钩	20cm 尖头	1
巾钳	14cm	1	圈套器	20cm 粗	1
直血管钳	16cm	1	圈套器	20cm 细	1
弯血管钳	14cm	6	婴儿胸撑	全金属	1
弯血管钳	12.5cm	12	小儿胸撑	全金属	1

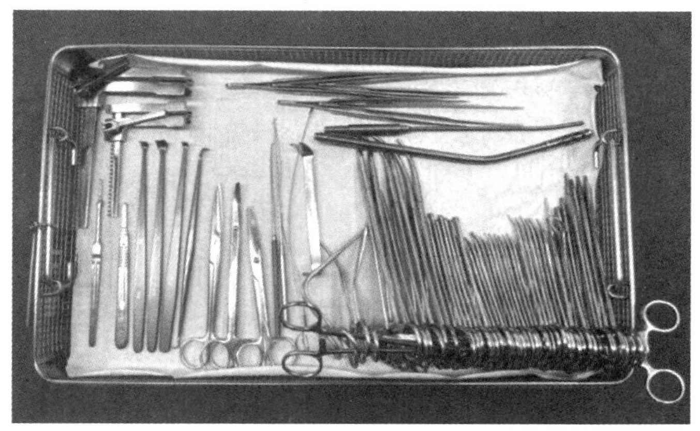

图 2-2-3　小儿体外包

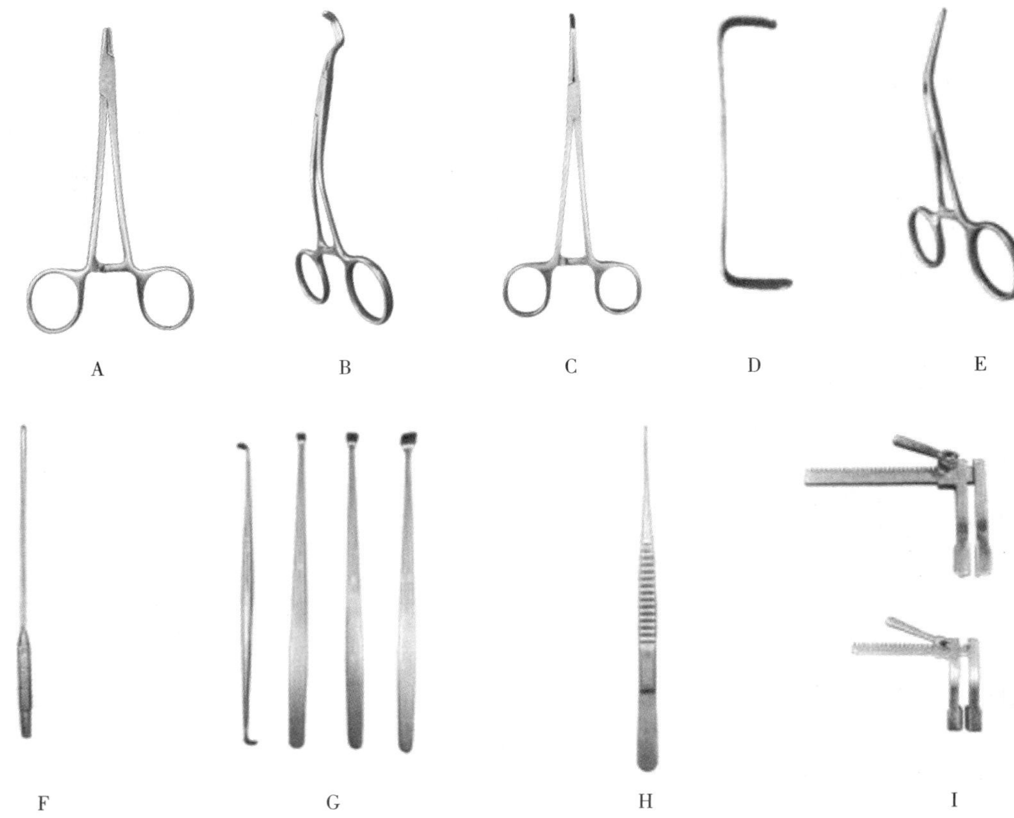

图 2-2-4　小儿体外包内器械

A. 钢丝针持；B. 小儿心耳钳；C. 小号直角钳；D. 小甲钩；E.120° 导管钳；F. 小儿吸引头；G. 小儿各型号拉钩；H. 小儿无损伤钳；I. 小儿胸撑

4. 冰体盆(图 2-2-5)

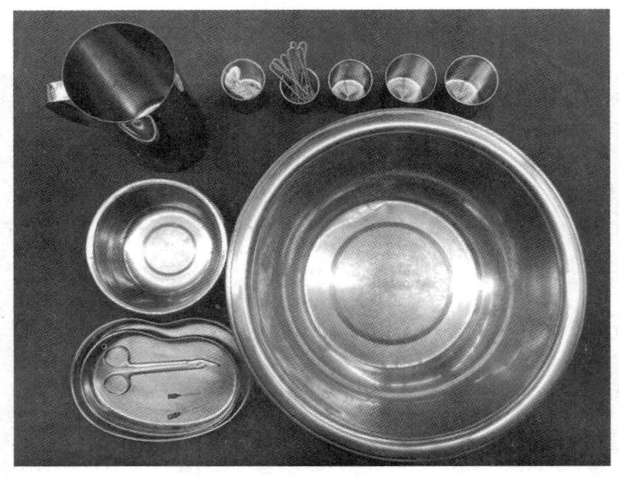

图 2-2-5　冰体盆

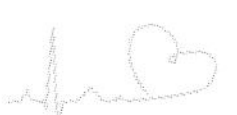

具体见表2-2-4。

表2-2-4　冰体盆

器械名称	规格	数量(个)	器械名称	规格	数量(个)
盆	直径30cm	1	橡皮筋	15cm	8
碗	直径15cm	2	束带	50cm	5
弯盘	18cm	2	钢丝剪	15cm	1
量筒	1000mL	1	槽针	16号金属针头	2
杯子	60mL	5			

5. 取血管器械包(图2-2-6、图2-2-7)

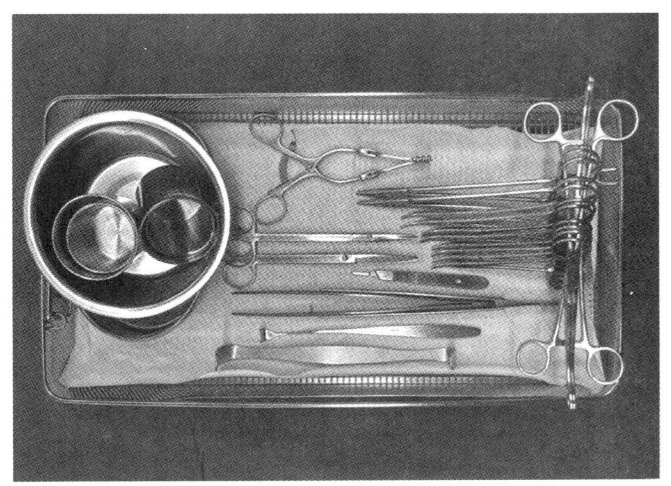

图2-2-6　**取血管器械包**

具体见表2-2-5。

表2-2-5　取血管器械包

器械名称	规格	数量(个)	器械名称	规格	数量(个)
动脉镊	22cm	2	弯血管钳	14cm	2
线剪	18cm	1	弯血管钳	12.5cm	4
扁桃剪	18cm	1	甲钩	30cm	1
刀柄	3#	1	静脉钩	18cm	1
弯无齿敷料钳	25cm	1	乳突撑开器	15cm	1
弯有齿敷料钳	25cm	1	碗	直径15cm	1
针持(带金)	20cm	2	弯盘	18cm	1
弯血管钳	16cm	2	杯	60mL	4

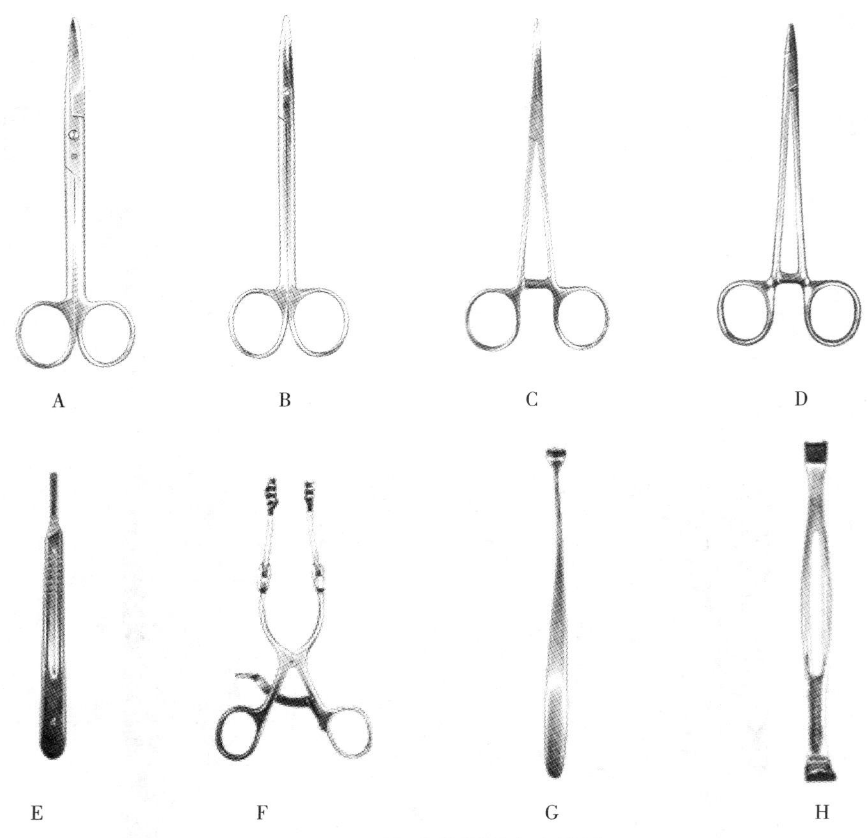

图2-2-7　取血管器械包内器械

A.线剪；B.血管剪；C.中弯血管钳；D.针持；E.刀柄；F.乳突撑开器；G.静脉钩；H.甲钩

6. 夹层小件(图2-2-8)

具体见表2-2-6。

表2-2-6　夹层小件

器械名称	数量(个)	图片	器械名称	数量(个)	图片
银夹钳	2		血管游离钳	1	

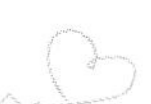

续表

器械名称	数量（个）	图片	器械名称	数量（个）	图片
乳突撑开器	3	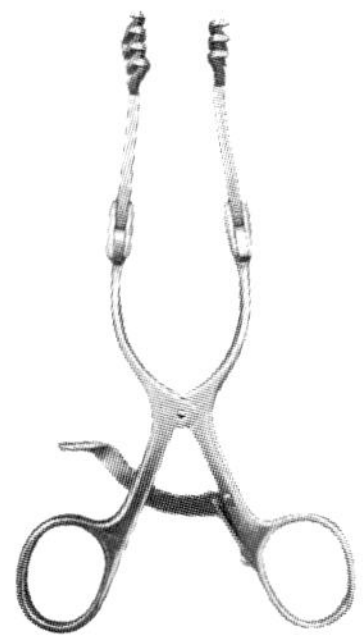	血管剪	1	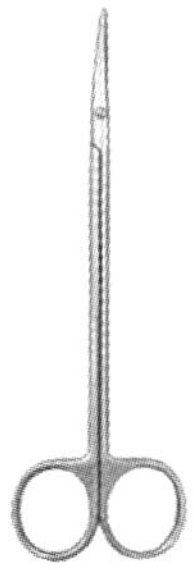
血管夹	2	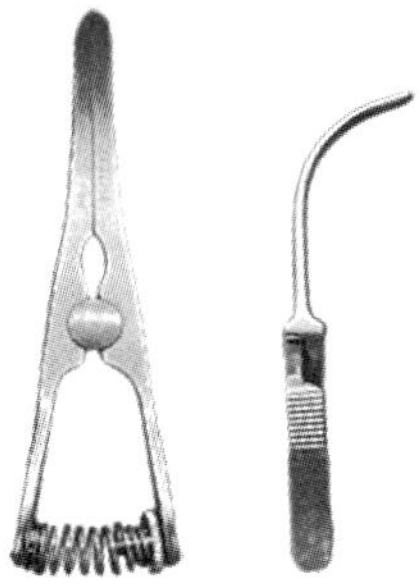	笔式显微针持（228）	1	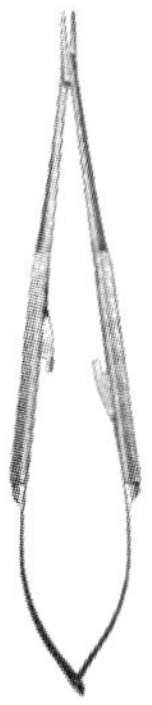
阻断钳	7	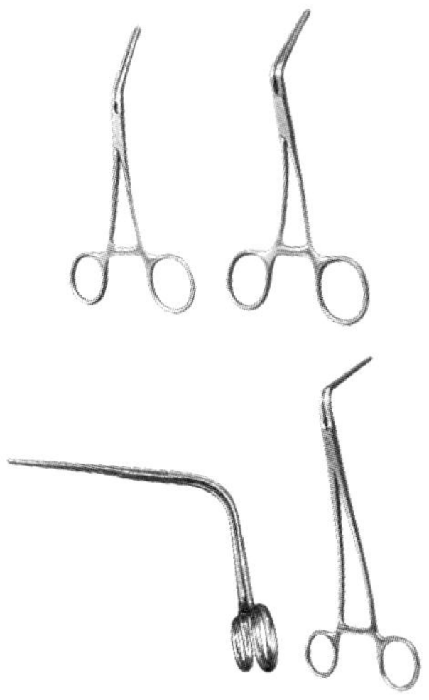	笔式显微针持	1	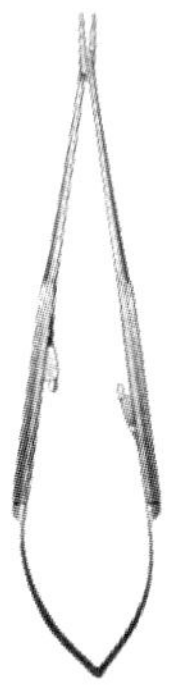

续表

器械名称	数量（个）	图片	器械名称	数量（个）	图片
无损伤动脉镊	3		冠脉探	3	

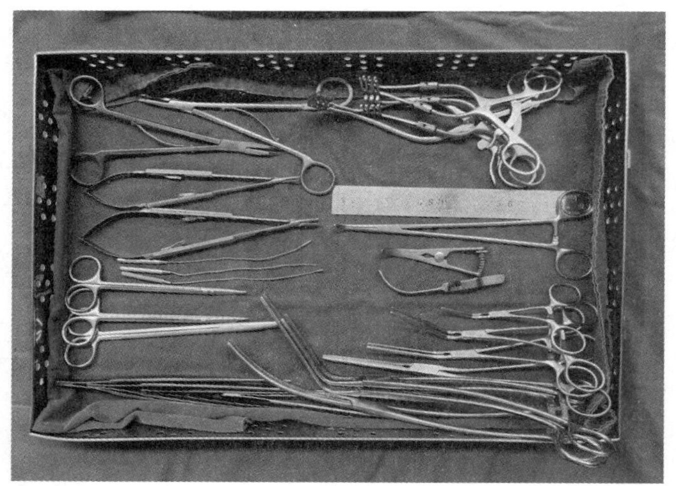

图2-2-8　夹层小件

7. 搭桥器械小件(图2-2-9)

具体见表2-2-7。

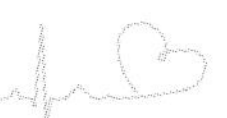

表 2-2-7 搭桥器械包

器械名称	数量（个）	图片	器械名称	数量（个）	图片
小银夹钳	2		显微镊	5	
大银夹钳	1		显微剪	1	
针持	3		冠脉探	3	
向前剪	1		神经钩	1	

续表

器械名称	数量（个）	图片	器械名称	数量（个）	图片
回头剪	1		橄榄型针头	3	
刀柄	2		血管夹	6	
乳内镊	1				

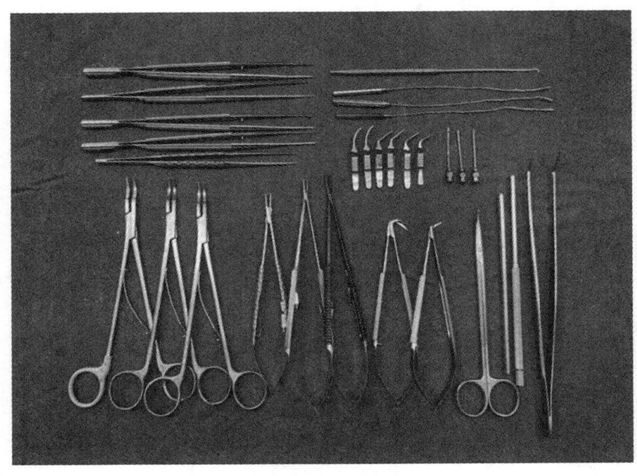

图2-2-9　搭桥器械

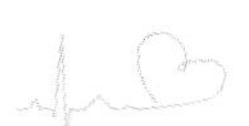

8. 微创小切口器械(图2-2-10)

具体见表2-2-8。

表2-2-8　微创小切口器械

器械名称	数量(个)	图片
胸撑	1	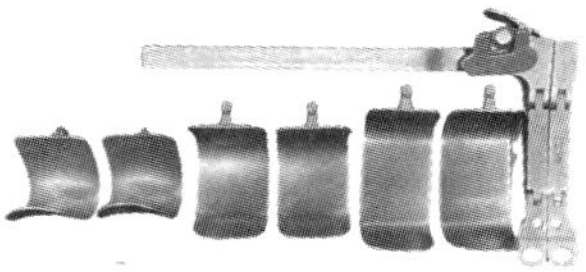
叶片	3	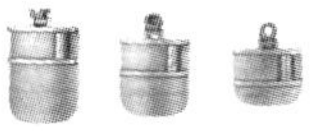
打结器	1	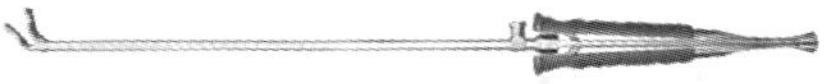
镊子	2	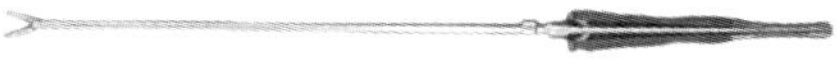
勾线器	1	
测深器	1	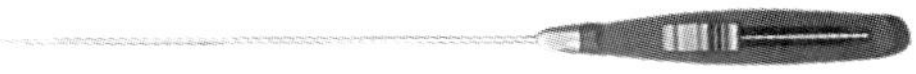
阻断钳	1	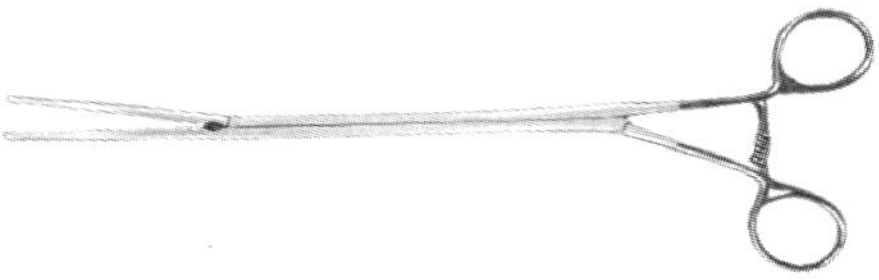
二尖瓣拉钩	1	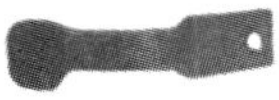
固定器	3	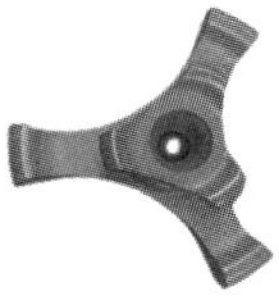
固定杆	2	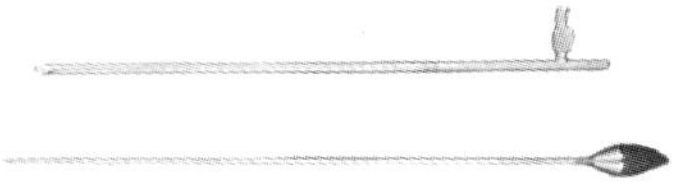

续表

器械名称	数量(个)	图片
持瓣勾钳	1	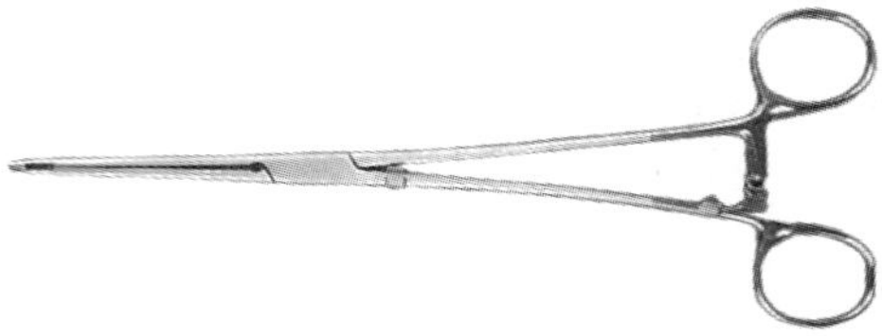
神经钩	1	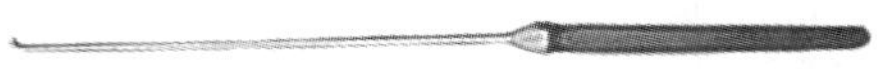
刀柄	1	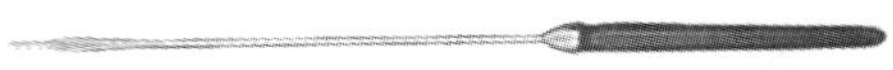
翘头镊	1	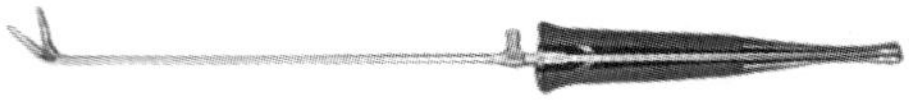
长抓钳	1	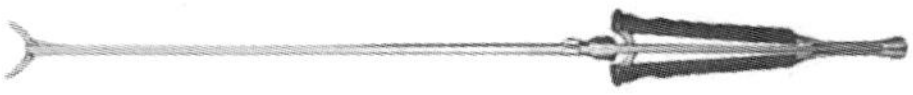
针持	2	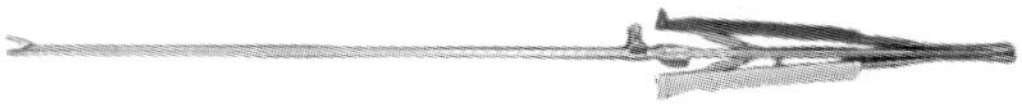
剪刀	2	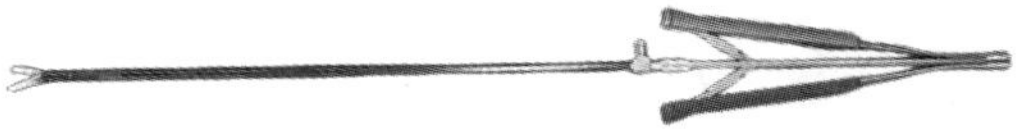

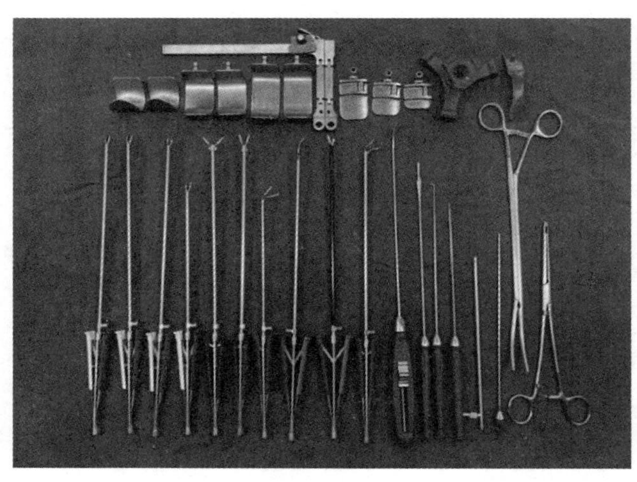

图2-2-10　心脏大血管外科二尖瓣微创器械

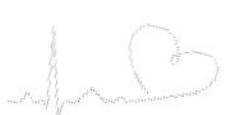

9. 显微搭桥器械（图2-2-11）

具体见表2-2-9。

表2-2-9　显微搭桥器械

器械名称	数量（个）	图片
侧壁镊	2	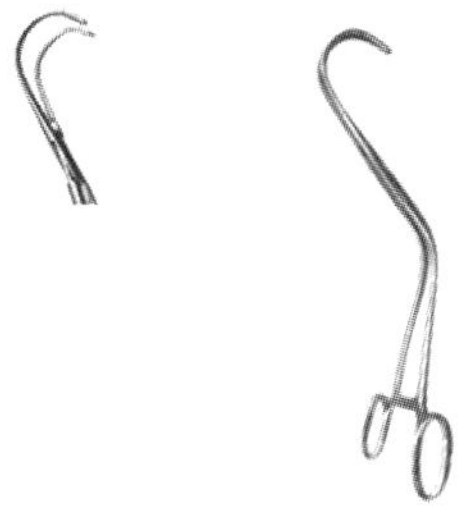
游离钳	1	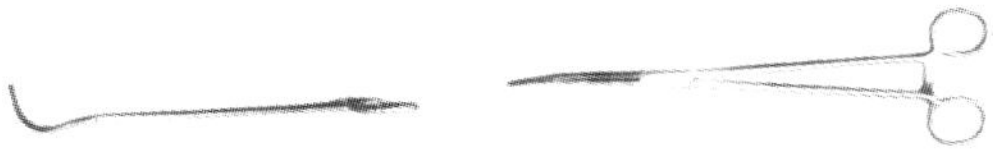
显微剪	1	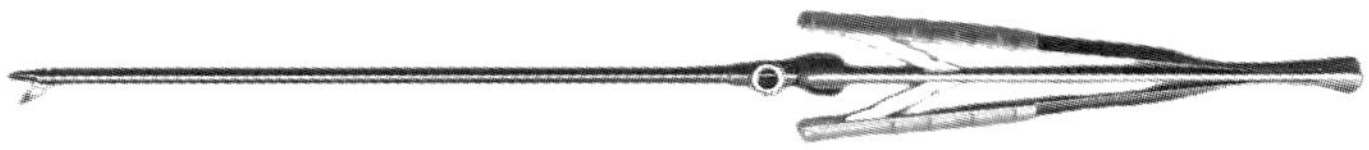
针持	2	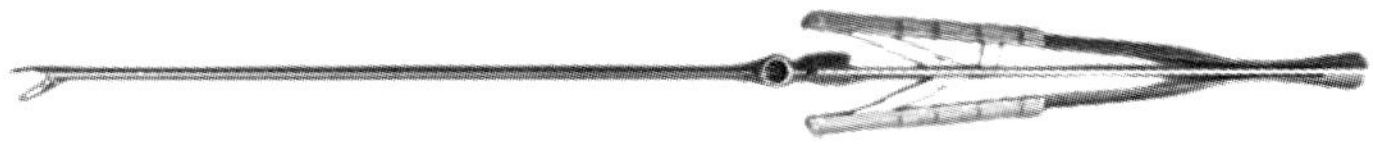
剪刀	2	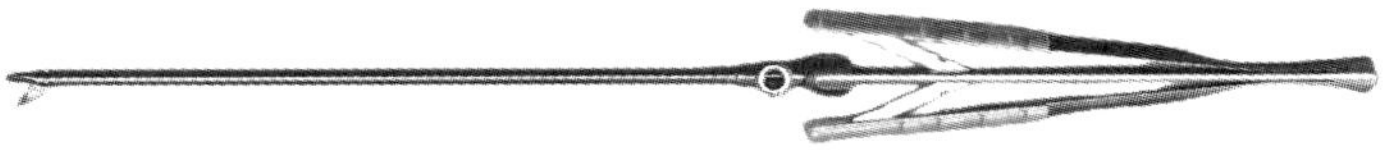
白金银夹钳	1	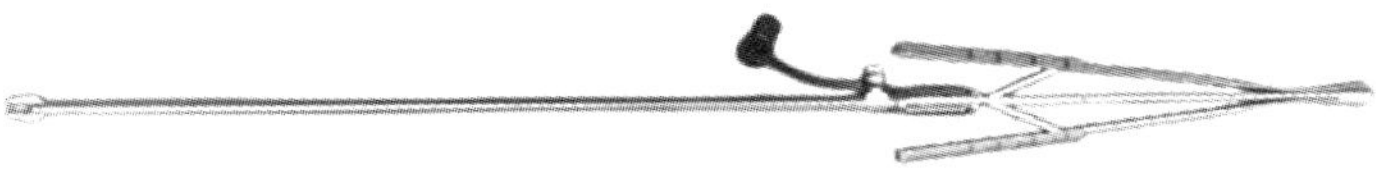

续表

器械名称	数量(个)	图片
黑金银夹钳	1	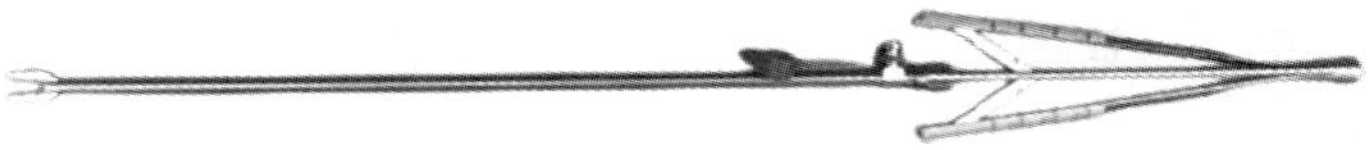
镊子	2	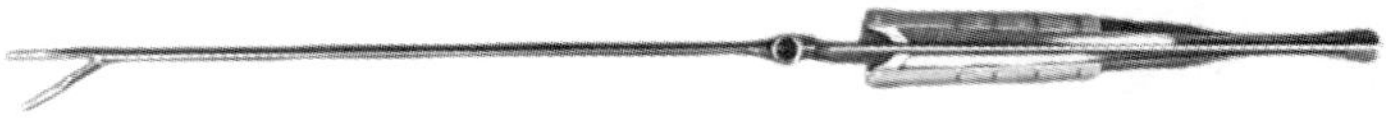
枪状打孔器	1	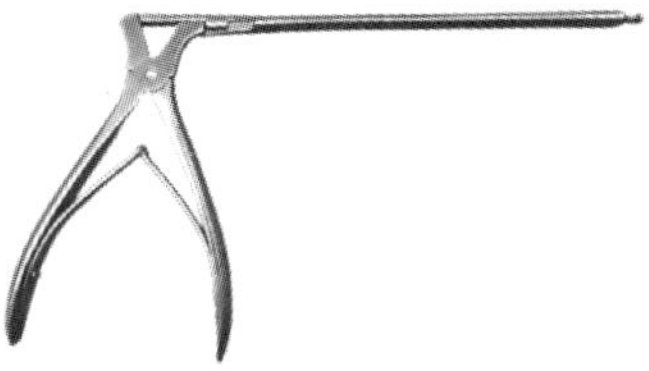
显微镊	1	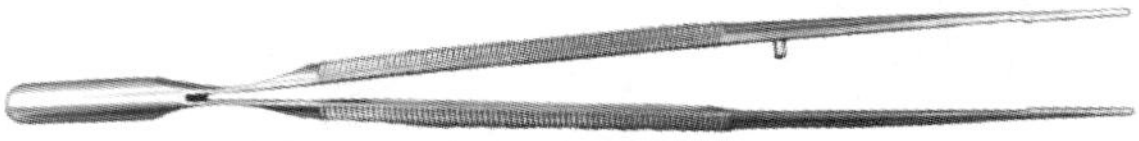

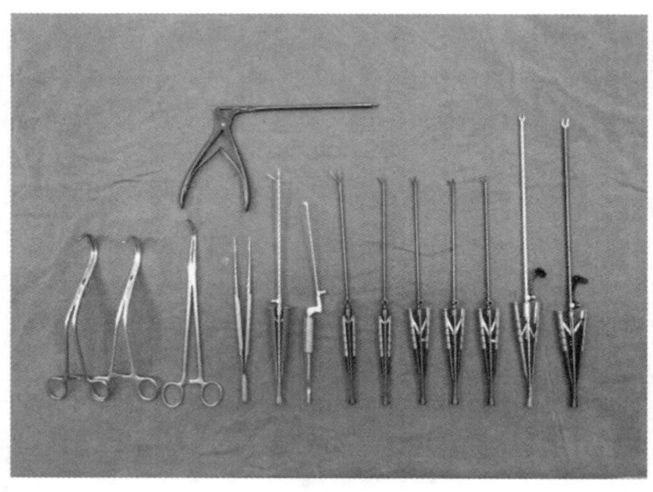

图2-2-11　显微搭桥器械

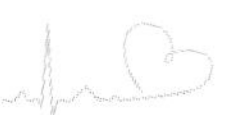

二、专科手术敷料

常用敷料包有双夹大、体孔、大孔和手术衣。敷料包规格及内容物见表2-2-10。

表2-2-10　心脏大血管外科专科敷料包

敷料包名称	图片	内容物
双夹大	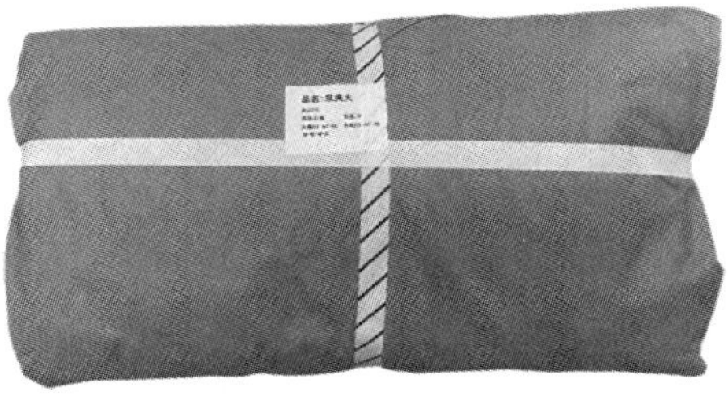	中单×2
体孔	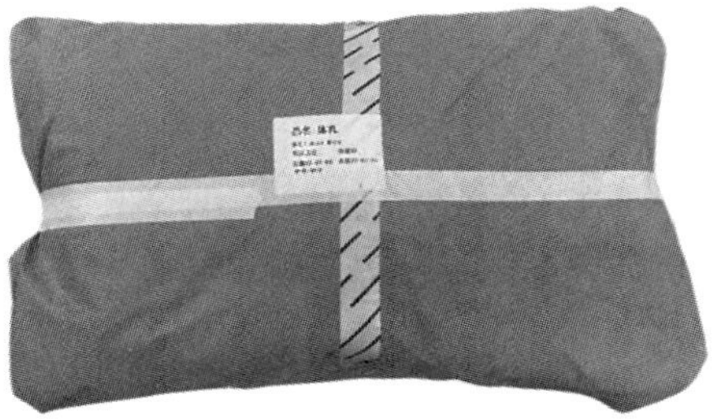	小号治疗巾×8， 中号治疗巾×4， 体外孔巾×1
大孔	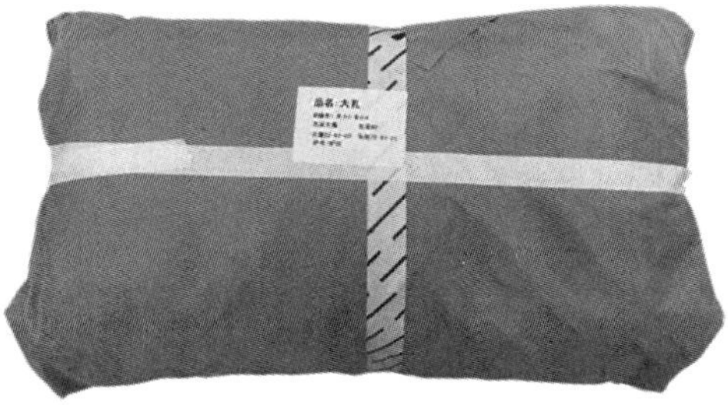	小号治疗巾×4， 中号治疗巾×2， 大孔×1
手术衣	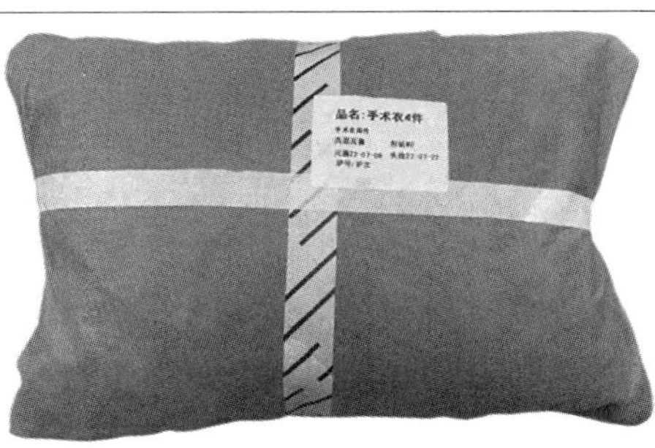	手术衣×4

第三节　专科手术消毒、铺巾

一、常规手术消毒、铺巾

（一）常规手术消毒范围

心外科常规手术取仰卧位。仰卧位消毒范围：两侧过腋中线，上至下颌及上臂上1/3，下过脐至髂前上棘（图2-3-1）。

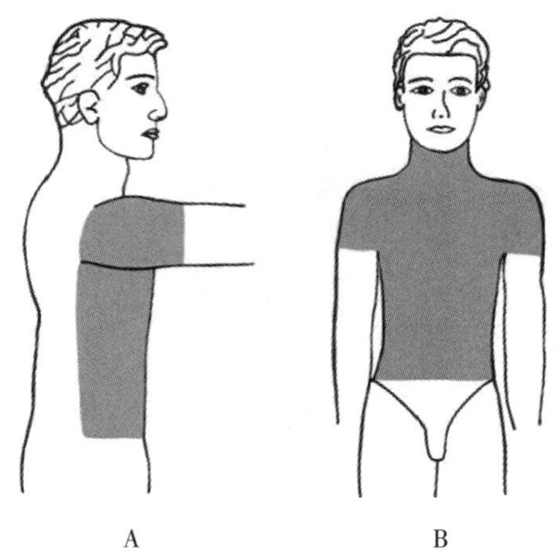

图2-3-1　仰卧位消毒范围
A.消毒完成侧面观；B消毒完成正面观

（二）常规手术铺巾

（1）铺巾部分为对侧铺置2块小号治疗巾，近侧铺置2块小号治疗巾，剑突下方铺置1块小号治疗巾，铺置1块中号治疗巾于手术床头侧麻醉屏风架上（图2-3-2）。

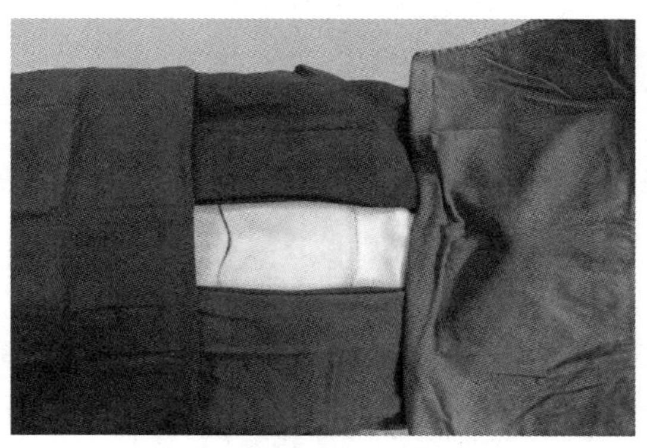

图2-3-2　铺置小号治疗巾

(2)剑突下侧铺置1块中单;头侧铺置1块中单,对折双层铺置(图2-3-3)。

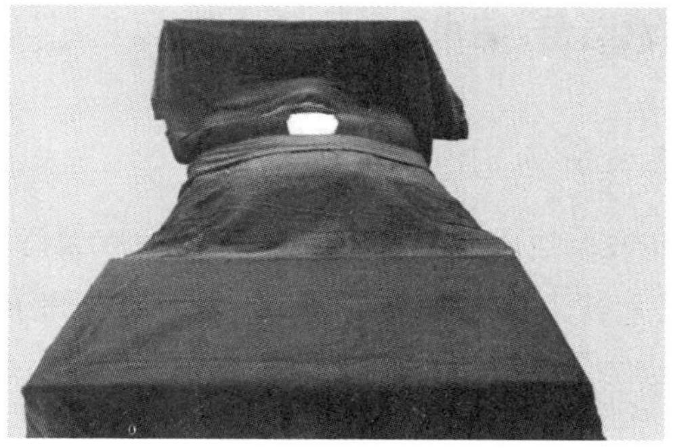

图2-3-3　铺置中单

(3)头侧及剑突下侧中单铺置完毕,铺置体孔,保证术野充分暴露(图2-3-4)。

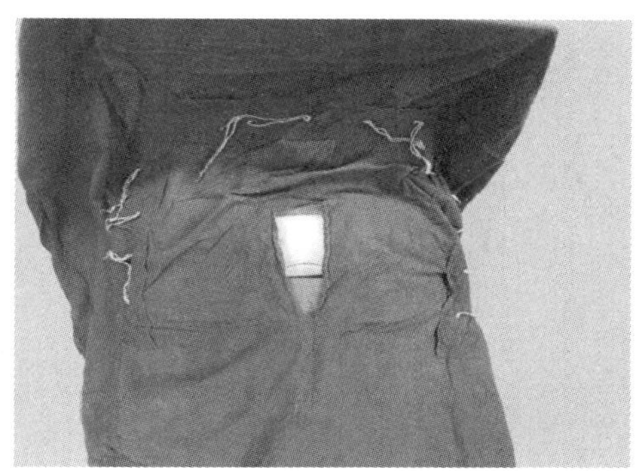

图2-3-4　铺置体孔

(4)在足侧铺置一块中单,确保器械托盘架及手术床尾侧的无菌巾下垂不少于30cm。

(5)在手术床头侧及屏风架之间铺置1块中单形成屏风,最后在术野范围粘贴手术贴膜(图2-3-5)。

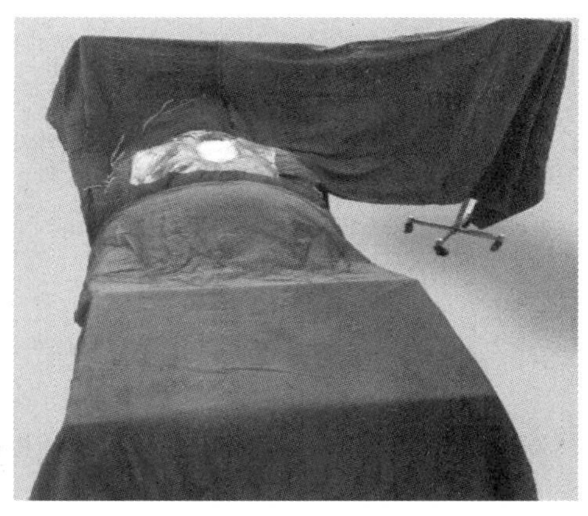

图2-3-5　铺置麻醉屏风架

二、冠脉搭桥手术消毒、铺巾

(一) 冠脉搭桥手术消毒范围

冠脉搭桥手术常规取仰卧位，需要消毒下肢以切取大隐静脉。消毒范围：两侧过腋中线，上至下颌及上臂上1/3，下至脚踝，将患者双下肢抬起从骶尾部消毒至脚踝(图2-3-6)。

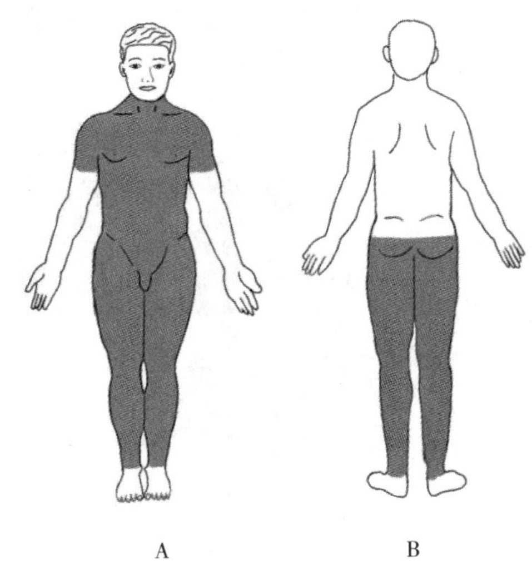

图2-3-6 冠脉搭桥手术消毒范围
A.消毒完成正面观； B消毒完成背面观

(二) 冠脉搭桥手术铺巾

(1)患者双下肢下方铺置1块中单(图2-3-7)。

(2)在中单上铺置1块医用保护套(无菌防水巾)(图2-3-8)。

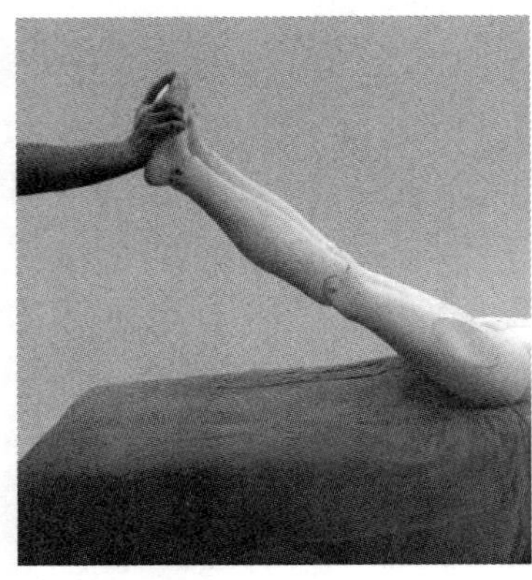

图2-3-7 铺中单

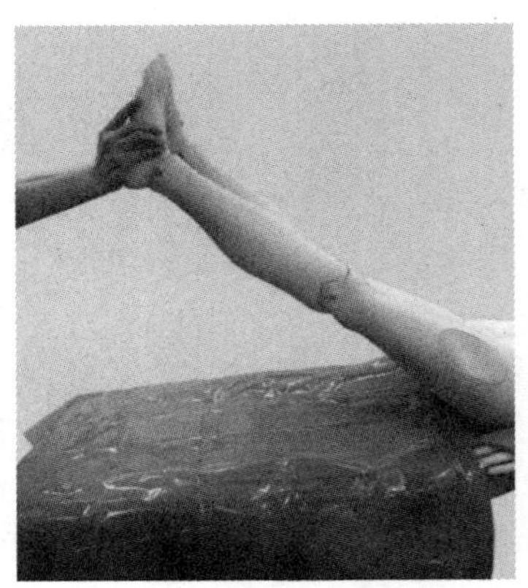

图2-3-8 铺无菌防水巾

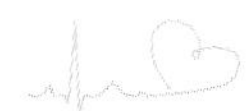

(3)防水巾上再铺置1块中单。

(4)将患者双脚分别用2块小号治疗巾完全包裹(图2-3-9)。

(5)用无菌绷带包裹并固定包脚治疗巾,露出脚踝以上部位(图2-3-10)。

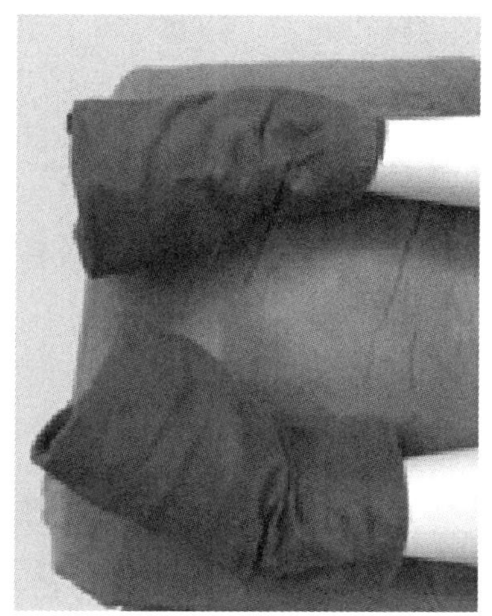

图2-3-9　裹小号治疗巾

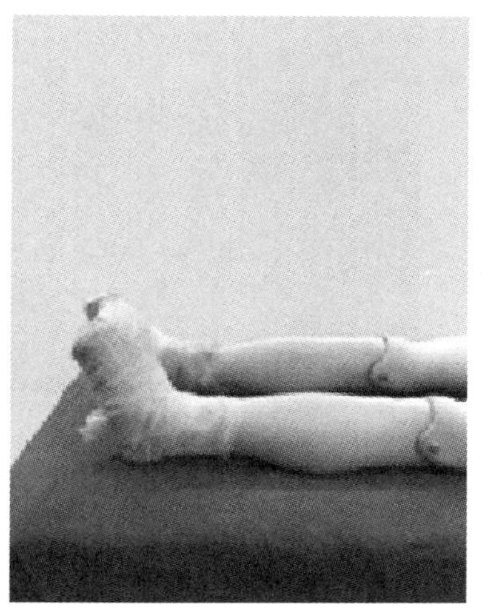

图2-3-10　包裹无菌绷带

(6)在患者会阴部铺置1块小号治疗巾(图2-3-11)。

(7)对侧铺置2块小号治疗巾,近侧铺置两块小号治疗巾,剑突下方铺置1块小号治疗巾,头侧铺置1块中号治疗巾于手术床头侧麻醉屏风架上(图2-3-12)。

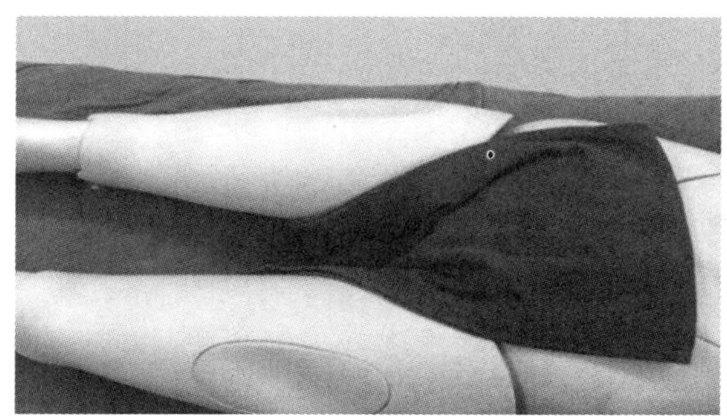

图2-3-11　铺会阴部

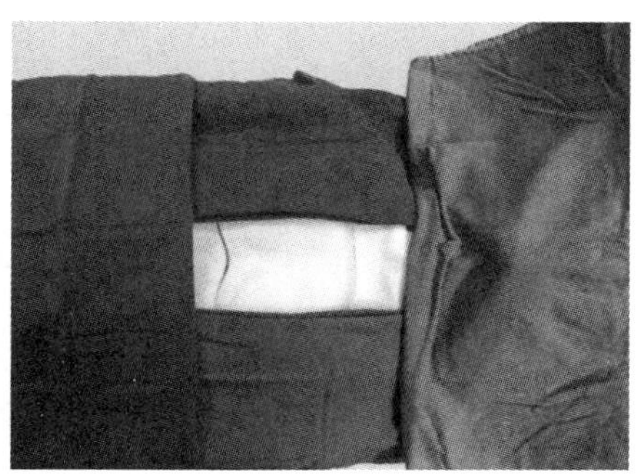

图2-3-12　铺腹部小号治疗巾

(8)剑突下侧铺置1块中单并叠至大腿上侧,以暴露下肢取大隐静脉手术野(图2-3-13)。

(9)头侧铺置1块中单,对折双层叠放(图2-3-14)。

(10)铺置体孔并叠至大腿下侧,充分暴露下肢手术野。

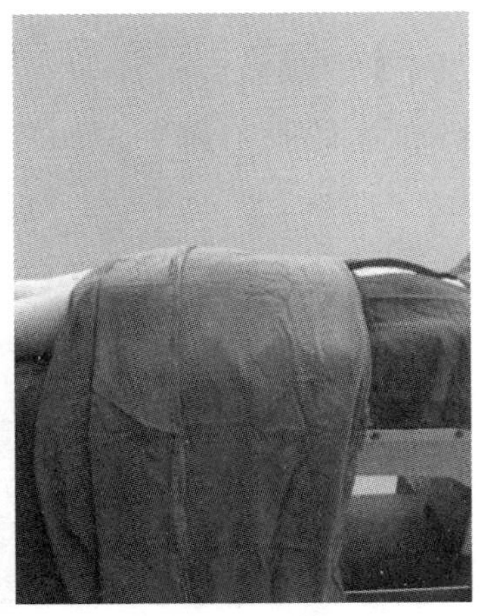

图2-3-13　铺腹部中单

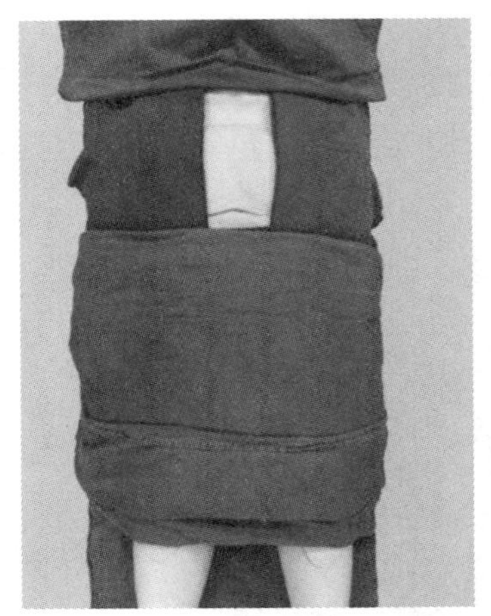

图2-3-14　铺头侧中单

（11）支架放置在头侧距离手术床约50cm的位置，在手术床头侧及支架之间铺置1块中单形成屏风，最后在胸前区手术野范围粘贴手术贴膜，可用1块中号治疗巾盖于暂不取大隐静脉的下肢上方（图2-3-15）。

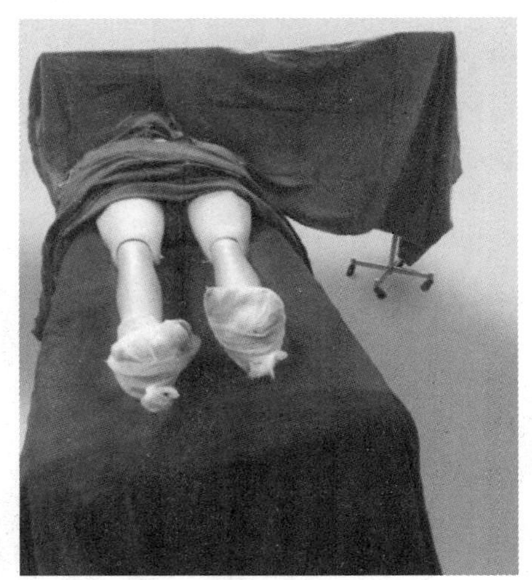

图2-3-15　铺麻醉屏风架

三、微创小切口手术消毒、铺巾

（一）微创小切口手术消毒

微创小切口手术常规取仰卧位，需要准备股动脉转流。消毒范围需扩大：两侧过腋中线，上至下颌及上臂上1/3，下过腹股沟至膝部（图2-3-16）。

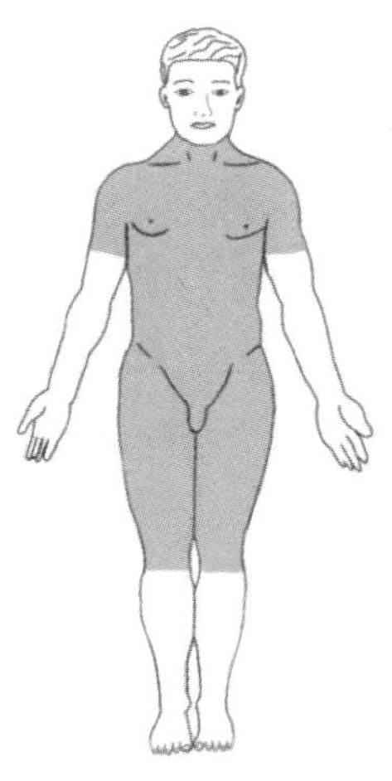

图2-3-16　微创小切口仰卧位消毒范围

（二）微创小切口手术铺巾

微创小切口手术铺巾需要在常规手术铺巾的基础上加铺腹股沟切口铺巾，即需要铺置胸部切口及腹股沟切口，2处切口都须4块治疗巾覆盖切口四周，交角固定，2处切口分别粘贴手术贴膜。

第四节　专科手术器械台摆放

一、心外科常规手术器械台摆放

（1）心外科器械台整理（图2-4-1）：基础器械归于器械台左侧，容器类归于器械台右上角，敷料类归于器械台右下角，专科小件器械归于器械台中部。

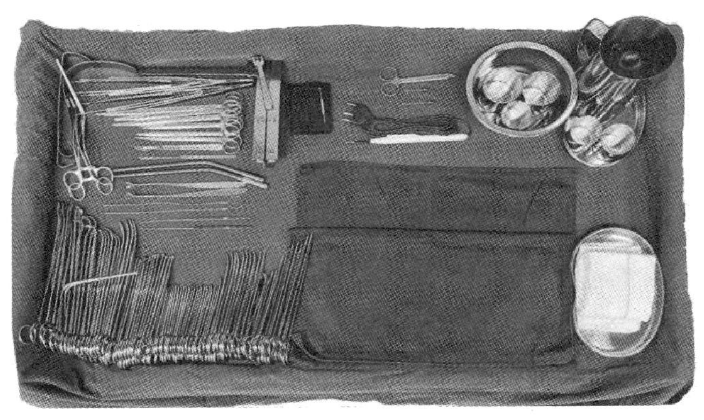

图2-4-1　心外科常规器械台整理

(2)整理完成的心外科常规器械台分区(图2-4-2)。

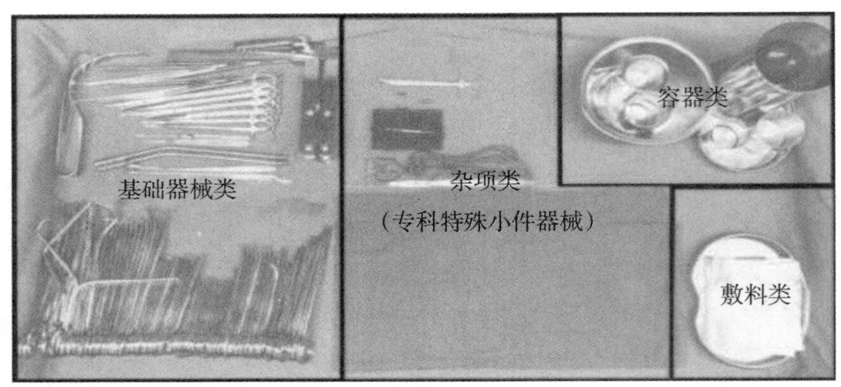

图2-4-2 心外科常规器械台分区

(3)将双针涤纶缝线置于三折治疗巾最下层。常规心外手术中,基础双针缝针数量通常为6~8对(图2-4-3)。

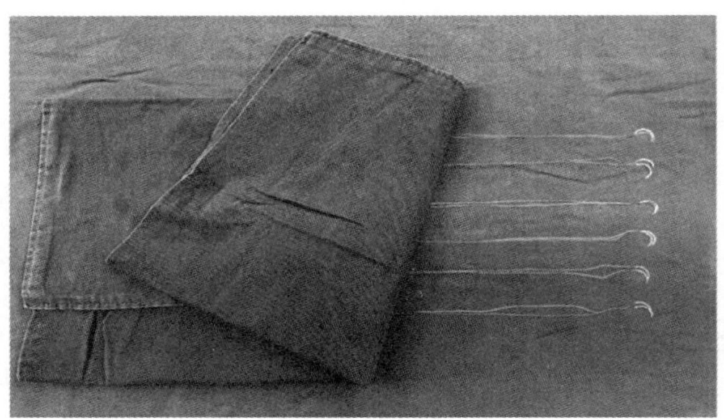

图2-4-3 三折治疗巾

(4)将棉线束带置于三折治疗巾中间层,常规心外手术中,棉线基础数量通常为4根,夹层手术基础数量为5根(图2-4-4)。

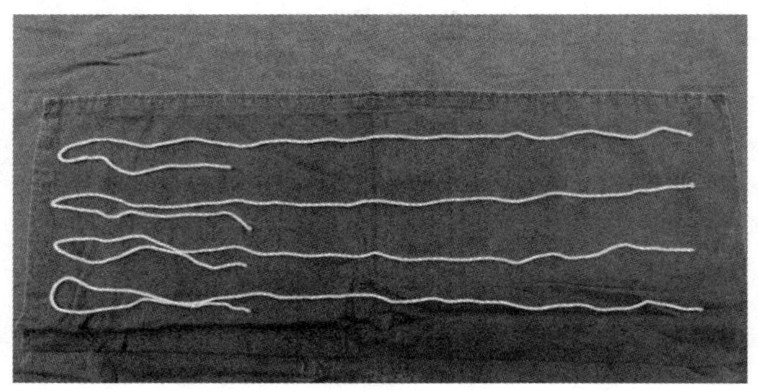

图2-4-4 手术棉线

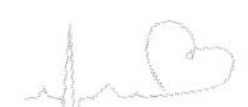

(5)将橡皮筋和束管置于三折治疗巾上层(图2-4-5)。

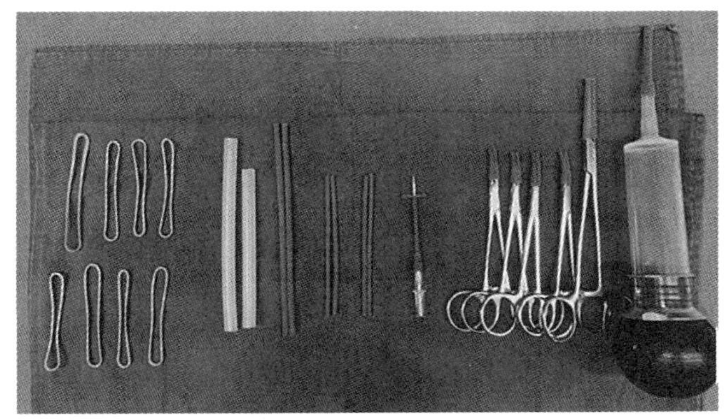

图2-4-5　橡皮筋和软管

(6)体外循环灌注管及插管的准备(图2-4-6)。

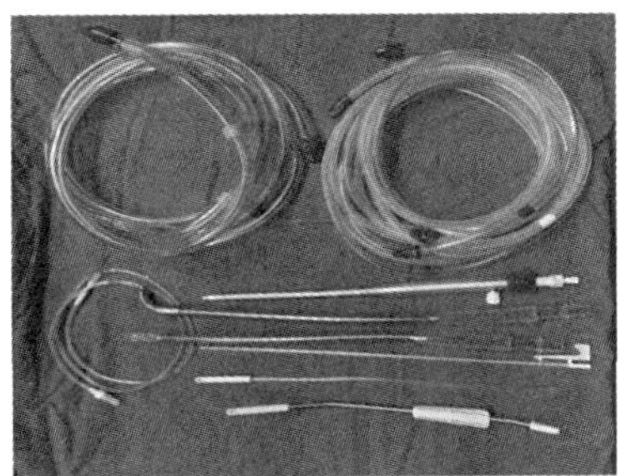

图2-4-6　体外循环灌注管

二、冠脉搭桥手术器械台摆放

(1)搭桥手术中,基础器械台与常规手术器械台摆台一致。

(2)搭桥手术中,搭桥器械与取血管器械置于副操作台,将修血管台铺置于主器械台前方(图2-4-7)。

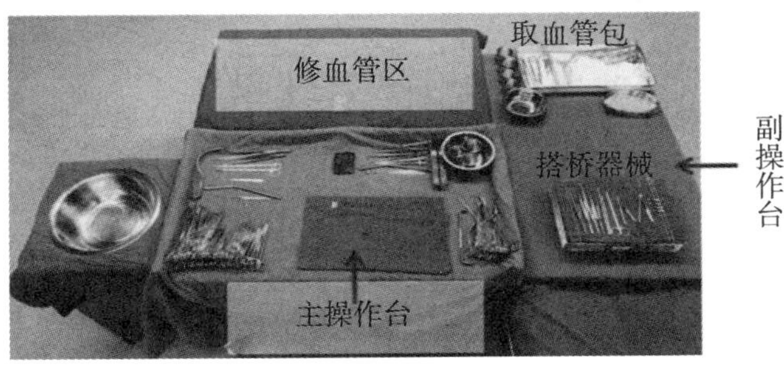

图2-4-7　搭桥手术器械台分区

(3)将治疗巾折叠并用橡皮筋固定于搭桥器械盖上，将冠脉探、神经勾放置于反折处下层，将显微镊、刀柄、血管剪、向前剪、回头剪置于上层，将血管夹置于橡皮筋下，形成一个小器械盘(图2-4-8)。

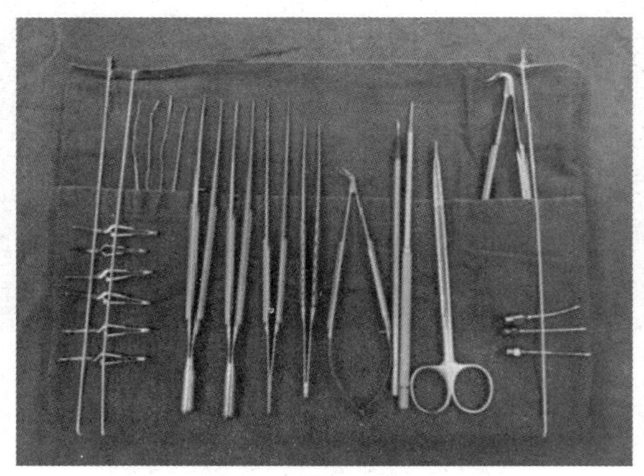

图2-4-8　搭桥手术器械盘

三、微创小切口手术器械台摆放

微创小切口手术中，基础器械摆台规范同常规手术，微创器械置于副操作台(图2-4-9)。

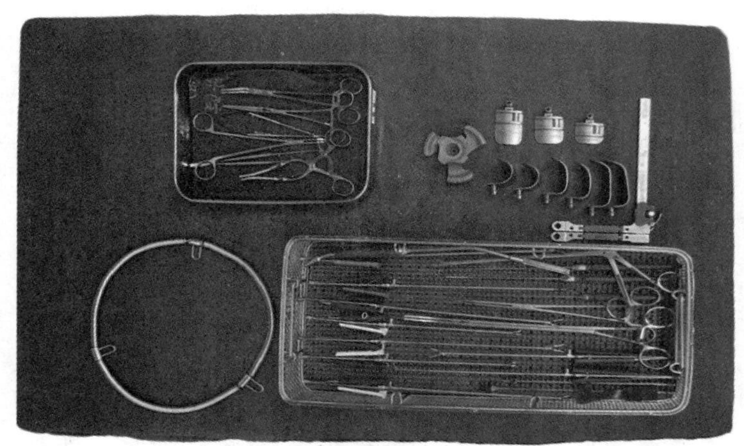

图2-4-9　微创小切口手术器械台

四、专科手术器械清点单(以成人冠脉搭桥手术器械清点单为例)(图2-4-10)

华中科技大学同济医学院附属协和医院　　打印

手术清点记录单

姓名______ 性别__ 年龄____ 科别______________ 床号______ 住院病例号______

手术名称______________________________

手术日期______________________ 手术间______________

手术用物核对情况							
品名(数量)	术前	关腔前	关腔后	品名(数量)	术前	关腔前	关腔后
长止血垫				缝针			
方止血垫				特殊针(双针)			
显影纱布				棉球			
纱条				电刀头			
剥离球				电刀清洁片			
脑棉片				注射器			
束带				注射器针头			
软管				刀片			
W冰体盘05							
品名(数量)	术前	关腔前	关腔后	品名(数量)	术前	关腔前	关腔后
钢丝剪(1)				撬针(2)			
W搭桥 S02(30样)							
品名(数量)	术前	关腔前	关腔后	品名(数量)	术前	关腔前	关腔后
银夹钳(3)				回头剪(1)			
显微镊(4)				刀柄(2)			
蓝色圆圆镊(1)				探子(3)			
乳内镊(1)				神经勾(1)			
显微针持(3)				冲洗针头(3)			
血管剪(1)				血管夹(6)			
向前剪(1)							

术前清点　手术医师签名：______　洗手护士签名：______　巡回护士签名：______

关腔前点　手术医师签名：______　洗手护士签名：______　巡回护士签名：______

关腔后点　手术医生签名：______　洗手护士签名：______　巡回护士签名：______

器械清点单第一页

华中科技大学同济医学院附属协和医院

手术清点记录单

姓名______ 性别__ 年龄____ 科别______________ 床号______ 住院病例号______

手术名称______________________________

手术日期______________________ 手术间______________

手术用物核对情况							
W成人体外14							
品名(数量)	术前	关腔前	关腔后	品名(数量)	术前	关腔前	关腔后
22cm动脉镊(4)				18cm直血管钳(2)			
25cm动脉镊(1)				18cm弯血管钳(8)			
25cm长无齿镊(1)				14cm弯血管钳(2)			
18cm直线剪(1)				12.5cm弯血管钳(22)			
22cm直线剪(1)				18cm组织钳(12)			
18cm扁桃剪(带金)(1)				25cm长弯(4)			
18cm扁桃剪(1)				22cm胆囊钳(6)			
22cm扁桃剪(1)				22cm直角钳(1)			
25cm扁桃剪(1)				22cm直可可钳(1)			
4#刀柄(1)				22cm肾蒂钳(3)			
7#刀柄(1)				25cm直宫颈钳(1)			
体外吸头(2)				25cm弯宫颈钳(1)			
25cm弯无齿敷料钳(2)				120度阻断钳(1)			
25cm直有齿敷料钳(2)				90度阻断钳(1)			
22cm带金针持(2)				心耳钳(1)			
20cm带金针持(2)				小S勾(1)			
18cm带金针持(2)				甲钩(1)			
22cm带金扁头针持(1)				静脉勾(2)			
18cm普通针持(1)				圆套器(粗细各1)(2)			
钢丝针持(2)				神经勾(1圆1尖)(2)			
14cm巾钳(1)				大号胸撑(1)			

术前清点　手术医师签名：______　洗手护士签名：______　巡回护士签名：______

关腔前点　手术医师签名：______　洗手护士签名：______　巡回护士签名：______

关腔后点　手术医生签名：______　洗手护士签名：______　巡回护士签名：______

器械清点单第二页

图2-4-10　心血管外科常规成人冠脉搭桥手术器械清点单

五、显微器械的使用与保养

显微器械是专为显微外科而设计、研制的精细手术器械，一般包括各种规格的显微剪、显微镊、显微持针器等。此器械的特点是科技含量高、材料考究、做工精细、价格昂贵、使用频率高，在使用和保养方面与常规手术器械有所不同。

(一)心脏大血管外科常用显微器械种类

(1)搭桥显微器械。

(2)小儿体外显微器械。

(3)小儿显微器械盒。

(4)股动脉转流器械。

（5）微创小切口器械。

（6）菲林显微搭桥器械。

（7）夹层小件。

（二）各种显微器械及其应用手术类型（表2-4-1）

表2-4-1　显微器械的应用

器械名称	应用手术类型
搭桥显微器械	搭桥手术、心脏移植术
小儿体外显微器械	小儿复杂先天性心脏病类手术
小儿显微器械盒	小儿房室隔缺损手术、心内膜垫缺损手术等
股动脉转流器械	各类型微创小切口手术、再次手术等需要进行股动静脉插管转流的手术
微创小切口器械	各类型微创小切口手术
菲林显微搭桥器械	微创小切口冠状动脉搭桥术，小儿侧切口房室缺修补术等
夹层小件	Ⅰ型夹层手术、Bentall手术等

（三）显微器械的使用与保养注意事项

（1）术中使用显微器械后及时使用湿纱布擦拭器械表面，冲洗关节部位，防止血痂形成。

（2）传递显微器械时动作轻柔，防止器械磕碰或掉落而造成损坏。

（3）督促手术医生规范使用显微器械。

（4）显微器械使用后应及时擦净关节处血液，避免血渍、污渍风干，导致关节卡顿，影响后续的消毒与灭菌效果。

（5）显微器械使用完毕后由专人清点清洗，并在登记本上记录，核对数目及零部件是否完整、功能性是否完好。

（6）显微器械使用完毕，打开各个轴节，用专用的多酶清洗液浸泡，通过手工初步清洗将血凝块、组织等有机物降解。

（7）显微器械清洗时应将水温控制在40～45℃，温度过高会导致器械表面血液蛋白质凝固而难以清洗，温度过低会影响酶与蛋白质的作用而使清洗效果减弱。

（8）清洗显微器械时要放入专用网篮盛装进行清洗，以防器械在清洗的过程中混淆、丢失，连同网篮一起置于超声机内清洗，防止声波剧烈震动导致精细部位（剪刀、镊子、针持前端等）磕碰；要把组装器械拆卸至最小化，管腔器械要用水枪冲洗或专用毛刷刷洗。

（9）清洗后的显微器械应浸泡于润滑剂内30s并冲洗干净，再用气枪干燥或使用烘干机烘干，对于不耐热的器械可以使用低温烘干机烘干。

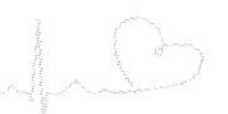

（10）打包显微器械时应适当保护精细器械尖端（如显微镊、向前剪、回头剪、血管剪及各种精细针持、剪刀尖端等），选择粗细、长短合适的软管套于相应显微器械尖端的精细部分，置于专用器械盒内硅胶软垫上并固定，没有软垫时应用治疗巾铺垫和包裹，防止互相碰撞造成器械损伤。

（11）转运显微器械时，应用专属器械盒装载，置于有护栏的推车上转运，避免倾倒和掉落。

第五节　心脏大血管外科专科巡回护士配合

（一）巡回护士工作流程

（1）提前一天访视患者，对患者及其家属进行术前宣教，消除其紧张焦虑情绪，进行心理疏导与安抚。告知患者及其家属术前注意事项，简单介绍手术相关知识、手术流程等，取得患者配合。评估患者的基本情况：查阅病历，了解生命体征、既往病史及手术史、过敏史，了解手术方式及注意事项等；评估患者的血管情况、全身皮肤状况、活动及自理能力等。

（2）手术当日提前到手术间调节室温至22～25℃，湿度50%～60%，检查各仪器设备是否处于功能状态。铺置手术备用床，下方加铺变温水毯、啫喱垫及薄胸枕。携手术室安全核查单到护士站使用掌上电脑以及人工核对患者基本信息，检查各项知情同意书是否签字，查看患者各种影像及检查资料（胸片、心脏彩超、冠脉造影、CTA等），提前了解患者身体状况，以便于围手术期突发状况的应对，核对之后，将患者术中带药、病历和影像学检查资料一同带入手术间。

（3）将患者安全移至手术床上，协助患者脱去衣裤，注意保护患者隐私，妥善约束并盖好棉被，根据情况加铺充气式加温毯。

（4）准备3组静脉输液，右上肢使用输血器供术中输注血制品使用；左上肢使用输液器供术中持续泵入麻醉药品使用（如术中需要包裹双上肢固定于身体两侧，需要提前连接好延长管、三通）；中心静脉使用输液器；每条通路根据穿刺部位到注射泵的距离酌情连接延长管，各条通路有明显、清楚的标识。另外，需要根据手术方式，如主动脉夹层动脉瘤手术、心脏移植手术、再次开胸手术等，两侧外周静脉均使用输血器；各处连接管、三通接头处需要拧紧，防止术中分离和滑脱。

（5）在患者双上肢建立2条外周静脉通道，尽量使用较粗的留置静脉穿刺针进行穿刺，妥善固定，再次检查各连接处是否牢固；协助麻醉医生穿刺动脉（首选左手桡动脉）并置管，便于术中有创血压的持续监测及随时取血检验；协助麻醉医生穿刺中心静脉置管，监测中心静脉压和连接静脉注射泵用药；保持各管道通畅，保证术中输液、输血、给药、监测动脉血压及中心静脉压、检测血气指标的需要。

(6)根据体外循环灌注师和手术医生医嘱取手术用血。

(7)铺置无菌盘，配置术中所需药品。

(8)麻醉开始前，进行三方手术安全核查，陪伴在患者床边，配合麻醉医生进行诱导麻醉；诱导完成后，根据手术方式安置手术体位；选择合适部位粘贴单极电刀负极板，并调节好参数；评估患者皮肤情况，为患者受压部位的皮肤进行压疮防护；为患者进行留置导尿，悬挂于手术床旁以便于术中观察尿量、颜色、滴速等。

(9)于手术切皮前30min遵医嘱使用抗生素。

(10)手术开始前15min与器械护士共同清点手术器械。

(11)协助手术医生消毒，铺置无菌手术巾。

(12)切皮前由手术医生主持进行第二次手术安全核查，之后连接高频电刀、吸引器，根据需要调节手术床和无影灯。

(13)开胸后，遵医嘱从中心静脉推注肝素实施全身肝素化。

(14)根据手术需要提供无损伤血管缝线、编织线，认真记录缝线型号和数量。

(15)与麻醉医生双人核查所用血制品并扫描录入电脑。

(16)体外循环建立并开始转流时，从右上肢外周静脉快速静滴甘露醇注射液，或将甘露醇注射液交于体外循环灌注师加入储血罐装置内。

(17)及时供应手术台上所需缝线，将所有缝线外包装留存并汇总记录。

(18)术中所需耗材、物品上台前，巡回护士核对产品包装、品牌、类别、型号与有效期，与手术医生再次核对无误后，按无菌方法，传递至手术台上。

(19)术中根据手术需要调节手术床，以及手术间温、湿度。

(20)主动脉即将开放时，将手术床左右摇平，手术床调节为头低脚高位，协助心脏排气，主动脉开放后将手术台上冲洗液更换为温盐水。

(21)体外循环停机前，恢复室温至22～25℃，遵体外循环灌注师医嘱，配备地塞米松磷酸钠、葡萄糖酸钙、鱼精蛋白等药物，停机后从中心静脉缓慢推注地塞米松磷酸钠和葡萄糖酸钙注射液。

(22)心脏复跳时，密切关注心电图，随时准备心脏表面电除颤。

(23)中和肝素前询问体外循环灌注师鱼精蛋白用量，根据手术进程，遵医嘱从中心静脉缓慢推注，推注时密切观察患者动脉血压与气道压，血压下降明显或气道压增高时暂停推注，循环稳定后遵医嘱再继续推注或改从手术台上主动脉根部推注。对于过敏体质的患者，可将鱼精蛋白供应给手术医生，由手术医生用注射器从主动脉根部进行推注。

(24)主动脉插管拔除后遵医嘱输注各种血制品或晶体、胶体溶液。

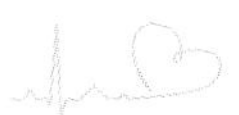

(25)关胸穿钢丝(小儿为编织线)前,与器械护士清点第二次手术器械。

(26)关闭胸腔后,与器械护士清点第三次手术器械。

(27)缝合之后协助手术医生覆盖手术切口,擦净伤口周围血迹。

(28)检查患者负极板粘贴处与各受压部位皮肤情况。

(29)协同手术医生和麻醉医生一起将患者平移至转运床上,搬运前检查各种管道通畅且没有牵拉。

(30)由巡回护士主导进行第三次安全核查,并将患者随身病号服、病历、剩余血制品、药品、影像资料等随患者一同转运至心外科重症加强护理病房。

(31)与手术医生一同送检手术标本,核对标本的名称和数量,扫描登记并双方签名。

(32)按规范整理手术间。

(二)术中用药

心脏外科手术中除了麻醉用药外,为保障手术顺利完成,需要使用很多种类的药物,如抗生素类、抗凝类、止血类、维持心血管系统稳定等药物,根据各家医疗单位规定,由手术室巡回护士、麻醉护士遵医嘱或由麻醉医生、体外循环灌注师进行给药。心血管外科专科护士需要熟练掌握术中用药时机,以配合手术顺利进行。心脏大血管手术术中常用药物见表2-5-1,所有术中用药必须遵医嘱取药、配置及使用。

表2-5-1　心脏大血管外科常用药物

药品名称	用药时机	配置方法	备注
抗生素	切皮前30min	成人:2～3g+20mL生理盐水中心静脉缓慢静推或2～3g+100mL生理盐水静滴 小儿:(0.1～1)g+(1～10)mL生理盐水中心静脉缓慢静推	抗生素查看皮试结果;手术时间超过4h,遵医嘱追加1次
全量肝素2mL(12500单位/支)	锯开胸骨	全量:体重(kg)×3.5mg/kg÷4	主动脉夹层手术、再次手术、微创手术及搭桥取乳内动脉时,用药时机延后
甘露醇	转流开始	体重(kg)×2.5 mL	快速滴注
地塞米松1mL(5mg/支)	停机	成人:5mg/支×(1～2)支 小儿:5mg/支×(0.1～1)支	成人:5～10mg 小儿:0.1～0.2mg/kg
葡萄糖酸钙10mL(1g/支)	停机	成人:1g/10mL 小儿:0.2g/2mL	婴幼儿及儿童用量需询问体外循环灌注师
奥美拉唑(40mg/支)	切皮前	一支40mg+100mL生理盐水(静滴)	遵医嘱术前使用

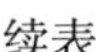
续表

药品名称	用药时机	配置方法	备注
鱼精蛋白 5mL(50mg/支)	中和	鱼精蛋白:肝素=1.5:1	鱼精蛋白用量需询问体外循环灌注师;缓慢推注并注意观察血压、气道压,血压明显下降或气道压明显升高,即刻停止推注
血液制品	主动脉拔管后	优先输血小板、冷沉淀,后输红细胞、血浆,需要时2条静脉通道同时输注血制品	新生儿、婴幼儿输血制品,使用精密输液泵泵入
凯时/凯彤 2mL(10μg)	术中泵入	成人:2支+16mL生理盐水 小儿:1支+18mL生理盐水	
合贝爽 (10mg/支)	术中泵入	5支+50mL生理盐水	冠心病患者使用
氨甲环酸 5mL(0.5g)	术中泵入	4支+30mL生理盐水	
甲强龙 (500mg/支)	术中泵入	1支+40mL生理盐水	
舒莱 (20mg/支)	术中泵入	1支+5mL溶剂+35mL生理盐水	心脏移植用,遵医嘱再配,泵速160mL/h,转流前泵完
钾泵 10mL(1g)	术中泵入	2支+30mL生理盐水	查血气后,遵医嘱使用
左西孟旦 5mL(12.5mg)	术中泵入	1支+45mL 5%葡萄糖	避光保存和使用
胺碘酮 3mL(0.15g)	术中泵入	2支+44mL 5%葡萄糖	5mg/kg
诺其 (1.2mg/支)	关胸止血	1支+2mL注射用水	止血用,缓慢静推
人纤维蛋白原 (0.5g/支)	关胸止血	1支+25mL灭菌注射用水	输血器输注
复合电解质	静脉滴注	钾×1.5支(1.5g)+利多×3支(0.3g)+硫酸镁×1支(2.5g)+500mL生理盐水	术中所有用药,遵医嘱使用

肝素和鱼精蛋白是心外科体外循环手术常用药物,简介如下:

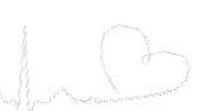

1. 肝素

（1）肝素的药理作用。体外循环常规抗凝都采用混合肝素，或称普通肝素，分子质量为10 000～30 000Da。肝素分子是单链寡糖组成的多聚黏多糖链，这些糖链有一独特的消旋多糖序列形成的活性结合位点，将肝素与抗凝血酶Ⅲ（ATⅢ）结合，形成肝素-ATⅢ复合物。当肝素与ATⅢ结合后，ATⅢ分子发生构型变化，暴露其他结合位点，使得ATⅢ与凝血酶（Ⅱa）的结合力增强1000～10 000倍，灭活Ⅱa，阻止凝血酶将凝血因子Ⅰ转化为纤维蛋白。同时，肝素的抗凝作用还通过肝素-ATⅢ复合物灭活其他含有丝氨酸蛋白酶的凝血因子（如Ⅹa、Ⅸa、Ⅺa、Ⅻa及激肽释放酶）而发挥作用。目前临床上肝素的使用方案为：中心静脉或者右心房直接注射肝素400U1kg，5～10min后监测ACT（激活全血凝固时间），ACT达到280s方能进行动静脉插管，ACT达到380s方能使用心内吸引器，ACT达到480s方能开始体外循环转流。使用硅藻土ACT试管检测时，如果同时使用了抑肽酶，ACT则需要达到750s方能开始体外循环。体外循环过程中，每间隔30min监测一次ACT，体外循环结束给予鱼精蛋白中和后，再监测ACT，使ACT值尽可能地接近患者基础值。

（2）抗凝监测。①ACT：通常通过间断测定ACT监测肝素抗凝和鱼精蛋白拮抗。正常ACT时间为80～140s，体外循环中要求ACT＞480s。②肝素浓度监测：由于ACT受许多因素的影响，如低温、血液稀释，Medtronics HMS系统或者高剂量血栓形成时间（hemochro high dose thrombin time，HiTT）均能通过滴定法自动监测肝素浓度，两者结合使用保证抗凝的精确性。

（3）肝素耐药。肝素耐药又称肝素抵抗，是指体外循环中需要加大肝素剂量才能维持足够的抗凝强度。出现肝素耐药最可能的原因是抗凝血酶的变化，临床上包括先天性抗凝血酶缺乏同时接受肝素治疗导致抗凝血酶耗竭、血小板增多症等。其他原因还包括感染、嗜酸粒细胞增多症、心脏室壁瘤伴血栓、左心房黏液瘤及应用自体血液回收量较大。处理方法是加大肝素用量，如果肝素用量达到600U/kg时仍然抗凝不佳，可输注新鲜冰冻血浆，补充患者体内ATⅢ；有条件的医院可术前检测体内ATⅢ水平。目前商品化浓缩ATⅢ已上市，尽管价格昂贵，但是可降低输血风险。

2. 鱼精蛋白

鱼精蛋白是一种碱性蛋白质，主要在鱼类（如鲑鱼、鳟鱼、鲱鱼等）成熟精子细胞核中作为与DNA结合的核精蛋白存在，为目前临床常用的肝素拮抗药物。

鱼精蛋白是一种多价阳离子多肽，具有很强的正电荷，可与肝素的多价阴离子巯基快速结合，使得肝素不能与ATⅢ结合，中止肝素的抗凝作用。临床上最常采用的鱼精蛋白的剂量为1.5倍的肝素剂量（以mg为单位）。

（三）巡回护士护理要点及注意事项

1. 小儿手术

（1）术前访视时，需要评估患儿的生理发育状况，如出生时情况、身高、体重、行为活动、反应、是否合并其他畸形等；评估患儿的病史、皮肤状况，如是否有发绀、呼吸急促、咳嗽、流涕等；评估患儿的营养状况及血管条件，为手术中体位的摆放及动静脉穿刺做好准备。

（2）提前调节室温至23～25℃，湿度50%～60%，若患儿年龄较小，可将室温再调高1～2℃，将变温水毯开关打开，调节循环模式Ⅰ，调节水毯温度为40℃，将充气式加温毯铺于手术床上，调节为40℃并用包布覆盖，避免直接接触患儿皮肤。

（3）心脏手术患儿容易缺氧，尽量让患儿早入手术间，避免患儿哭闹而发生意外情况。急危重患儿必须由专科医生携带急救用物转运，保障患儿安全。

（4）在患者等候区与家属核对患儿身份及手术相关信息，嘱家属安抚患儿情绪，避免因哭闹而缺氧。麻醉医生在为患儿进行动静脉穿刺时，要时刻为患儿保暖。手术开始前要关注患儿的体温变化，不要让患儿出现低体温或高热。

（5）患儿体外循环预充的血制品要提前询问体外循环灌注师，如若需要，应尽早取血。

（6）连接好吸引装置并处于备用状态，连接一段吸引管以备吸痰。

（7）准备患儿静脉输液穿刺用物，置于床尾，待麻醉医生准备完毕，将患儿接进手术间。对于不能配合的患儿，在镇静或吸入麻醉后，巡回护士立即为患儿建立一条外周静脉通道，此时注意守护患儿避免坠床。

（8）患儿需要在麻醉全部完成后重新调整体位，体位垫尽量使用软垫、棉垫，胸部垫高，脖子后方不能悬空，双上肢自然置于身体两侧且下方垫小棉布以免悬空，妥善固定。患儿皮肤娇嫩，皮下脂肪少，护理操作和安置体位时，动作应轻柔，不要过度牵拉和伸展，选用合适的电烧负极板及粘贴部位。

（9）为患儿安置手术体位，再次观察各条动静脉通路及尿管是否通畅，将之理顺，不要打折和牵拉；尿管用胶布固定在床上，避免术中牵拉，尿袋置于床尾适宜处以便术中观察。

（10）小儿患者的抗生素等药物剂量严格按电子医嘱执行，停机前应询问体外循环灌注师地塞米松磷酸钠注射液和葡萄糖酸钙注射液的剂量再推注。

（11）小儿患者停机后，将外周静脉输注的生理盐水更换为血制品并将输血器内生理盐水输排净，关闭输血器，等待体外循环医生使用血液浓缩器进行超滤。

（12）患儿体重轻，术中静脉输液的安全管理非常重要。在静脉穿刺成功初期、

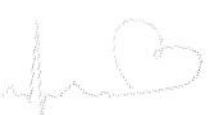

麻醉诱导期易放开滴速，造成输液速度过快，加重循环负荷，诱发肺水肿、心力衰竭。因此，巡回护士应加强患儿围手术期输液管理，严格按照患儿体重及出入量来计算液体输入量。对于低体重儿，询问麻醉医生液体、药品、血制品是否使用微泵控制液体输入量。对于极低体重患儿，直接在加温床上进行手术。

（13）妥善约束患儿，守护在患儿身边，防止坠床。

（14）极低体重新生儿护理要点见表2-5-2。

表2-5-2　极低体重新生儿护理

时间段	护理要点
术前	巡回护士调节手术间温度至25℃，湿度60%～70%，输液加温仪预热至38℃，充气式加温毯预热至43℃（待患儿入室后，再调至40℃）
	洗手护士将消毒液、术中冲洗液、患儿盖被以及术后覆盖伤口的敷料放入温箱备用
	及时将仪器设备、手术器械、手术用药、敷料准备完善，避免术中等候延长手术时间
	患儿至手术室后直接将其转运至手术间，安放于提前预热的铺有充气式加温毯、导热床垫的手术床上，并以已加温的盖被保暖且注意头颈部和四肢的包裹保暖
	将液体连接至输液加温仪，并调节合适的温度和滴速
术中	等手术医生准备完毕后再揭开盖被
	使用加温后的消毒液消毒手术野，使用38℃恒温液体进行冲洗
	如术中暂停手术或需要长时间暴露，则使用加温盐水纱垫覆盖切口，并每5min更换1次
	及时关注手术进度，密切配合手术，提高配合效率，缩短手术时间
	每30min监测并记录患儿体温1次，若发现体温低于36℃则立即寻找原因，及时干预并进行复温处理；若体温高于37.5℃，可以通过调低室温至24℃，调低充气式加温毯至37℃来缓慢降温
术后	使用加温后的敷料覆盖伤口
	转运前提前预热转运车，并使用加温后的盖被及暖风机预防患儿术后低体温
	提早通知患儿转入单元，做好准备与交接

2. 移植手术

（1）麻醉医生除了常规做好左手桡动脉穿刺测压，还会在局麻下把中心静脉（及漂浮导管）穿刺好，根据经验判断供心转运的时间节点，完成麻醉诱导。

（2）心脏移植患者用药由移植组医生带入手术室。除免疫抑制剂巴利昔单抗以外，手术确定时，术中的其他用药可以遵医嘱提前配置，药物配制好后交予麻醉医生术中持续泵入。

（3）供心转运过程中，管床医生会通知麻醉医生在合适的时间节点为患者进行麻醉诱导，此时询问移植组医生遵医嘱取血、配置免疫抑制剂，交予麻醉医生术中持续泵入。

（4）麻醉之前务必同台上器械护士完成器械清点，以防心功能极差的患者无法耐受，麻醉过程中突发紧急事件需要急救。

（5）供心到达前铺置好修心器械台，并清点器械，修心台上备 5/0 Prolene（大）线一对（巡回护士清理修心器械包时丢弃）、50mL 注射器一副、3 层标本袋一个、方止血垫一块，盆内备足量的冰泥及冰水，另备 2 瓶 4℃冰盐水用于冲洗供心；取回的供心上一般夹有一把 90°阻断钳，清理修心盘时注意还至取心包内。

（6）锯开胸骨后，遵手术医生口头医嘱给予全量肝素并计时。

（7）甘露醇同常规使用，转流时快速静滴。

（8）提前开启温箱，主动脉吻合完毕开放后，台上及时更换温盐水冲洗；关注心脏复跳情况，及时准备心脏表面除颤器上台。

（9）准备血管缝线（成人）：一般为 4/0 Prolene（小）线 10 对，4/0 Prolene（大）线 6 对，5/0 Prolene（大）线 6 对，6/0 Prolene（小）线 2 对；术中及时添加并做好记录。

（10）小儿心脏移植患者用药询问移植组医生后，根据手术患儿体重，遵医嘱谨慎配药及使用。

3. 主动脉夹层动脉瘤手术

（1）夹层动脉瘤手术前应尽量减少对患者的各种刺激，这是该手术的护理关键，因为主动脉壁局部薄弱变形，患者血压高且不稳定，任何外界的刺激都有可能导致主动脉瘤的破裂。此类手术患者应由手术室护士、手术医生和麻醉医生共同转运至手术间。

（2）围手术期心包填塞在 I 型夹层患者中多见，这类患者病情极为凶险，往往合并多器官灌注不良，须密切关注患者生命体征，巡回护士与麻醉医师密切交流，手术医生、体外循环医生随时待命，尽早完成术前麻醉准备。

（3）建立静脉通路：双上肢均使用 18G 静脉留置针并连接输血器，右上肢输血器连接延长管，再接 3 个连接管或三通泵注麻醉药物；左上肢静脉通道备输血。输血器连接口处应妥善固定，防止术中接口处脱落，各条通路有明显、清楚的标识。

（4）冰帽使用注意事项：深低温停循环手术，术前巡回护士提前准备好冰帽，检查冰帽有无破损、夹子能否夹紧，将冰块放入桶内，用水冲去冰的菱角，再装入冰帽至 1/2～2/3 满，放置于冰柜内备用。术中遵医嘱使用冰帽，将治疗巾铺于冰帽内，用

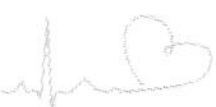

软垫垫于患者的两耳郭处及枕颈部，防止冻伤。手术后期升温后鼻咽温升至35℃以上时，遵医嘱撤除冰帽。

（5）手术间温度管理：巡回护士及时调节手术间环境温度。深（中）低温是心脏大血管手术体外循环中保持的状态，核心温度每下降1℃可使机体代谢率下降5%。把体温降至30℃以下，而后阻断循环进行心内直视手术，其主要目的是通过降低体温来降低全身各器官组织代谢活动，减少耗氧量和增强一些重要脏器的组织细胞对缺氧的耐受性，从而满足在心脏大血管手术时需暂时性阻断血液循环的需要，巡回护士及时调节环境温度，深低温体循环只在脑部灌注时将手术间环境温度降至18℃。

（6）压疮防护：由于手术时间较长、出血量较多、术中体温低，特别要注意患者的压疮防护，术前认真评估患者皮肤状况，手术床单干燥、平整无皱褶，合理放置压疮贴（枕部、骶尾部、足跟部等）。

（7）手术物品管理：除各种缝针外，显影纱布使用较多，原则上只加不换，最后计数汇总。

（8）高值耗材使用：大血管手术术中会根据患者病情和手术方式，使用不同型号的带瓣管道、四分叉人工血管、支架、补片等，上台前巡回护士必须大声复诵所需高值耗材的名称、品牌、型号、有效期，手术医生确定无误后方可传递到手术台上。

4. 微创小切口手术

（1）胸腔镜辅助右胸肋间小切口二尖瓣、房间隔缺损手术。①右上肢避开肘正中部位建立静脉通道。②协助体外循环灌注师粘贴体外除颤负极板。③协助B超医生放置食道超声探头。④安置手术体位，手术切口为右侧前外侧小切口，右侧第四肋间常见，取仰卧位，右胸垫高20°～30°，患者右上肢呈叉腰状，用中单包裹固定，左上肢包裹贴身安置，便于术中安置牵引拉钩。双下肢稍分开，暴露右侧腹股沟，便于术中股动静脉插管。⑤主刀医生站于患者右侧，手术床升高，为对侧一助医生提供较高的踏脚凳。⑥腔镜主显示屏置于患者头侧左上方或左侧，辅助显示屏置于一助医生对面。

（2）微创小切口主动脉瓣手术。①协助体外循环灌注师粘贴体外除颤负极板。②协助B超医生放置食道超声探头。③安置手术体位。分为胸骨上段正中小切口和右侧第三肋间切口。a. 手术入路为胸骨上段正中切口时，患者取仰卧位，全胸骨水平垫高5cm，注意颈部支撑不要悬空，双手如常规手术进行摆放；b. 手术入路为右侧第三肋间切口时，体位同右侧肋间小切口二尖瓣手术。④腔镜主显示屏置于患者头侧左上方或左侧，辅助显示屏置于一助医生对面。

（3）左侧肋间小切口冠状动脉搭桥手术（非体外循环下）。①协助体外循环灌注师粘贴体外除颤负极板。②安置手术体位。a.微创小切口冠状动脉搭桥手术为左胸侧入路；b.患者取仰卧位，左侧胸部垫高5cm，双上肢贴身安置，用中单固定；c.术中使用牵引拉钩，固定器安置在患者右侧床边。

5.冠状动脉搭桥手术

(1)对于冠状动脉搭桥患者，常规准备两套高频电刀，选择合适部位各粘贴一个负极板，一套用于开胸及取乳内动脉，一套用于取大隐静脉。

(2)消毒下肢时用无菌绷带包裹足部，松紧适宜，过紧会造成足部骨隆突处发生压疮，过松则容易污染手术台。

(3)一般获取左侧乳内动脉，将手术床调至左低右高，手术床整体升高，根据医生需求调节高频电刀输出模式和功率。

(4)非体外循环冠状动脉搭桥手术中，在离断游离后的乳内动脉前遵医嘱经中心静脉推注全量肝素，不转流则不需要使用甘露醇，且一般不需输血。

(5)非体外循环冠状动脉搭桥手术，术中需要维持患者正常体温，低体温会使麻醉药物代谢降低，凝血酶活性降低，导致心律失常。将室温调节为23～25℃，手术床提前铺好变温水毯，手术台上准备温生理盐水，输液使用液体加温器。

(6)非体外循环冠状动脉搭桥手术需要另备一套中心吸引装置，用于连接台上心脏组织固定器。

6.介入杂交手术

(1)介入手术建立静脉通道时避开成人右手、小儿右脚，以免影响术者术中操作。

(2)术前遵医嘱使用抗生素。

(3)为患儿进行PDA封堵时，患儿需要双上肢上举齐耳，双手及前臂垫高并固定，上臂外展角度小于90°，避免造成臂丛神经损伤；臀部垫高，以便暴露股动脉。

(4)Ⅲ型夹层患者右手桡动脉置管测压，除腹股沟切口外，左上肢需要消毒备用。

(5)左颈总动脉、左锁骨下动脉转流时，首次肝素化时需要计时，一般按照体重1mg/kg给药(医生自行台上经股静脉)，每隔1h提醒医生是否追加肝素。

(6)TAVR手术不常规使用全量肝素，但需备好便于循环不稳定时紧急转流用。

(7)TAVR手术患者常规选择左手进行桡动脉穿刺置管测压，预留右手桡动脉以便术中临时做冠脉保护使用。

(8)TAVR与TMVR手术患者常规穿刺双侧颈内静脉，左侧留置麻醉静脉导管，右侧穿刺6F鞘留置起搏导线。

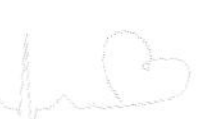

(9)介入瓣膜手术时,常规协助医生粘贴多功能体外除颤电极片。

(10)经心尖TAVR术前在数字减影下定位心尖体表投影并做标记,术中在经食道超声定位心尖部使用亚甲蓝做记号。

(11)介入手术心电导联电极片常规粘贴于患者左右肩部,避开透视区域。

(12)对于局麻患者,注意观察生命体征,妥善约束,防止术中移动和坠床。

7. 护理评估和观察要点

(1)评估生命体征、意识、活动受限程度。

(2)评估皮肤情况:皮肤是否完整,有无压红、压疮。

(3)心电图:心率和心律的变化、有无心律失常和心肌缺血等变化。

(4)观察动脉压和中心静脉压:动脉压是反应循环功能的主要指标。

(5)观察尿量、出血量:尿量有助于判断心肾功能和组织灌注状态。

(6)评估直肠、鼻咽温度:了解体外转流中降温和复温情况及体温异常变化。

(7)观察血氧饱和度:可提示毛细血管血氧的情况。

(8)电解质、血红蛋白、动静脉血气分析、血气分析:可了解术中血液、呼吸、循环是否稳定,血液稀释度,有无代谢性酸中毒,以便及时纠正,减少术中并发症。

(9)对于感染性心内膜炎、心包炎或特异性感染患者,术前应详细了解患者感染菌种的情况,遵医嘱使用抗生素,配合医生做细菌培养。术后巡回护士对手术间进行终末消毒处理。

(10)患者为小儿时,严格控制输液速度,控制循环容量,防止液体过多而加重患儿心脏负担。

(11)心脏手术患儿容易缺氧,尽量让患儿早入手术间,避免患儿因哭闹而发生意外情况。

(12)使用高值耗材时,巡回护士必须大声复诵产品名称、品牌和型号,认真检查外包装和有效期,确认正确无误方可传递至手术台上。

(13)主动脉夹层动脉瘤手术前,尽量减少对患者的各种刺激是护理的关键。

(14)非体外循环手术术中密切观察手术进程,随后做好体外循环准备。

8. 其他注意事项

(1)注意对眼睛的保护,麻醉后保证患者的眼睛处于完全闭合的状态,术中观察瞳孔状态后及时恢复。

(2)麻醉前给予患者心理疏导,注意保护隐私,切勿过多暴露患者肢体。

(3)在各动静脉通路上做好明显标识,严格区分动静脉,给药时“三查八对”。

(4)注意压疮防护,填写压疮评估表。

(5)注意手术物品管理,防止异物残留。

(6)若延迟关胸,应及时清点器械,准确记录。

(7)注意输血安全,严格执行手术室安全输血管理制度。

(8)患者离开手术室前,器械护士保持器械台的备用状态,以防发生紧急情况需再次开胸探查。

第六节　心脏大血管外科专科器械护士配合

一、器械护士护理常规

(1)提前一日了解患者病情、手术方式及术者特殊要求,做好术前准备。

(2)手术当日提前到手术间,根据患者手术方式,准备手术器械,打印器械清点单,领取手术需要高值耗材,补充手术间一次性物品。

(3)查看患者各种影像及检查资料(胸片、心脏彩超、冠脉造影、CTA 等),提前了解患者病情,以便应对围手术期突发状况。

(4)提前30min洗手,铺置无菌器械桌,安置制冰机,整理并检查器械数目、完整性及功能性。摆放缝线和制作束管,整理台上体外转流管道,清除各管道外包装,按照传递管道的顺序依次摆放。

(5)与巡回护士清点所有器械及用物,核对数目及完整性。

(6)检查制冰机制冰情况,提前准备好冰泥、冰屑。

(7)再次跟医生确认手术方式以及手术消毒范围,协助医生消毒、铺巾、穿手术衣、戴无菌手套。

(8)协助医生粘贴无菌手术贴膜,协助医生和体外循环灌注师连接体外转流管道,与巡回护士连接高频电刀和吸引器。

(9)手术过程中密切关注手术进展,正确、主动、敏捷地传递器械。术中保持无菌区域的干燥整洁、不被污染,如有或疑似污染,立即更换。

(10)保留所有手术切除的组织,并督促手术医生及时送检需要的手术标本。

(11)及时让巡回护士添加手术台上所需缝线,将所有缝线包装留存并汇总记录。

(12)与医生核对无误后,接收巡回护士投放的缝线、瓣膜、血管、支架等高值耗材,妥善放置,避免掉落和污染。

(13)明确知晓缝针用处和去向,及时收回,确保数目正确,将用完的缝针去掉缝线,吸附在吸针板上,成对放置。

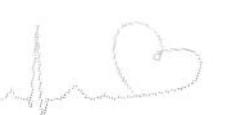

（14）主动脉开放前，提前告知巡回护士更换温盐水。

（15）心脏复跳时，密切关注心电图，随时准备心脏表面除颤。

（16）协助医生拔除上腔静脉插管，准备停机。

（17）停机后，超滤期间协助医生止血，清理台上显影纱布和缝针。

（18）协助医生终止体外循环，及时收回束管和棉线。

（19）关胸穿钢丝（小儿编织线）前，与巡回护士清点第二次手术器械，与术前完全一致方可关闭胸腔。

（20）关闭胸腔后，与巡回护士清点第三次手术器械。

（21）清理铺巾，保持器械桌不被污染，待患者离开手术间后方可清理器械台。

（22）清点第四次手术器械，将器械置于器械回收车上。

（23）按规范处理用物。

二、器械护士护理要点及注意事项

（1）手术过程中，对所有手术物品的去向和用途清楚知晓，及时收回暂不使用的物品。

（2）熟悉各种手术方式和手术步骤，积极主动配合手术，提前准备好下一步手术操作用物，正确、主动、敏捷地传递手术器械，缩短手术时间。

（3）手术台上贵重物品较多，应妥善放置，避免掉落或污染。

（4）对于手术台上的使用无菌生理盐水以外的溶液浸泡的物品，需要用生理盐水反复冲洗，滤净保养液。

（5）冠状动脉旁路移植手术中桥管的保护：用橄榄形针头，向取下的桥管（大隐静脉）内注满肝素、罂粟碱、生理盐水混合液，松弛血管平滑肌，防止血栓形成和静脉痉挛，多次冲洗后，将桥管完全浸泡在混合液内。混合液的配制：生理盐水 400mL+肝素 12 500U+罂粟碱 60mg。术后下肢加压包扎过程中，注意包扎的范围、松紧度，严密观察患者生命体征，取大隐静脉侧肢体皮肤颜色、弹性、温度，发现问题，及时处理。

（6）手术结束后，保持器械桌不被污染，待患者离开手术间后，方可清理器械台，以防发生紧急情况需要紧急开胸探查。

第七节　心脏大血管外科手术体位护理

一、心脏大血管外科专科手术体位对人体系统的影响

心脏大血管外科多用仰卧位：胸部适度抬高，右侧手臂置于贴近身体一侧，左侧手臂外展；根据手术需要或医生习惯，也可将双上肢均置于身体两侧包裹固定。手术过程中由于患者不能随意活动而被迫保持体位不变，改变体位会对血液和脏器产生影响，从而导致患者呼吸、循环、神经、组织器官等生理功能改变。正常人这些变化轻微，通过机体自身调节均能自动纠正或适应，而全身麻醉后患者知觉已丧失，肌肉松弛无力，保护性反射作用已大部分消失或者减弱，患者已基本失去自身调节能力，因此改变体位所产生的各种生理功能变化较明显。又因在改变体位后身体的负重点和支点均发生变化，软组织承受的压力和拉力的部位、强度亦随之发生变化，因此可导致血管、韧带和肌肉等软组织损伤。此外，由于术中肢体活动受限，固定制动，麻醉后，循环生理受到干扰较大，导致血管扩张、扭曲和旋转，加之心脏大血管外科手术时间普遍较长，局部长时间受压，极易发生压疮和受压肢体神经损伤等并发症。

（一）对呼吸系统的影响

人体从站立位变为标准仰卧位时，胸式呼吸增强，腹式呼吸减弱，腹腔内容物向头侧移动，并将膈肌向头侧挤压上移，胸腔容积减少，肺的功能余气量降低，正常人平静呼吸时可减少 0.8L，全身麻醉诱导时可减少 1L。在肌松药物的作用下，人体全身肌肉松弛，呼吸肌的张力减弱，肺的功能余气量更低，进一步影响气体交换。

（二）对循环系统的影响

心脏大血管外科手术患者取仰卧位时，胸部微垫高，患者的腹部及胸腔处于压力增大状态，由于腹主动脉等大动脉受压，静脉回流减少，血压降低，呼吸减弱，组织器官的氧供和血供受到影响。麻醉后，交感和副交感神经被阻断，骨骼肌张力降低，血管平滑肌松弛，血管运动中枢神经功能减弱，各种生理反射被抑制，抵御外界损伤的能力相应下降。

（三）对神经系统的影响

心脏大血管外科手术患者取仰卧位时，患者左上肢呈外展状态，在体位摆放中，对神经的压迫和牵拉是可能存在损伤的主要原因；内收的右侧上肢，如果手臂放置

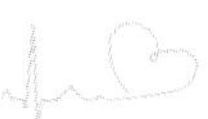

方向不当、包裹力量过大或术中手术医生过度挤压，亦会导致损伤。非生理性体位导致的神经过度牵拉好发于臂丛神经、桡神经、尺神经（图2-7-1）。

1. 对臂丛神经的影响

臂丛神经分布于上肢，走行于颈部和腋窝，从尺骨鹰嘴内侧下方通过，如果肩关节持续超过90°的外展状态，臂丛神经将承受严重的牵拉负荷，这是导致臂丛神经损伤的直接原因。因此，摆放时应注意肩关节外展不超过90°，尽量避免内旋或外旋。

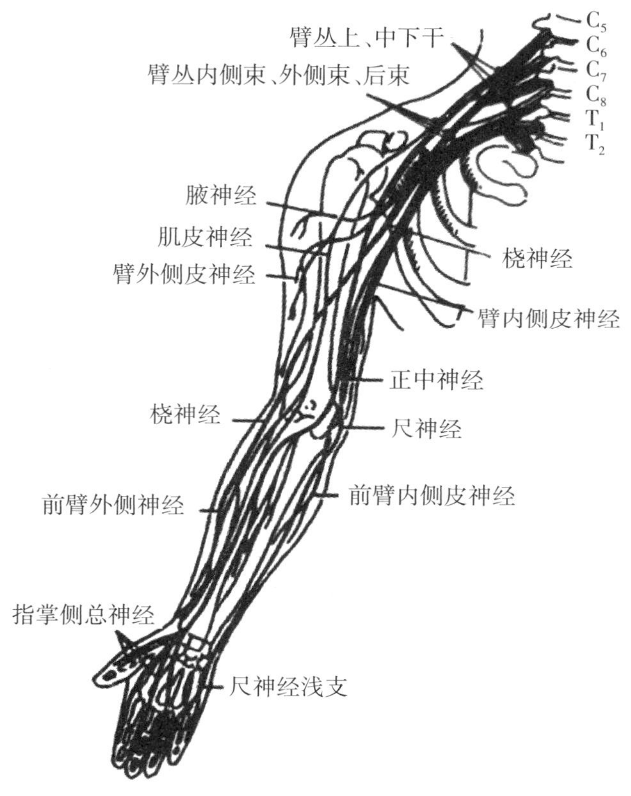

图2-7-1　臂丛神经

2. 对桡神经的影响

桡神经在肱骨肌管内紧贴骨干中段后面在外下方走行，若上臂外侧受压时间过长或受压压力过大易导致桡神经损伤。腕部被约束固定而肘部屈曲时，桡神经可在手术床边角与肱骨内侧面之间受到挤压损伤。

3. 对尺神经的影响

尺神经环绕经过肱骨内上髁且经由肘管韧带下方走行，压迫肘关节及前臂尺侧，易导致尺神经受到压迫。

(四) 对运动系统的影响

心脏大血管外科手术患者仰卧位时，肘关节和膝关节将长时间保持固定状态。全身麻醉状态下，患者关节周围起保护支撑作用的肌肉组织松弛，关节处于强直状态，持续时间过长，会导致关节术后僵硬、运动障碍、关节周围肌肉无力，应在腘窝下使用膝部支撑垫，将肘关节远端抬高，保持膝关节和肘关节的屈曲位功能状态。

(五) 对皮肤的影响

仰卧时人体因具有颈、胸、腰、骶四个生理弯曲，受力点主要集中在枕部、双侧肩胛部、骶尾部、双侧肘部和足跟部，在体位不变且没有保护措施的情况下，人体组织可承受4.67kPa的压强约4h，如果压强增加到9.33kPa，安全时间约为2h。仰卧时患者受力点皮肤受到长时间压迫，会发生压力性损伤。

二、皮肤压力性损伤评估与预防措施

(一) 术中获得性压力性损伤的定义及发生率

术中获得性皮肤压力性损伤(intraoperatively acquired pressure injury，IAPI)是指在手术过程中发生的皮肤损伤，为急性压力性损伤。国内外暂缺乏对手术患者术中获得性压力性损伤的统一定义或概念。在2016年压力性损伤定义未更新前，国外学者多用“手术压力性损伤”“手术患者压力性损伤”等指代术中获得性压力性损伤，并未对其进行解释。2016年美国国家压疮专家组(NPUAP)对压力性损伤的定义进行更新后，有护理专家开始称其为“术中获得性压力性损伤”，并定义其为“一种术后72h内发生的组织损伤，与术中体位相关”。国内学者对术中获得性压力性损伤的定义和理解是一个逐步完善的过程。

压力性损伤的发生率不同于现患率，其计算时仅纳入新患压力性损伤的人数作为分子，而不会纳入现已患压力性损伤的患者人数。国内外学者对术中获得性压力性损伤的发生率均有报道，为6%～58%，1996年的一篇文献报道，术中获得性压力性损伤的发生率为12%。2005年，Lindgren等对1996—1998年的286名手术患者进行前瞻性研究，结果显示术中获得性压力性损伤发生率为14.3%。2009年，Paul等在印度著名的心脏医院进行为期5个月的观察，显示术中获得性压力性损伤的发生率为6%。2010年，Vangilder等的研究显示，术中获得性压力性损伤的发生率在20%左右。Galvin等在研究中得出术中压力性损伤的危险因素包括强制体位。Schultz在综述中认为俯卧位最易发生术中压力性损伤。心脏大血管外科手术患者仰卧位易

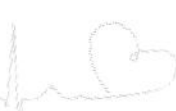

患压力性损伤的部位如图2-7-2所示。

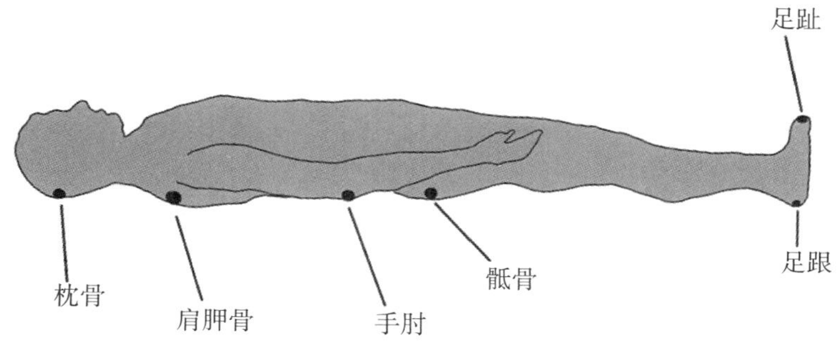

图2-7-2　心脏大血管外科手术患者仰卧位易患压力性损伤的部位

（二）压力性损伤分期及临床表现（图2-7-3）

1.1期

局部皮肤完好，出现压之不变白的红斑，深色皮肤表现可能不同；指压变白红斑或者感觉、皮温、硬度的改变可能比观察到皮肤改变更先出现。此期的颜色改变不包括紫色或栗色变化，因为这些颜色变化提示可能存在深部组织损伤。

2.2期

部分皮层缺失伴随真皮层暴露。伤口床有活性，呈粉色或红色，湿润，也可表现为完整的或破损的浆液性水疱。脂肪及深部组织未暴露。无肉芽组织、腐肉、焦痂。该期损伤通常是骨盆皮肤微环境破坏和受到剪切力及足跟受到的剪切力导致。该分期不能用于描述潮湿相关性皮肤损伤，如失禁性皮炎、皱褶处皮炎及医疗黏胶相关性皮肤损伤或者创伤伤口（如皮肤撕脱伤、烧伤、擦伤）。

3.3期

全层皮肤缺失，通常可见脂肪、肉芽组织和边缘内卷，可见腐肉或焦痂。不同解剖位置的组织损伤的深度存在差异，脂肪丰富的区域会发展成深部伤口，可能会出现潜行或窦道。无筋膜、肌肉、肌腱、韧带、软骨或骨暴露。

4.4期

全层皮肤和组织缺失，可见或可直接触及筋膜、肌肉、肌腱、韧带、软骨或骨，可见腐肉或焦痂，通常会出现边缘内卷、窦道或潜行。不同解剖位置的组织损伤的深度存在差异。如果腐肉或焦痂掩盖组织缺损的深度，则为不可分期压力性损伤。

5.不可分期

全层皮肤和组织缺失，由于被腐肉或焦痂掩盖，不能确认组织缺失的程度。只有去除足够的腐肉或焦痂，才能判断损伤是3期还是4期。缺血肢端或足跟的稳定型焦痂不应去除(表现为干燥、紧密黏附、完整无红斑和波动感)。

6. 深部组织损伤

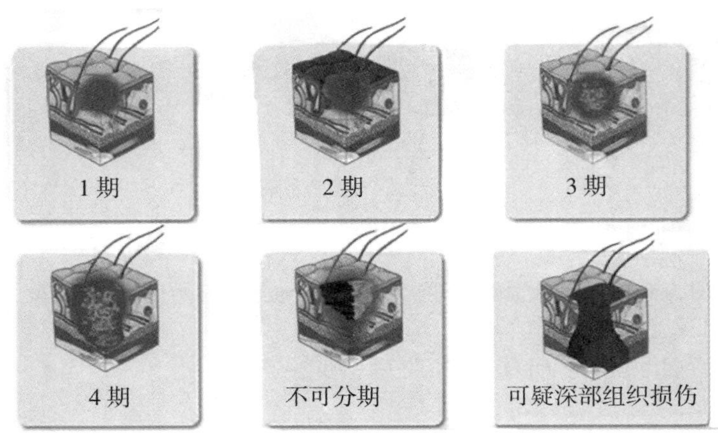

图2-7-3 压力性损伤分期

完整或破损的局部皮肤出现持续的指压不变白,深红色、栗色或紫色,或表皮分离呈现黑色的伤口床或充血水疱。疼痛和温度变化通常先于颜色改变出现。深色皮肤的颜色表现可能不同。这种损伤是由强烈和(或)长期的压力和剪切力作用于骨骼和肌肉交界面导致。该期伤口可迅速发展暴露组织缺失的实际程度,也可能溶解而不出现组织缺失。如果可见坏死组织、皮下组织、肉芽组织、筋膜、肌肉或其他深层结构,说明这是全皮层的压力性损伤(不可分期、3期或4期)。该分期不可用于描述血管、创伤、神经性伤口或皮肤病。

(三)心脏大血管外科患者压力性损伤的评估

在心脏大血管手术术前评估中,护士应评估患者个体差异以确定是否需要额外的预防措施,还应确定患者对计划手术体位的耐受性。评估患者压力性损伤发展的危险因素是预防的关键步骤。

压力性损伤的危险因素多种多样,压力性损伤危险因素评估量表可对患者的高危因素进行预测、评估,以提高医务人员的压力性损伤防范意识,同时为护理措施提供依据。在西方国家,从20世纪60年代起,逐渐出现多种压力性损伤危险性评估量表,如目前应用比较普遍的Braden评分表、Norton评分表、Waterlow评分表等。应用压力性损伤危险评估量表进行常规正式的压力性损伤评估,根据评估结果采取相应的预防措施,可有效预防压力性损伤。

国内外学者在术中获得性压力性损伤评估工具的研制上进行了探索和研究,目前主要有6种自制量表,分别为Munro压疮风险评估量表、3S手术患者压疮高危因素

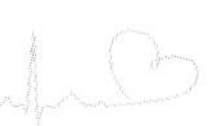

评估表、心脏直视手术患者急性压力性损伤危险因素评估表、魏革版手术患者压力性损伤风险因素评估表、肿瘤患者术急性压疮风险评估表、钱维明版手术患者压力性损伤风险评估表。这些自制量表是国内外学者在术中获得性压力性损伤量化评估工具上的重要探索，然而由于未进行信度和效度检验、未说明信度和效度检验结果或缺乏大样本的临床实践等原因，尚未被公认，有待完善。综合以上分析，适用于心脏大血管外科患者压力性损伤的评估表有3S手术患者压疮高危因素评估表（表2-7-1）和心脏直视手术患者急性压力性损伤危险因素评估表（表2-7-2）两种。

1.3 S手术患者压疮高危因素评估表

高兴莲、马琼等结合手术相关因素，设计研究了该评估表。该量表共11个维度，包括术前8个指标：空腹时间、BMI、全身皮肤情况、术中受压部位皮肤情况、术前肢体活动、预估皮肤持续受压时间、预估术中额外压力、预估术中压力和剪切力改变；术中3个指标：体温丢失因素、手术出血量、皮肤持续受压时间。此量表应用于全国多中心研究单位6家，筛查手术患者30余万例，量表CVI0.92；内容信度：Cronbachs系数为0.701～0.725；结构效度：测试的707例样本进行Bartlett球形检验，其值为135.3。量表总分值0～40分，分数越高，表示手术患者压疮发生风险越高，通过ROC曲线分析，最佳临界值设定为≤14分。

表2-7-1　3S手术患者压疮高危因素评估表

术前压疮高危因素评估(在□内打√,总分:　　　)

带入性压疮患者直接进行此项评估,糖尿病患者高危评分加4分

项目及评估	1分		2分		3分		4分	
空腹时间(h)	<6	□	6～12	□	12～24	□	>24	□
BMI(kg/m^2)	18.5～24.0	□	24.0～28.0	□	≥28	□	<18.5	□
全身皮肤情况	好	□	轻度水肿	□	中度水肿	□	重度水肿	□
术中受压部位皮肤情况	完好	□	红斑、潮湿	□	瘀斑、水疱	□	破损	□
术前肢体活动	不受限	□	轻度受限	□	部分受限	□	完全受限	□
预估皮肤持续受压时间(h)	<2	□	2～3	□	3～4	□	>4	□
预估术中额外压力	无	□	轻度压力	□	中度压力	□	重度压力	□
预估术中压力和剪切力改变	无	□	轻度增加	□	中度增加	□	重度增加	□

术前评分＞24分为高风险患者，术前评分14～24分为中风险患者，术前评分＜14分为低风险患者

续表

术中压疮高危因素动态评估(在□内打√，总分：　　)								
项目及评估	1分		2分		3分		4分	
体温丢失因素	浅部组织冷稀释	□	深部组织冷稀释	□	体腔/器官冷稀释	□	低体温/降温治疗	□
手术出血量(mL)	<200	□	200~400	□	400~800	□	>800	□
皮肤持续受压时间：术中动态评估时，受压时间≤4h，4分，纳入术前评估								
受压时间>4h为基础测算分值，测算公式：4分＋2.64分×[实际受压时间(h)−4h]＝2.64分×受压小时数−6.56分								
术中动态评分>12分为高风险患者，术中动态评分8~12分为中风险患者，术中动态评分<8分为低风险患者。								
术后受压部位皮肤结果评估(在□内打✓)								
正常□　带入压疮□　部位：　　面积：　cm×cm								
术中皮肤压力性损伤□：压红□　1期压疮□　2期压疮□　3期压疮□　4期压疮□　深部组织损伤□　不可分期□								
器械性压疮□　黏膜压疮□　部位：　面积：　cm×cm 皮肤受压时间：　h								
备注：								
术中防护措施：硅胶床垫□　啫喱／海绵体位垫□　多层泡沫敷料压疮贴□　软枕□　记忆海绵手术床垫□　其他								
巡回护士签字：　　　　时间：　　　年　　月　　日								

资料来源：Gao X L，Hu J J，Ma Q，et al. Design and research on reliability-validity for 3S intraoperative risk assessment scale of pressure sore [J]. J Huazhong Univ Sci Technolog Med Sci，2015，35（2）：291-294。

2. 心脏直视手术患者急性压力性损伤危险因素评估表

吴勤等针对体外循环下心脏直视手术患者开发了专门的术中获得性压力性损伤预测工具。该量表共11个条目，分别是年龄、体型、营养状态、意识状态、肛温、心率、呼吸频率、平均动脉压、动脉氧分压、血管活性药、血细胞比容。量表分值0~44分，分值越高表示手术患者压力性损伤发生风险越高，最佳临界值设定为≥14分。

表2-7-2　心脏直视手术患者急性压力性损伤危险因素评估表

生理学参数	评估得分标准(分)				
	0	1	2	3	4
年龄(岁)	-	<20	20~30	30~40	>40
体型	正常		肥胖	消瘦	恶病质状
营养状态	良好		轻度不良	中度不良	重度不良

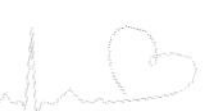

续表

生理学参数	评估得分标准(分)				
	0	1	2	3	4
意识状态	清醒		嗜睡	昏睡	昏迷
肛温(℃)	36.0～38.5	34.0～36.0或38.5～40.0	32.0～34.0	30.0～32.0或39.0～41.0	≤30.0或≥41.0
心率(次／min)	70～109	—	55～70或110～140	40～55或140～180	≤40或≥180
呼吸频率(次／min)	12～24	10～12或25～35	6～10	35～50	≤5或≥50
平均动脉压(kPa)	9.3～14.5	—	6.5～9.3或14.5～17.3	17.3～21.1	≤6.5或≥21.1
动脉氧分压(kPa)	>9.3	8.0～9.3		7.3～8.0	<7.3
血管活性药[μg/(kg·min)]	—	1～2	2～10	11～29	≥30
血细胞比容(%)	30.0～46.0	46.0～50.0	20.0～30.0或50.0～60.0		≤20.0或≥60.0

资料来源：吴勤，王鹏巨，王玲，等. 心脏直视手术后病人急性压疮相关因素的研究[J]. 中华护理杂志，1999，34（6）：331-333。

（四）压力性损伤预防性护理措施

应适量使用毯子、温毯，过量使用毯子和温毯可能是压力性损伤的危险因素。泡沫床垫可能不是有效的支撑面，复杂的泡沫床垫覆盖物可更有效地重新分配压力。这种床垫的有效性取决于患者的体重，肥胖患者使用效果较差。枕头、毛毯和泡沫支撑面只能够产生很小的压力再分配量，长时间持续使用则效果较差。毛巾和床单不减少压力，可能导致摩擦损伤。稳定的设备可以帮助患者保持体位，但不能帮助重新分配压力。如果不考虑将体位设备造成的皮肤界面压力值降到最低限度，体位装置可能无法充分降低压力性损伤的可能性，反而可能增加风险。使用体位装置（如胸枕）时，体位垫应放置在患者的下方，而不是放置在床垫或覆盖物下。当卷起的毛巾、床单或其他体位设备放在床垫或覆盖物下时，它们可能会抵消床垫或覆盖物的减压效果。对于患者的移动或体位摆放，应与手术医生协调。滑动或牵拉患者可能导致剪切力或摩擦力作用在患者的皮肤上。当患者的皮肤保持静止和底层组织移位或移动时，可能会产生剪切力。

三、心脏大血管外科手术体位安置

心脏大血管外科手术常用体位如下：

（1）胸骨正中切口，需要为患者安置仰卧位，胸部下方垫薄胸枕，将胸部整体抬高，以利于术中暴露手术野；可将患者右上肢置于身旁，用中单包裹固定，左上肢置于搁手架上，外展不超过90°；也可将患者双上肢均置于身旁，用中单包裹固定。

（2）成人肋间小切口，在仰卧位的基础上，再将切口侧的胸部垫高10～15cm，以利于暴露切口，患者切口侧的上肢呈叉腰状置于身旁，用中单包裹固定，对侧上肢置于身旁，用中单包裹固定。

（3）小儿肋间小切口，为患儿安置标准侧卧位，使用小儿专用体位用具。

（4）胸腹主动脉瘤手术，手术体位为标准右侧卧位衍生的侧卧位，患者双肩连线与手术床成直角，臀部与手术床成60°角，以便术中解剖左右股动脉，患者左上肢稍向头侧摆放，以利于暴露胸部切口。

（一）胸骨正中开胸心脏手术体位护理

1. 摆放用物准备

用物包括头枕、搁手板、薄胸枕、横位中单、膝部支撑垫、约束带、足跟垫（图2-7-4）。

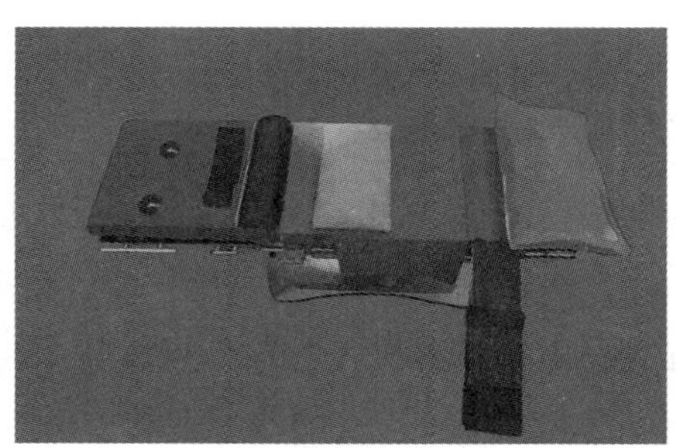

图2-7-4　用物准备

2. 安置方法

（1）胸部下方放置薄胸枕，将胸部整体抬高，床上铺置横位中单。注意中单应平整干燥，避免褶皱。

（2）患者移至手术床后，头部垫头枕。注意高度要合适，保持头和颈椎处于水平中立位置。

（3）将患者骨隆突处贴好压疮贴（如肩胛、骶尾部、肘部、足跟等），以防局部组织

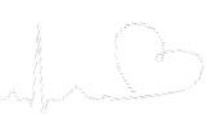

长时间受压。

(4)在左右上肢分别建立静脉通道，左手桡动脉穿刺监测血压，将患者右上肢固定于横单内，肘部微曲，手臂手心朝向体侧，输液管道及监护设备妥善固定，注意松紧适宜，必要时给予衬垫保护，以免仪器管路引起压伤。将左上肢外展置于搁手板上，在搁手板上置软垫，外展不超过90°。

(5)全身麻醉后对眼睛实施保护措施，双眼覆盖护眼贴或用金霉素眼膏，防止暴露性角膜炎的发生。

(6)腘窝下放置膝部支撑垫，使肢体保持功能位，双腿分开，避免关节相互接触，同时采用双侧足跟保护垫，置于踝关节下方，减轻足跟部压力。

(7)距离膝关节上5cm处用约束带固定，注意松紧适宜，以能容一指为宜，防止腓总神经损伤(图2-7-5)。

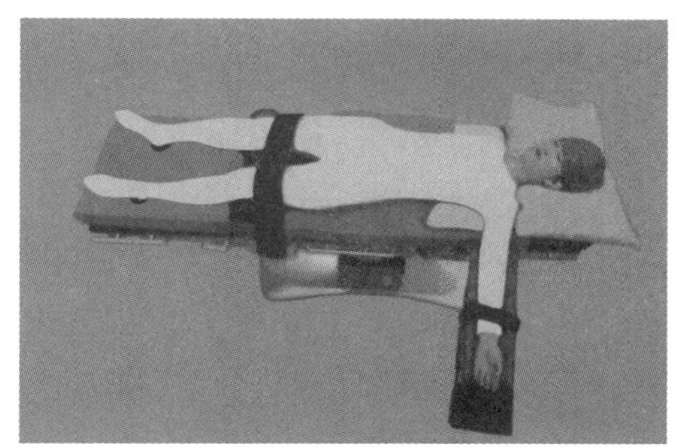

图2-7-5　胸骨正中开胸心脏手术体位

3. 手术床的调整

根据手术进度，对手术床进行头高足低或头低足高、左倾或右倾等调整。

4. 手术间布局

手术间布局见图2-7-6。

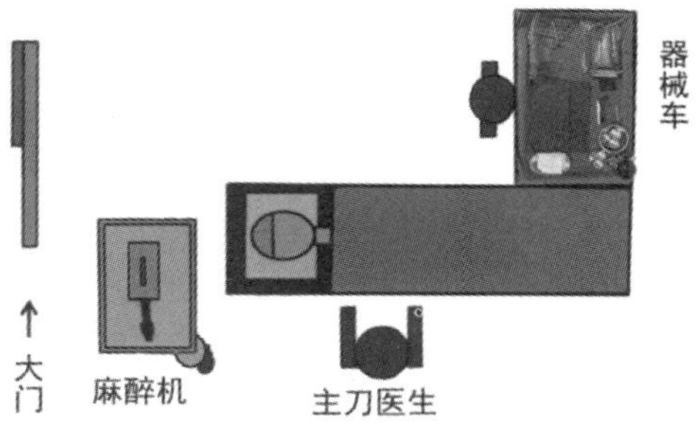

图2-7-6　手术间布局

（二）成人肋间小切口心脏手术体位护理

1. 摆放用物准备

用物包括头枕、薄胸枕、肩枕、横位中单、膝部支撑垫、约束带、足跟垫（图2-7-7）。

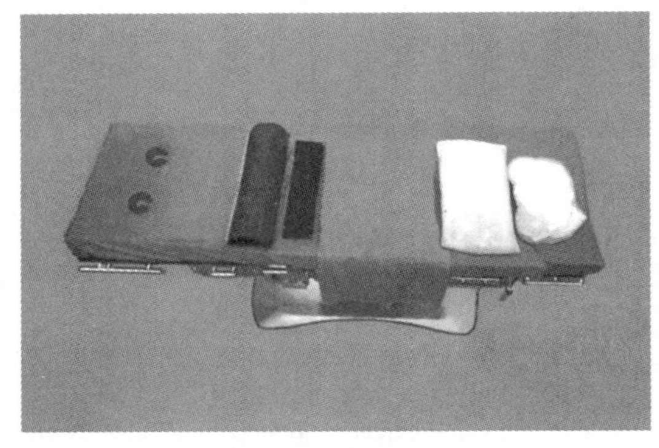

图2-7-7　用物准备

2. 安置方法

（1）胸部下方放置薄胸枕，将胸部整体抬高，床上铺置横位中单，注意中单应平整干燥，避免褶皱。

（2）患者移至手术床后，头部垫软枕，注意高度要合适，头和颈椎处于水平中立位置。

（3）在患者骨隆突处贴压疮贴（如肩胛、骶尾部、肘部、足跟等），以防局部组织长时间受压。

（4）左右上肢分别建立静脉通道，左手桡动脉穿刺监测血压。

（5）小切口房室间隔缺损手术、心脏瓣膜手术等，用肩枕将右侧胸部垫高，将患者双上肢固定于横单内，肘部微屈，手臂手心朝向体侧，输液管道及监护设备妥善固定，防止术中滑脱及液体外渗。注意松紧适宜，必要时给予衬垫保护，以免仪器管路引起压伤（图2-7-8）。

（6）小切口冠状动脉搭桥术，用肩枕将左侧胸部垫高，其他同上（图2-7-9）。

（7）胸骨上段小切口手术，体位同胸骨正中开胸手术体位。

（8）全身麻醉后对眼睛实施保护措施，双眼覆盖护眼贴或用金霉素眼膏，防止暴露性角膜炎的发生。

（9）微创小切口手术须备股动脉转流，下肢需要消毒，术中不固定。

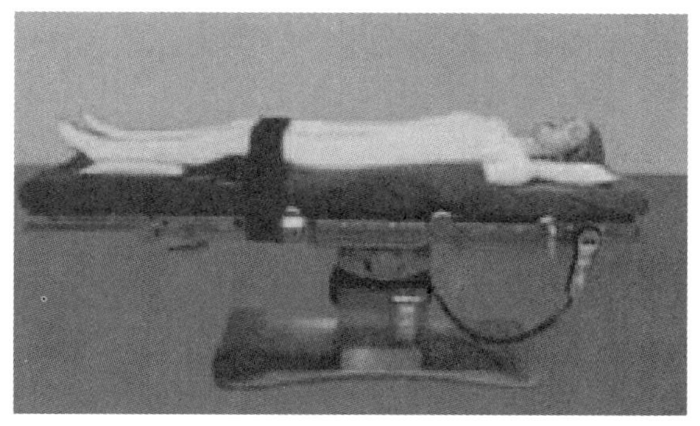

图2-7-8　小切口房室间隔缺损手术、心脏瓣膜手术体位

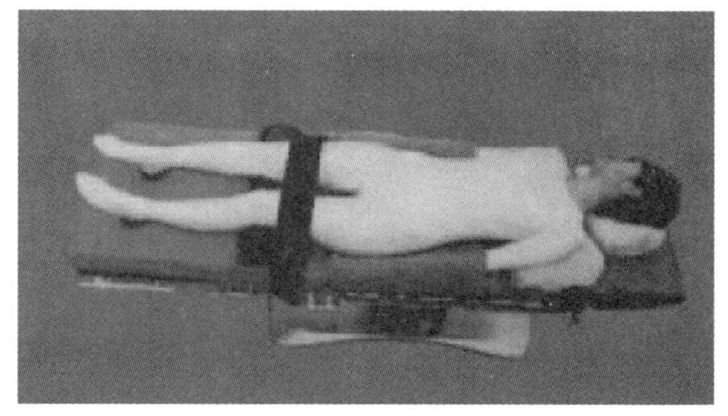

图2-7-9　小切口冠状动脉搭桥术体位

3. 手术床的调整

患者取仰卧位，摆放头架，根据手术进度，对手术床进行头高足低或头低足高、左倾或右倾等调整。

4. 手术间布局

对手术间进行布局。

（三）小儿标准左侧卧位的摆放

侧卧位是将身体的一侧自然侧卧，头部偏向健侧，双上肢向前伸展或屈曲置于身侧，下肢自然屈曲或伸直，前后分开放置，患者脊柱处于同一水平线上，保持生理弯曲的一种体位。侧卧位适宜于颞部、肺部、食管、侧胸部、髋关节、肾脏等部位的需要在身体两侧做切口的手术。单纯PDA结扎手术取右侧卧位，房室缺肋间小切口手术取左侧卧位。

小儿标准侧卧位安置方法如下。

1. 受压点

侧卧位的受压点集中在耳郭、肩峰、髂嵴、膝外侧、外踝、健侧的肘关节，应选择合适的体位垫和防压疮敷料分别放置于这些部位。

2. 基本用物

包括流体垫、小儿胸枕、四形体位垫、隧道垫、棉垫、足跟垫。酌情准备固定挡板、约束带、搁手板或手垫。

3. 安置方法

应遵循维持脊柱的生理弯曲和水平直线，下侧肢体和腋窝处悬空、耳郭悬空的原则。

（1）使用平车推患儿进入手术间，安全核查后，协助患儿移至手术床上，取仰卧位。麻醉患儿后，巡回护士、麻醉医生、手术医生一同将患儿取侧卧位安置于手术床上。巡回护士注意保护手臂输液部位，麻醉医生固定头颈部及气管插管，手术医生站在巡回护士对侧。

（2）头部选择大小合适的流体垫或啫喱垫，使耳郭充分腾空。流体垫下加垫布巾，调节高度平下侧肩高，使颈椎处于水平位置，保持气道通畅。

（3）侧卧位时，若肩部安置不当，会使肩部内收，导致腋窝和胸廓受压、呼吸不畅、臂丛神经和腋神经也受到压迫。在距左侧手臂下缘2cm处放置胸枕，高度以肩峰下能插入一个手掌为宜。将下侧肩部略向外拉，使胸廓舒展，解除肩部及腋窝的压力。

（4）10岁以上儿童同成人摆放方法，下侧手臂放于搁手板上，远端关节高于近端关节，上侧手臂放于可调节搁手架上，远端关节低于近端关节。3～10岁患儿若上侧手臂过短，可用棉垫全部包裹，借助约束带悬挂固定于平颈部放置的麻醉屏风架上，头架不宜过高。对于3岁以下儿童，需要准备一个与肩部同高的长方形海绵垫放置于上下手臂之间。肩关节外展不超过90°，两肩连线和手术床面成90°。

（5）双下肢约45°自然屈曲，前后分开放置，两腿间放置隧道垫支撑上侧下肢时应放置到大腿根部至小腿，使足部悬空。在下侧膝外侧、外踝处垫软垫，避免压迫腓骨小头损伤腓神经，如需要下肢约束带固定，应避开膝外侧，在距离膝关节上或下3～5cm处固定。

（6）10岁以上儿童同成人摆放方法，使用固定挡板保持身体的稳定，身体背部固定于腰骶部，身体腹侧固定于耻骨联合，男性患儿注意避开外阴，固定挡板下加垫小海绵垫以保护受压部位。10岁以下儿童（包括新生儿）选择在身体两侧放置长条海绵卷固定，根据患儿情况自制合适高度和长度的海绵卷。

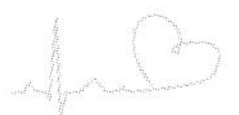

（四）胸腹主动脉瘤手术侧卧位

胸腹主动脉瘤的手术体位（图2-7-10）是由标准右侧卧位衍生出来的侧卧位，在标准右侧卧位的基础上，双肩连线与手术床成90°，臀部与手术床成60°以便术中解剖左右股静脉，患者左上肢稍向上摆放，以利于暴露胸部切口。

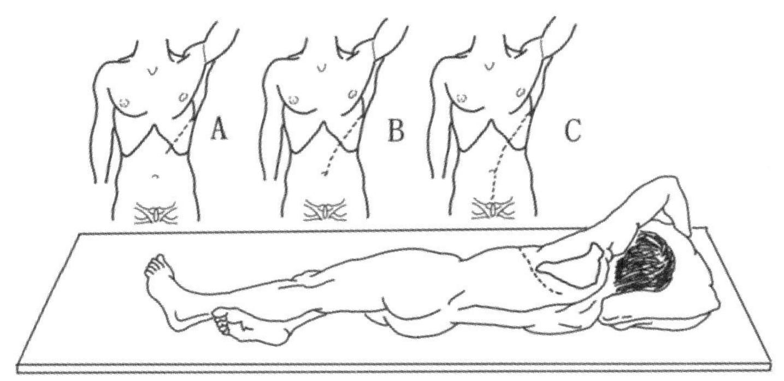

图2-7-10　胸腹主动脉瘤修复术患者的体位和切口选择

A.胸降主动脉瘤、胸腹主动脉瘤Ⅰ型和Ⅳ型（累及腹腔干）；
B.胸腹主动脉瘤Ⅰ型和Ⅴ型（累及腹腔干和肠系膜上动脉）；C.胸腹主动脉瘤Ⅱ、Ⅲ、Ⅳ型

第三章　人体心脏大血管局部解剖

第一节　心脏外部结构

一般情况下，心脏位于下纵隔内，横径的1/3位于中线右侧，2/3位于中线左侧。心底平面由左上斜向右下，心尖位于左季肋部后。从心尖沿心脏长轴观察，心脏近三棱锥形，有3个面、2个缘。其前面紧贴胸壁为胸壁面，其前面的坚固胸骨在钝性损伤时对心脏起保护作用。其下面紧贴膈肌为膈面，范围较大。心脏后面主要由左心房后壁组成，其后为食管、支气管分叉和进入两肺的左右支气管。胸壁面和膈面以锐角相连形成右侧的锐缘为右心室，左下方胸壁面和膈面以弧形相连形成的钝缘为左心室。心包作为一个纤维浆膜囊，包裹于心脏和大血管的外表，具有保护和润滑心脏的作用。心包分为脏、壁两层。脏层心包覆盖在心脏表面，壁层心包包被在外表，脏、壁心包之间为心包腔。在正常情况下，内有少量浆液，具有润滑作用。心包前面的纵隔上段由胸膜和肺脏覆盖。胸骨下段在第5肋间处心包无胸膜覆盖，称为心脏裸区，也称为心前切迹。（图3–1–1～图3–1–3）

心脏形如前后略扁的圆锥体，左右径略宽而前后径稍扁，位于胸骨后方和胸椎前方的纵隔之中，其位居正中偏左，大小犹如本人拳头，主要为心肌构成的中空器官，腔内充满血液。

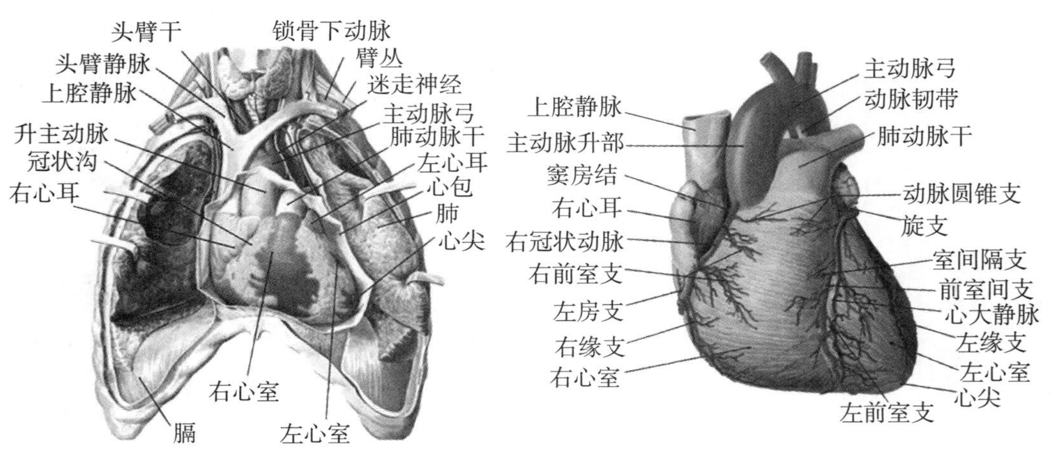

图3–1–1　心脏位置结构　　　　图3–1–2　心脏正面观

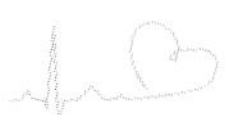

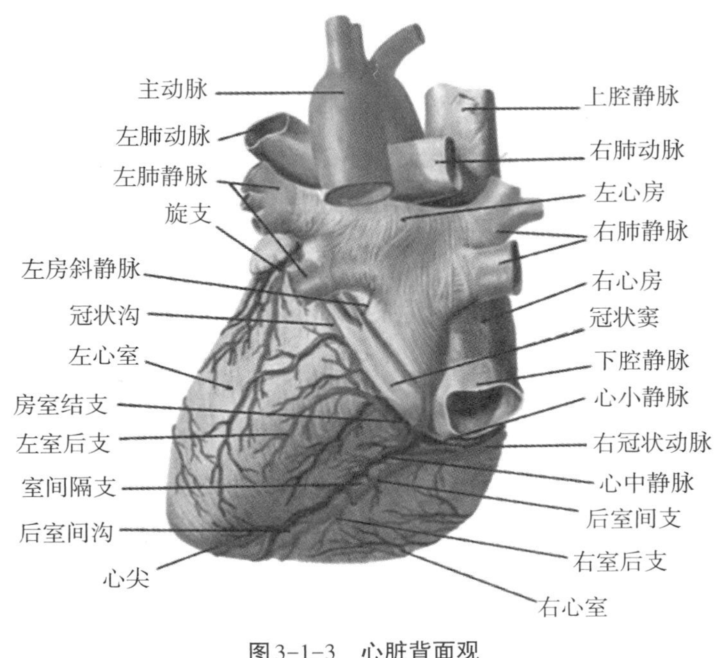

图3-1-3　心脏背面观

第二节　心脏与大血管之间的应用解剖

心脏是一个中空的肌性器官，内有4个腔。后上部为左心房、右心房，二者之间有房间隔分隔；前下部为左心室、右心室，二者间隔以室间隔。正常情况下，因房、室间隔的分隔，左半心与右半心不直接交通，但每个心房可经房、室口通向同侧心室（图3-2-1）。

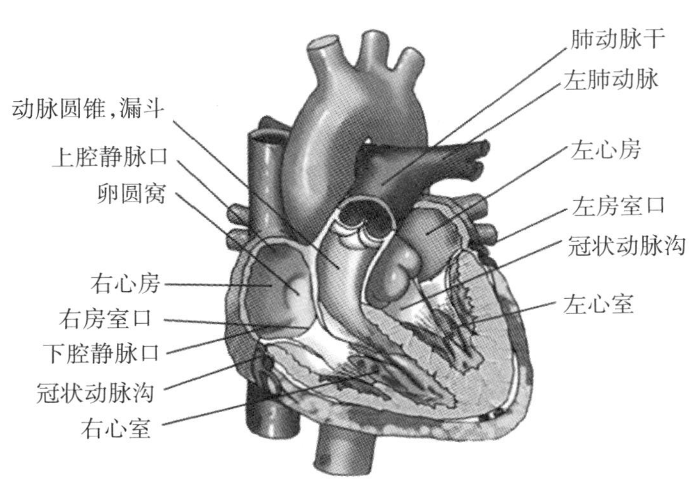

图3-2-1　心脏解剖图

一、右心房

右心房正常接收来自上腔静脉、下腔静脉以及冠状静脉窦的冠状静脉回血。右心房位于房间隔右侧，由于正常心脏为斜位，右心房在左心房右前方。右心房壁薄，表面光滑。右心耳短小，呈三角形，基底部宽大，其上缘与上腔静脉交界处有窦房结，为心脏起搏点所在。右心耳内有梳状肌，并延续至心房体部，止于界嵴。界嵴为右房体部和窭部的分界线，与心房外部的界沟相对应，自上腔静脉入口的前面伸至下腔静脉入口的前面。在界嵴后面的心房壁光滑，为心房窦部；在界嵴前面的心房为心房体部，分布有高低不同的梳妆肌，梳妆肌间房壁极薄，是心导管容易损伤的部位。近房间隔的中部有一卵圆形的浅凹陷，除下缘外，周围有增厚的嵴缘，称为卵圆窝。卵圆窝前上缘可能有未闭的小裂口与左心房相通，称为卵圆孔未闭。

三尖瓣孔与右心房室孔位于右心房内面的前下部，正常瓣孔可容纳三指尖。上腔静脉开口处无瓣膜。下腔静脉与上腔静脉不位于同一直线上，下腔静脉入口指向卵圆窝。在胚胎时期，下腔静脉入口的前面有极大的右静脉窦，其基底部大部分沿界嵴附着，有引导胎儿血液由下腔静脉流向卵圆孔的功能。胎儿出生后，瓣膜退化，遗留在下腔静脉入口前面，称为下腔静脉瓣。有些人此瓣仍然存留。在下腔静脉入口的内上方，与三尖瓣孔之间，有冠状窦口，可容纳一指尖。其边缘往往有一薄膜，来自胚胎时期的右静脉瓣，称为冠状窦瓣，其距离房室结的后方约0.5cm，故其是房间隔上的重要解剖标志。自房室结起，有房室传导束或房室束（HIS束）沿房室纤维环上方横行于房间隔右面。如房间隔缺损是原发孔型，其下界为房室环平面。在二尖瓣与三尖瓣环之上极易损伤房室束。冠状窦是确认房间隔缺损类型最明显的标志，当房间隔缺损位于冠状窦后，可确认为继发孔缺损，反之则可确认为原发孔缺损。

二、右心室

右心室主要由两部分组成。一部分是流入道，为右心室的体或窦部；另一部分是流出道，为右心室的漏斗部。两者以室上嵴分界，室上嵴位于右心室流入道和流出道之间。室上嵴向右侧的肌肉延续带称为壁束，与主动脉的右冠窦相对应，对右冠窦起支撑作用。室上嵴向左侧的肌肉延续带称为膈束，其后方与左室流出道相对应。流出道上界是肺动脉瓣，其内壁光滑；漏斗部的后壁较薄，紧贴于主动脉根部的前壁。肺动脉瓣由3个半月瓣组成。前瓣略偏左侧，肺动脉瓣环是处于肺动脉主干

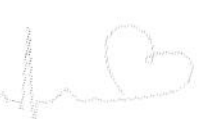

和右心室流出道肌壁之间的一个界限不清楚的构造，主要由肺动脉根部、肺动脉瓣附着的纤维组织和右心室的肌肉组织构成。流入道连于三尖瓣，其内有交错的肉柱小梁、乳头肌以及腱索。起源于右心室前外侧壁的乳头肌为前乳头肌，其腱索附着于三尖瓣的前瓣上。起源于右心室的内侧壁的为圆锥乳头肌，在婴儿期较粗大，在成人期较小，其腱索附着于三尖瓣的前瓣和隔瓣的游离缘上。在右心室的下方有几个较小的乳头肌为后乳头肌，其腱索附着于三尖瓣的后瓣和隔瓣的游离缘上。

三、左心房

左心房的前面有左心耳，较突出。左心耳的形态多样，一般可分为4种类型：①三角形；②菱形；③虫样形；④S形。左心耳一般较右心耳狭长，基底部较窄。左心房壁较右心房壁厚很多，内壁平滑，其后壁有4个孔，左右各2个，为肺静脉的入口。

二尖瓣孔位于左心房的下部，距心耳基底部很近，可容纳两指通过。二尖瓣由大瓣和小瓣组成，亦是由前瓣和后瓣组成。前瓣位于前内侧靠近主动脉的一边，而后瓣位于后外侧。前外交界对准左腋前线方向，而后内交界对准脊柱右缘。

四、左心室

左心室略呈狭长形，肌壁是整个心脏肌肉最厚的部分，约为右心室肌壁厚度的3倍，二尖瓣在开放时下垂入左心室内，其大瓣基部与主动脉无冠状动脉瓣和左冠状动脉瓣之间的垂幕状组织连接，形成一个分隔，划分左心室为后半部（流入道）和前半部（流出道）。室间隔大部分是由极厚的肌肉组成，向右心室突出，其凹面在左心室。从心室的横剖面可看到左心室肌壁为一圆筒形，其边界从心脏外面看相当于室间隔沟和后室间沟。室间隔的上部是纤维组织，形成薄膜状，称为室间隔膜部，此隔将主动脉前庭或主动脉下窦与右心房下部、右心室上部隔开。主动脉前庭或主动脉下窦形似管状，壁极光滑，为左心室流出道的主要部分。其前外侧壁为肌肉组织，由邻近的室间隔和心室壁组成，后内侧壁为纤维组织，由二尖瓣前瓣附着部分和有关的室间隔膜部组成。

五、主动脉

主动脉起自左心室主动脉的前庭部，有纤维组织散发成环状嵌入周围组织。主动脉根部有3个膨出处，相当于3个主动脉瓣的部位，称为主动脉窦。主动脉瓣呈半月形，故称半月瓣。当左心室处于舒张期的时候，3个瓣膜关闭紧密；处于收缩期时，3个瓣膜完全开放，瓣孔呈三角形。在胚胎发育时，主动脉和肺动脉分隔后，主动脉前面的2个瓣正对肺动脉后面的2个瓣，由于动脉干的旋转，主动脉右前瓣几乎转至正前方。为了避免混淆，根据有无冠状动脉开口，统一命名为左冠状动脉瓣、右冠状动脉瓣和无冠状动脉瓣。

升主动脉长约5cm，右侧为上腔静脉，左侧前方为肺动脉。升主动脉根部由左、右冠状动脉发出。主动脉弓自胸骨右缘第2肋软骨处弯转向后，抵于第4胸椎体的左侧。右后方有气管、食管、左喉返神经、胸导管和脊柱，左前方有肺、胸膜、右膈神经、左迷走神经、心脏神经支和上肋间静脉，下方有左支气管、右肺动脉、动脉导管韧带、左喉返神经和心神经丛，上方有无名动脉、左颈总动脉、左锁骨下动脉、胸腺以及左无名静脉。

冠状动脉开口略低于主动脉瓣的游离缘，且瓣孔开放时呈三角形，瓣膜并不紧贴于主动脉壁上。经主动脉切口施行主动脉瓣手术时，为避免撕裂右冠状动脉开口，切口下端需要弯向右侧，正对无冠状动脉瓣。

第三节 心脏瓣膜

心脏共有4个瓣膜，分为房室瓣和半月瓣两类。房室瓣：位于右心房和右心室之间的为三尖瓣，位于左心房和左心室之间的为二尖瓣；半月瓣：位于右心室和肺动脉之间的为肺动脉瓣，位于左心室与主动脉之间的为主动脉瓣（图3-3-1）。瓣膜损伤时可能形成狭窄或关闭不全。

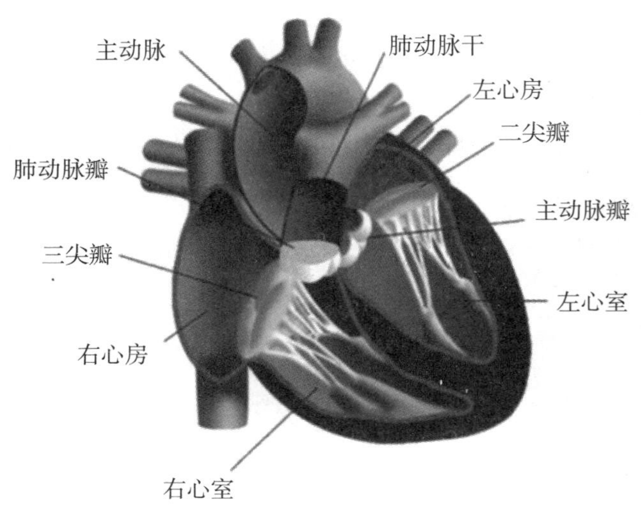

A

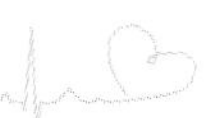

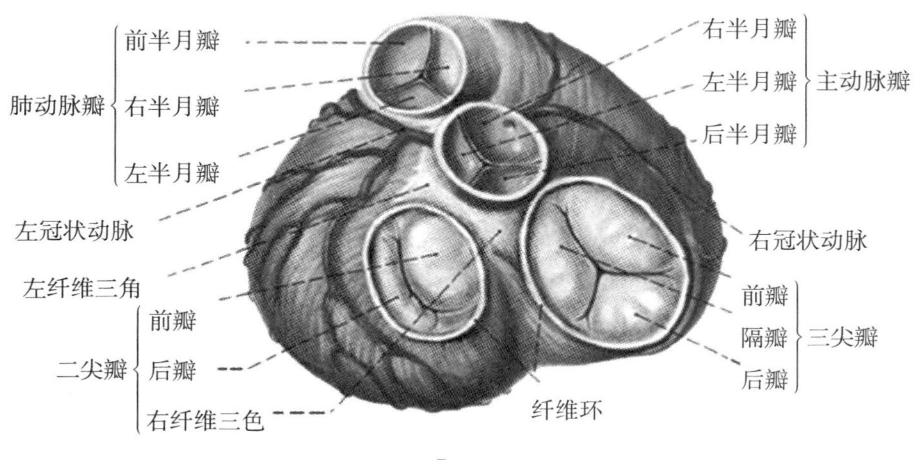

B

图3-3-1　心脏瓣膜

A.心脏瓣膜整体观；B.心脏瓣膜切面观

1. 二尖瓣

位于左心房和左心室之间，是由二尖瓣环、瓣叶、腱索、乳头肌和左心室壁组成的复合体。二尖瓣环为附着于左房室孔边缘的纤维组织带。二尖瓣叶为一条连续的宽窄不等的膜样组织，其基底整齐，附着于瓣环上，游离缘呈锯齿状，具有2个较深的切迹，将其分为前瓣和后瓣。前瓣叶附于主动脉瓣的左冠瓣和无冠瓣的一半，占瓣环圆周的1/3，前瓣是左室流出道的重要界线。后瓣叶较小，但占瓣环圆周的2/3，附着于左心室后壁上，因为后瓣叶附着于球形螺旋形肌束上，故瓣环有类似括约肌的功能。心脏收缩期二尖瓣面积缩减约25%。瓣环在舒张期呈圆形，在收缩期呈扁平形。

两瓣叶相互连接处称为交界，有前、后两个交界。后叶有2个假的联合，将其分为3个阶段：侧叶、中央叶和间叶。正常成人二尖瓣的开口面积是4～5cm^2，是风湿性心脏病容易受累的瓣膜。

2. 三尖瓣

位于右心房和右心室之间，功能性解剖比较复杂。该房室瓣有3个瓣叶：隔瓣、前瓣和后瓣。隔瓣的基底部通过纤维环连接在室间隔上，游离缘通过腱索直接与室间隔相连。前瓣的基底部通过纤维环连接在右心室前壁上，其游离边缘通过腱索固定，大部分腱索与前乳头肌相连，其余分布在邻近的隔叶和室间隔隔束的区域。后瓣的基底部通过纤维环连接到右心室的后壁（膈面），游离缘通过腱索连接到前乳头肌上。三个瓣叶的解剖结构使得三尖瓣的功能较二尖瓣更加复杂。成人三尖瓣的开口面积大约是8cm^2，瓣环的周长是11～14cm。

3. 主动脉瓣

位于左心室与主动脉之间，主动脉根部有4个解剖结构：主动脉环、主动脉瓣叶、主动脉窦（valsalva窦）和窦管交界。主动脉环连接主动脉根部与左心室，呈扇形嵌入主动脉瓣叶，瓣叶形状类似半月形。主动脉环大约45%附着于室间隔，55%附着于纤维组织，近侧由瓣环、远侧由管交界包围着的主动脉壁部分是主动脉窦。机体共有3个主动脉窦和3个瓣叶，分别为右主动脉窦（瓣）、左主动脉窦（瓣）和无冠状动脉窦（瓣）。左冠状动脉起自左主动脉窦，右冠状动脉起自右主动脉窦。

2个主动脉瓣叶相交的最高点称为接合缘，共有3个接合缘，接合缘下面的三角形间隙称为接合下三角。这些三角形间隙对主动脉瓣功能也很重要。左右瓣叶之间的接合下三角由心肌构成，另外2个由纤维组织构成。窦管交界是一个嵴，将主动脉窦末端与升主动脉起始部分开，主动脉瓣接合缘就位于窦管交界下面。虽然主动脉瓣叶是主动脉瓣最重要的组成部分，但也受主动脉根部其他结构影响，例如，主动脉瓣环或窦管交界扩张造成主动脉瓣叶移位而引起主动脉瓣的病变。主动脉窦对在主动脉瓣叶的开放和关闭起到重要作用，并且在心动周期中将机械压力减少到最小。但是单独的主动脉窦的解剖异常并不引起主动脉关闭不全。这就是主动脉窦破入其他心室还可以完全胜任主动脉瓣功能的原因。

4. 肺动脉瓣

位于右心室和肺动脉，由3个半月瓣组成，即前瓣、左瓣和右瓣。前瓣略偏左侧，瓣叶和瓣环均较薄弱，肺动脉瓣环是处于肺动脉主干和右心室流出道心肌相连部分，主要由肺动脉瓣附着的纤维组织和右心室的肌肉组织构成。左右瓣叶之间的交界与主动脉瓣的左右瓣叶交界相对应，但肺动脉瓣交界稍高于主动脉瓣交界。在肺动脉狭窄交界切开时，应注意避免切穿肺动脉壁损伤主动脉。

第四节　冠状动脉

供应心脏血液的主要是冠状动脉，有左冠状动脉和右冠状动脉。心的形状如一倒置的、前后略扁的圆锥体，如将其视为头部，则位于头顶部、几乎环绕心脏一周的冠状动脉恰似一顶王冠，这就是其名称由来。冠状动脉是供给心脏血液的动脉，起于主动脉根部主动脉窦内，分左、右两支，行于心脏表面（图3-4-1）。

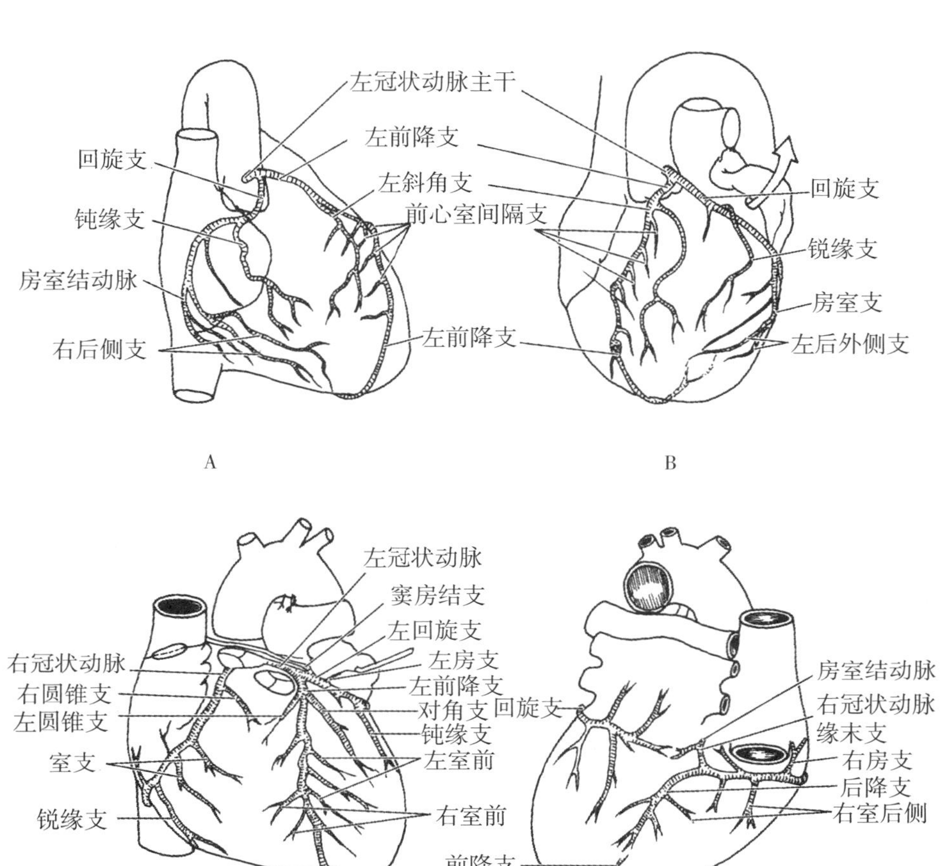

图3-4-1　冠状动脉
A.前面；B.后面；C.右前斜位；D.左前斜位

一、冠状动脉分布分型

采用Schlesinger等的分类原则，将冠状动脉的分布分为3型：①右优势型；②均衡型；③左优势型。

（1）右优势型：右冠状动脉在膈面除发出后降支外，并有分支分布于左室膈面的部分或全部。

（2）均衡型：两侧心室的膈面分别由本侧的冠状动脉供血，它们的分布区域不越过房室交点和后室间沟，后降支为左或右冠状动脉末梢，或同时来自两侧冠状动脉。

（3）左优势型：左冠状动脉除发出左前降支外，还发出分支供应右室膈面的一部分。据调查，我国右优势型约占65%，均衡型约占29%，左优势型约占6%。

上述分型方法主要依据冠状动脉的解剖学分布，但绝大多数心脏左心室的厚度大大超过右心室，所以，从血液供应量来说，左冠状动脉永远是优势动脉。

二、冠状动脉分支

左右冠状动脉是升主动脉的第一对分支。

1. 左冠状动脉

起于主动脉的左冠窦，主干向左行走于左心耳与肺动脉干之间，然后分为前降支和左回旋支，另有少数人左冠状动脉主干的分叉也可发出中间支；前降支又发出多支对角支，向左下斜行分布于左心室前壁，粗大者也可至前乳头肌。

（1）前降支：也称前室间支，可视为左冠状动脉的直接延续，沿前室间沟下行，其末梢多数绕过心尖切迹止于后室间沟下1/3，部分止于中1/3或心尖切迹，可与后降支末梢吻合。前降支及其分支分布于左室前壁、前乳头肌、心尖、右室前壁的一小部分、室间隔的前2/3以及心传导系的右束支和左束支的前半。前降支的分支包含对角支、右室前支及间隔支等；前降支的主要分支为对角支，3～5支者多见，主要分布于左室前壁、左室前乳头肌和心尖部；右室前支短小，分布于右心室前壁靠近前纵沟区域，其第1支往往在近肺动脉瓣水平处发出，分布至肺动脉圆锥，称为左圆锥支。此支与右冠状动脉右圆锥支互相吻合形成动脉环，称为Vieussens环，是常见的侧支循环；间隔支以12～17支多见，起自前降支的深面，穿入室间隔内，分布于室间隔的前2/3。

（2）左回旋支：也称左旋支，自左冠状动脉主干末端发出后即行走于左侧冠状沟内，绕心左缘至左心室膈面，多在心左缘与后室间沟之间的中点附近分支而终。左旋支及其分支分布于左房、左室前壁一小部分、左室侧壁、左室后壁的大部分，甚至可达左室后乳头肌，约40%的人有分支至窦房结。左旋支的主要分支有左缘支，较恒定粗大，分支供应心左缘及邻近的左室壁；左室后支多数为1支，分布于左室膈面的外侧部；窦房结支约40%起于旋支的起始段，向上至上腔静脉口，多以逆时针方向从上腔静脉口后方绕至前面，从窦房结尾端穿入窦房结；心房支多数是一些细小分支，分别供应左房前壁、外侧壁和后壁；左房旋支起于左旋支近侧段，分布于左房后壁。

2. 右冠状动脉

起于主动脉右冠窦，经肺动脉根部及右心耳之间，沿右冠状沟行走，绕过心右缘，继续在膈面的冠状沟内行走，在房室交点附近发出后降支，即后室间支。右冠状动脉沿途发出：

（1）窦房结支，在起点附近由主干分出（占60.9%，其余39.1%起自左冠状动脉）。

（2）动脉圆锥支，分布于动脉圆锥，与左冠状动脉的同名支吻合。

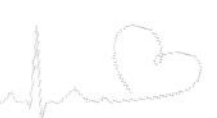

(3) 左房支，分布到左心房的后部。

(4) 右缘支，此支较粗大，沿心下缘左行趋向心尖。

(5) 右室后支，分布于右室后方。

(6) 左室后侧支，分布于左室后部。

(7) 后室间隔支，分布于后室间隔。

(8) 房室结支，从十字交叉处发出，供应房室结、His束血运。

第五节　循环系统

一、体循环路径（大循环）

左心室→主动脉（胸主动脉）→主动脉（腹主动脉）→小动脉→毛细血管网动脉段→毛细血管网静脉段→小静脉→上腔静脉、下腔静脉→右心房。

二、肺循环路径（小循环）

右心室→肺动脉→肺毛细血管网→肺静脉→左心房。（图3-5-1）

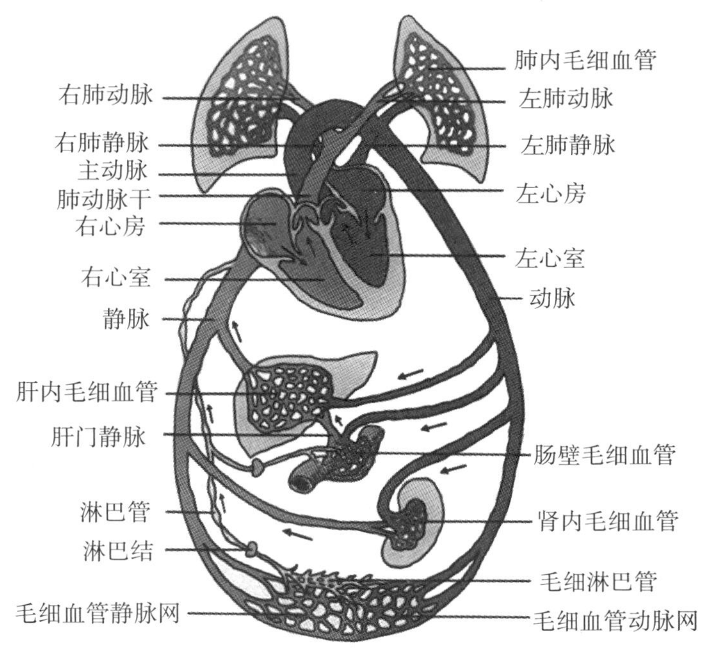

图3-5-1　循环系统

第六节　心 脏 传 导

心脏传导系统由位于心肌内的能够产生和传导冲动的特殊心肌细胞构成，包括窦房结、结间束、房室结、房室束、右束支、左束支和Purkinje纤维等。窦房结是正常心率的起搏点，位于上腔静脉入口与右心耳之间的心外膜下方。结间束是窦房结与房室结之间的传导通路，分为前结间束、中结间束和后结间束三个传导束，其中前结间束向左房发出个分支称为房间束。房室结位于房间隔右侧心内膜下方，横卧于冠状窦口、卵圆窝与三尖瓣隔瓣上缘之间的区域内，向下延伸为房室束。房室结与房室束（His束）构成房室交界区，再向前下延伸到室间隔膜部下端，分成左、右束支，分别位于室间隔左右侧心内膜下方。左束支在室间隔左侧起始部，又分为前、上支两束纤维。右束支沿室间隔右侧下行，直到心尖处才开始分支为Purkinje纤维。右束支在心内膜下方与Purkinje纤维网相连，最后连于心室肌。

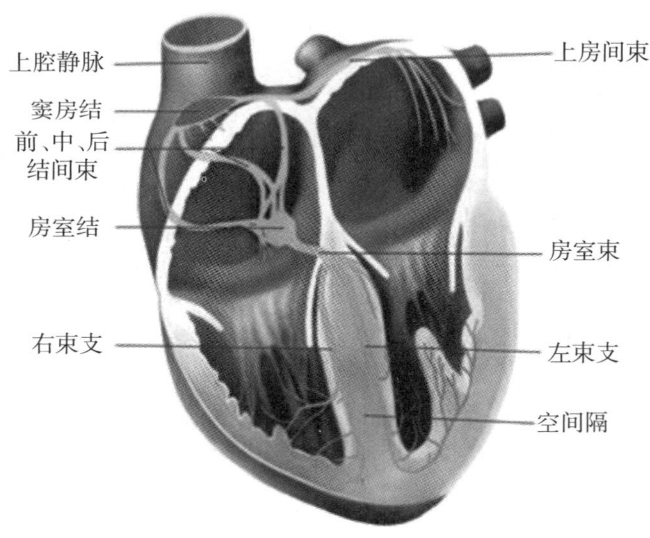

图3-6-1　心脏传导

第四章　心脏大血管外科专科手术护理配合

第一节　体外循环的概念

一、体外循环的原理

体外循环（extracorporeal circulation，ECC）又称心肺转流（cardiopulmonary bypass，CPB），是用一种称为人工心肺机或者体外循环机的特殊装置，可暂时代替心脏和肺工作，进行血液循环及气体交换。其基本原理是将人体静脉血经上腔静脉、下腔静脉引出体外，经人工肺氧合并排出二氧化碳，再将氧合后的血液经人工心脏泵入人体动脉系统，维持全身重要器官的血液灌注和氧供。体外循环的应用既保证了心脏手术时清晰的手术视野，又保证了心脏重要器官的供血，是心脏大血管外科手术顺利进行的重要保证措施。体外循环虽然主要应用于心内直视手术，但其临床应用的范围已经涉及许多领域。凡是进行心肺支持、血流暂停的旁路循环，都可称为广义的体外循环。（图 4-1-1）

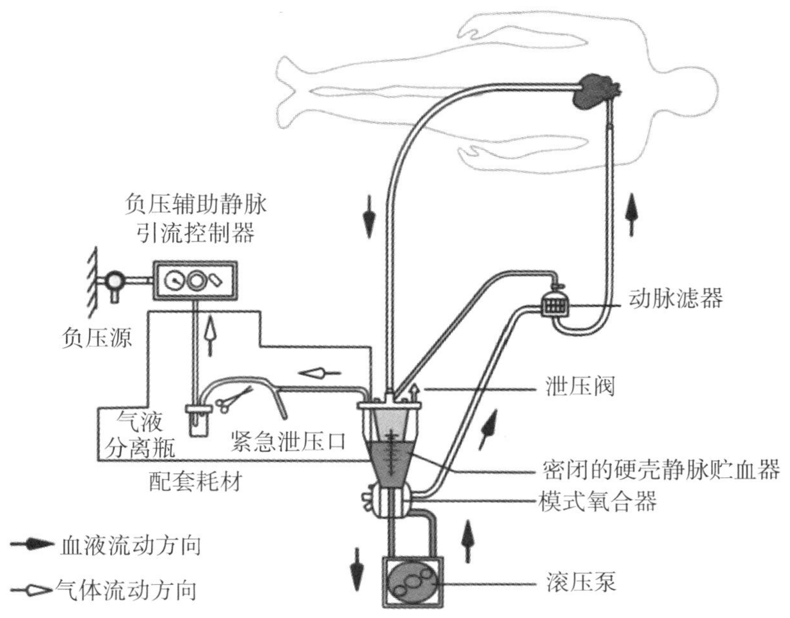

图 4-1-1　体外循环示意图

二、体外循环基本装置

（一）血泵

血泵又称为人工心，是体外循环机的核心组成部分，主要作用是替代人体心脏的射血功能，同时也可通过其回收、利用术中失血及灌注心脏停搏液。主泵主要有两种类型：滚压泵和离心泵。滚压泵是目前临床上最常用的配置，然而对于大体重、预计手术时间长者，常使用离心泵作为主泵，其可以明显减少血细胞破坏。离心泵目前多用于心室辅助，肝移植时的静脉转流、左心转流、体外膜肺氧合等体外循环辅助和支持技术方面。

1. 滚压泵

滚压泵由泵头、泵管、控制面板、电器传送装置及手动装置等组成。泵头分为两部分，即滚压轴和泵槽。其工作原理：将泵管置于泵槽中，电机旋转运动通过传动装置传入泵的中心轴，带动与中心轴相连接的滚压轴自行运转，在泵槽内旋转运动，对泵管外壁单方向滚动挤压，推动泵管内血液流动。滚压泵流量则由机内电脑通过计算滚轴转速与泵管内容量的乘积而间接得到。滚压泵头一般为2个，可自身旋转，能减少滚压中的摩擦。滚压泵有单头泵和双头泵两种类型。

2. 离心泵

离心泵由泵头、传感器、控制装置及手动装置等组成。离心泵根据物体做同心圆运动时产生的向外力（离心力）大小与转速和质量成正比的原理而设计。其工作原理：泵头的磁性后室与带有磁性装置的驱动马达相互磁性连接，当驱动马达高速旋转时，带动泵内结构高速旋转，产生涡流和离心力，推动血液前进。离心泵的流量传感器可以探测流量，传感方式有超声和电磁两种。通常离心泵为平流灌注，为了使灌注更接近生理，靠微机处理机控制电机高速和低速交替运转而使血流形成脉冲，使离心泵可进行搏动灌注。

（二）氧合器

氧合器又称人工肺，主要功能是代替肺进行气体交换，将静脉血氧合成动脉血，同时排出二氧化碳。现代氧合器除了配有气体交换部分，还配有储血室、热交换器、滤过装置等。它除无内分泌功能外，在短时间内已基本代替了肺功能。氧合器经历了血膜式氧合、鼓泡式氧合及膜式氧合三个发展阶段。

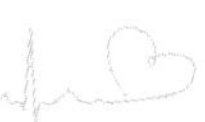

1. 血膜式氧合器

血膜式氧合器原理是使血液铺成很薄的血膜，与气体直接接触完成气体交换，气体与血液直接接触但不产生泡沫。氧气的分压差、扩散面积和扩散距离（血膜的厚度）是影响血膜式氧合器氧合效果的主要因素。血膜式氧合器在20世纪五六十年代盛行，由于氧合面积有限、血流量低、预充量大等缺点，于20世纪60年代为鼓泡式氧合器所取代。

2. 鼓泡式氧合器

鼓泡式氧合器主要由氧合室、变温装置、祛泡室、过滤网和储血室五部分组成。原理是氧气经过氧合室的发泡装置后，在氧合室与静脉血混合，形成无数个微气泡，同时进行血液变温，再经祛泡后形成氧合的动脉血。鼓泡式氧合室通过气血直接接触来完成血液的氧合，其氧合效能受以下因素的影响：①气泡形成的大小和数量；②氧合室的容积大小和长度；③氧气在血液中的搅动能力；④氧合室的扩散能力。鼓泡式氧合器由于气、血直接接触，存在血液破坏、补体激活、炎症反应、微栓形成及脑损伤等问题，临床上已逐渐被膜式氧合器替代。

3. 膜式氧合器

膜式氧合器（膜肺）是当前最符合人体生理的人工氧合器。其作用原理与人体气体交换过程相似，血液与气体不直接接触，而是通过一层极薄的膜把血液和气体隔开，这层膜类似于肺中的气血屏障，允许气体自由通过，而液体不能渗透。目前常用的两种膜材料是聚丙烯和硅橡胶。硅橡胶是无孔的膜，而聚丙烯是带有很多微孔、不溶于水的膜。根据膜的基本结构，膜肺分为微孔型膜肺和无孔型膜肺。

（1）微孔型膜肺：是临床上应用最广泛的膜肺，有微孔的薄膜具有近似人体的气体通透性，血液与微孔膜接触时，立即产生血浆的轻微变化和血小板黏着，使微孔膜涂上一层极薄的蛋白膜，这层膜使血液自由流动，气体易于扩散，但不直接接触微孔膜，微孔型膜肺组织相容性好，气体交换能力强，可有效排除二氧化碳，减少血浆蛋白的变性和血小板黏着。但是随着转流时间延长，微孔膜表面的蛋白沉淀会增加，使膜的厚度增加，气体弥散能力下降，进而氧合性能下降；当气相压力高于液相时，有产生气栓的危险。微孔型膜肺还可能存在血浆渗漏、液体蒸发等问题。

（2）无孔型膜肺：主要由硅胶膜组成，气体与血液完全隔离，是真正意义上的膜肺，维持几周而不影响气体交换的性能，可有效防止气栓形成和血浆渗漏，适用于长时间转流或辅助循环，是用于体外膜肺氧合（extracorporeal membrane oxygenation，ECMO）的常用膜式氧合器。无孔型膜肺的缺点是制作工艺复杂、制造成本高、价格昂贵。

（三）过滤器

体外循环过程中会产生一定的固体栓子和气体栓子。固体栓子的来源：库血中变性的白细胞和血小板栓子，管道和接头净化不足而残存的微栓，泵管在滚压摩擦中脱落的微栓，硅油固化不佳脱落，手术过程中产生的组织碎片、纱布、小线头、心内赘生物等，血液与非生物管道接触导致一定的血液变性而产生的微栓等。气体栓子的来源：鼓泡式氧合器产生的微气泡（尤其存在硅油祛泡不良时），体外循环温度变化导致气体在血液中溶解度变化而在复温阶段产生微气栓，体外循环中产生的湍流会增加微气栓的产生（湍流多发生于体外循环管道细、灌注流量大、管道接头多、搏动灌注等）。体外循环微栓直接堵塞血管，损伤组织器官，尤其是脑和肺。有数据显示，心内直视手术后有1/3的患者出现中枢神经系统功能不全的征象，如情感变化、定向力障碍、谵妄、失眠、兴奋、抑郁、多梦甚至昏迷等。体外循环过程中，使用微栓过滤器能够有效减少微血管栓塞和重要器官损伤。

1. 血液过滤器

（1）动脉微栓过滤器：是体外循环血液进入体内的最后一道关口，意义重大。动脉微栓过滤器多为滤网式，孔径为20～40μm。其网状结构易储存气体，为便于排气，可在预充前吹入二氧化碳，将过滤器内的空气用二氧化碳置换，即使二氧化碳有少量残留，也可以溶解储存于血液中。临床使用时，应该根据患者体重选用适当的型号，目前临床使用的动脉微栓过滤器依其单位时间过滤流量的大小分为成人型、儿童型、婴儿型和新生儿型。

（2）心脏切开血液回收储血过滤器：简称储血过滤器，是体外循环中微栓的主要滤除装置，可滤除来自心腔及手术野吸出的组织碎片、赘生物及小线头等微栓。储血过滤器一般为渗透式，最外层有孔径为60～80μm的滤网，血液经混合方式过滤后，直径25μm以上的微栓可清除90%。临床使用时应注意，血液未经肝素化不能将其吸引到过滤器内，否则发生凝血阻塞滤网。

（3）其他：如白细胞过滤器、含血心脏停搏液去白细胞过滤器、去除白细胞输血过滤器、晶体预充液过滤器等。

2. 气体过滤器

气体过滤器是混合式微栓过滤器，可用于二氧化碳、氮气和氧气等医用气体的过滤，体外循环中，将其连接于氧合器的氧气供应管上，滤网孔径为0.2～0.5μm，可滤除微栓和病原体。临床使用时应避免进水。

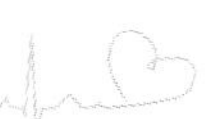

（四）体外循环管道和插管

1. 体外循环管道

体外循环需要将各种规格、类型的管道插管与人工心肺相互连接，建立体外循环环路，进行体外循环心脏手术，包括动脉灌注管、静脉引流管、主泵管、自体循环排气管、人工肺氧合器供氧管、右心吸引管、左心吸引管、连接管、心脏停搏液灌注管、测压管等。目前体外循环管道和插管多选用硅橡胶、聚氯乙烯、聚氨酯等高分子材料，要求无毒无味、光洁透明、不易扭曲变形、物理性能稳定、弹性及韧性适中及具有良好的生物相容性。其中，泵管的材料要求能长时间耐受机械泵挤压而不发生管道变形和破裂，以免发生管道内壁微颗粒脱落（图4-1-2）。

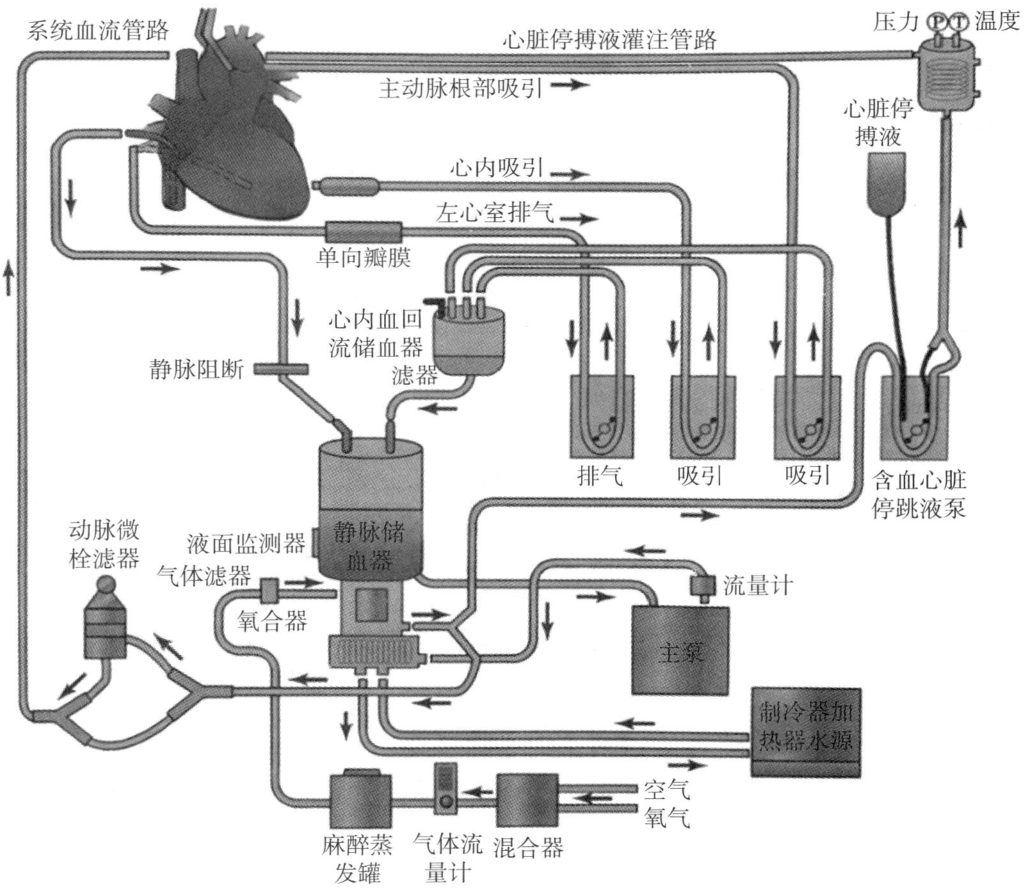

图4-1-2　体外循环示意图

国内外生产的各种型号规格的管道，均采用国际统一标号，即管道内径标号（ID）。为了方便临床使用，目前往往将上述管道按照临床患者的不同需要，分为成人型、儿童型、婴儿型及小婴儿型。

体外循环管道管径的选择应该依据患者的体重、体表面积及灌注流量和手术种类而定。原则上，在既能保证足够的动脉灌注量，又不影响静脉血液引流的前提下，尽可能缩短管道长度并选用较细管径，这样可以减少预充量，减少血液与非生物管道的接触面积。对于体重较轻的婴幼儿，如果选用管径较粗、管道过长的管道，可增加预充量，对婴幼儿机体内环境扰乱较明显。

临床上根据体外循环管道中各管道用处的不同，在管道端粘贴不同颜色的标志，以方便临床手术医师、体外循环医师、器械护士识别，防止在临床应用时，手术台上和台下发生错误。一般动脉灌注管两端设红色标记，静脉引流管两端设蓝色标记。

2. 体外循环插管

体外循环插管是体外循环系统与自身循环系统之间的桥梁。通过静脉插管和其他各种引流管，将患者身体内的血液引入体外循环装置；动脉泵再将经过气体交换的动脉血通过动脉插管泵入患者动脉系统。

（1）动脉、静脉插管规格国际标准化：国内外均采用国际标准统一编号体外循环动脉、静脉插管规格型号，常用插管的外周径法制标号（*Fr*），*Fr*＝插管外径（OD）×3.14（表4–1–1）。

表4–1–1　体循环动脉、静脉插管规格

体重（kg）	升主动脉插管（*Fr*）	上腔静脉插管（*Fr*）	下腔静脉插管（*Fr*）	股动脉插管（*Fr*）	股静脉插管（*Fr*）
≤5	6～8	12～16	16～20	6～8	6～8
5～10	8～10	16～20	20～22	8～10	8～10
10～15	10～14	20～22	22～24	10～12	10～12
15～20	14～16	22～24	24～26	12～14	12～14
20～30	16～18	24～26	26～28	14～15	14～15
30～40	18～20	26～28	28～30	15～17	15～17
40～50	20～22	28～30	30～32	17～19	17～19
50～60	22～24	30～32	32～34	19～21	19～21
>60	24	32～34	34～36	21	21

（2）插管部位：体外循环心脏手术常用的动脉插管部位有升主动脉、股动脉和右腋动脉，以升主动脉最为常用。常用的静脉插管部位有上腔静脉、下腔静脉和股静脉，其中经右心耳和右心房壁进行上腔静脉插管和下腔静脉插管是临床上最常用的

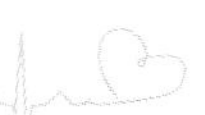

方法。对于主动脉瓣置换或冠状动脉旁路移植术等无须切开右心系统的手术，往往插入单根、腔房双级静脉插管（以下简称腔房静脉插管），插管的头端可引流下腔静脉血液，插管的体部有侧孔可引流右心房血液。另外，还有双腔股静脉插管，插管从股静脉插入，头端到达上腔静脉处引流上腔静脉血液，插管体部可引流下腔静脉血液，避免多处插管增加患者损伤（图4-1-3）。

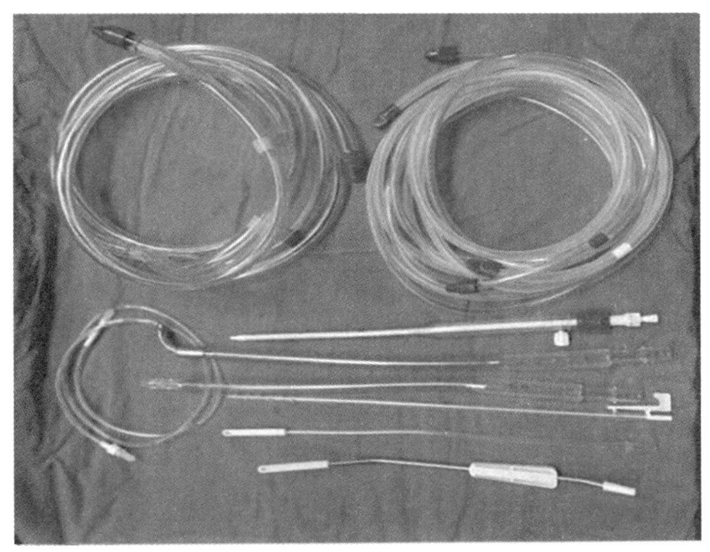

图4-1-3　成人体外循环手术插管

（五）体外循环辅助装置

体外循环辅助装置包括血液变温器、变温水箱、空氧混合器和各种体外循环监测系统等。

三、体外循环预充

（一）概念

体外循环转流前，所有的体外循环管道、氧合器、血液过滤器等都必须要用液体充盈，以排出其中的气体，此过程称为体外循环预充。所需要的液体量称为预充量。

血液稀释是指大量的外源性液体较快速地输入血管内，或某种原因（如失血性休克）引起大量的组织间液体经毛细血管进入血液循环内，使血液的黏滞度、血细胞比容下降，是体外循环的必须程序。在失血后，由于机体自身代偿作用，组织间液体通过毛细血管进入血液循环而形成的血液稀释称为自发性血液稀释；而体外循环中大量液体预充称为人为性血液稀释或控制性血液稀释。

（二）血液稀释

1. 血液稀释的基本原则

血液稀释是体外循环的一项常规方法，其基本原则是消除低温引起的血液黏度增加，减少血液破坏，避免低温引起的动静脉短路；改善微循环，增加组织器官的灌注；保证有效的脑灌注，减少微血管栓塞；减少异体血液的使用，防止输血源性疾病的传播；维持适当的胶体渗透压，减轻组织水肿。在保证足够的血液携氧能力、保水能力和凝血功能的情况下，尽可能减少血制品的使用，以保证患者安全和手术顺利进行。

2. 血液稀释的安全范围

（1）血液稀释对机体的影响：血液稀释时单位血容量中的血红蛋白下降，影响了单位血容量的携氧能力，此时机体将通过降低血液黏度、外周血管阻力，增加组织灌注量，增加静脉回流，使心排血量增加，氧转运能力提高。血液稀释还会导致血浆胶体渗透压下降、凝血功能变弱、重要器官血流量减少，所以体外循环血液稀释不能无限度地进行，而要掌握其安全范围。

（2）血液稀释的安全范围：血液稀释是有限度的，在极度血液稀释的情况下，红细胞释放氧的能力下降，增加血流量和氧摄取并不足以代偿血液中氧含量的减少。由于氧运输的速度和量与血细胞比容（HCT）成正相关，与血液黏度（μ）成负相关。在血流量不变的情况下，以HCT/μ达到最大值为标准来考虑最适血细胞比容，常温正常血流量下，最适血细胞比容为0.42。体外循环中，由于低温等诸多因素，最适血细胞比容会下降，并且存在个体差异。最适的含义是保证足够的氧运输，PO_2维持在250mmHg，线粒体PO_2维持在0.5～1mmHg，细胞内平均PO_2维持在5mmHg，混合静脉血PO_2维持在40mmHg，混合静脉血氧饱和度75%。从血液流变学和氧运输角度，对于非发绀成人患者，常温体外循环患者HCT为0.32～0.35，浅低温时为0.30～0.33，中低温时为0.25～0.3，深低温时为0.2～0.25，是目前所能接受的范围；而体外循环复温时HCT则都要求在0.3以上。小儿代谢较旺盛，老年人红细胞携氧能力降低，体外循环中HCT应适当提高。

3. 预充及血液稀释的理论计算

体外循环中需要的各成分及库血量是可以计算的，对于某些大体重或者基础HCT高的患者，甚至还需要放血。预充和血液稀释的理论计算是在不考虑微血管通透性、胶渗压变化对血容量影响的前提条件下，忽略手术野中的失血和失液，将人体所有血管视为一个相通的封闭型容量系统，认为所有胶体溶液所提供的胶体渗透压

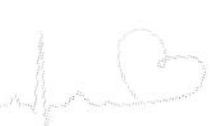

都与血浆相等(白蛋白应折合为5%浓度计算),推算出理论计算公式。

(1) 预充总容量(静态)=体外管路+氧合器+滤器+储血室的安全液面。

(2) 预计库血量=[预计HCT×(血容量+预充总容量)-转前HCT×血容量]/库血HCT。

(3) 放血量=血容量×[术前HCT-(血容量+预充总容量+心肌保护液)]×预计HCT/术前HCT。

(三) 体外循环预充液

体外循环中,预充液与血液混合成为血液的一部分,因此预充液成分应尽可能与血液成分接近。较常用的预充液有乳酸林格氏液、复方电解质注射液及乙酸林格氏液,胶体液可选用各种血浆代用品、血浆或白蛋白,还需要加入碳酸氢钠、肝素(肝素钠)及抗生素等。人工胶体溶液主要有羟乙基淀粉、明胶类羧甲淀粉等,天然胶体溶液包括白蛋白、血浆。对于婴儿,一般不使用羧甲淀粉预充,最好用20%的白蛋白提高胶体渗透压,可以1:4抵充血浆,发绀型先天性心脏病患儿由于血浆成分少,血液稀释后凝血因子过度稀释,因此预充液应该注意新鲜冰冻血浆的使用,这样既可以提高胶体渗透压,又可以补充凝血因子。由于新生儿及婴儿肝功能不健全,肝功能在体外循环中被抑制,对乳酸盐的代谢能力有限,快速大量输注乳酸林格氏液会导致医源性高乳酸血症,因此在儿童体外循环转流中建议使用不含乳酸盐的液体进行预充,临床常用复方电解质注射液,不需要经肝代谢分解,钾浓度、钠浓度、氯浓度、镁浓度、酸碱度、渗透压均接近血浆水平且不含钙离子,通常作为预充基础液。

四、常规体外循环管理

(一) 体外循环前准备

体外循环心脏大血管手术创伤大,对心脏、脑等重要器官生理功能影响大,对于病情复杂、心脏功能差、合并症多的患者,危险性更大。围手术期各环节充分的准备工作对手术成功至关重要。

(1) 全身情况评估:充分了解患者病史,进行体格检查,通过实验室检查、辅助检查等评估患者心肺功能、肝肾功能、凝血功能及合并症,进行术前访视,使患者及家属对体外循环有基本认识,解除其不必要的精神负担。

(2) 心血管疾病评估:充分认识患者心脏、大血管疾病的病理、生理改变,病变的性质及程度,心肌和心脏功能受损害的程度,以及肺血管受累的情况等。

(3) 制订体外循环计划:根据患者病情、心血管手术方式制订体外循环计划,包括选择何种氧合器、体外循环管道及插管、预充方案、库血的使用、体外循环方法等。

（4）体外循环仪器及物品的准备：按照已经制定的体外循环计划，准备需要的仪器和物品，包括体外循环机及水箱设置、ACT检测仪调试；适合患者型号及手术要求的氧合器、体外循环管道、插管、过滤器；预充液体的种类及量，确认是否需要库存血液及血液制品，是否需要使用超过滤等；药品，如肝素、鱼精蛋白、血管活性药物、碳酸氢钠、甘露醇、抗生素、激素、电解质等。

（5）体外循环系统连接、预充排气：在心脏手术开始前，需要完成体外循环管道的连接及预充排气，对于再次手术及存在缺氧发作风险的患者（如复杂发绀型先天性心脏病患者），应该在麻醉诱导前完成预充排气。

（6）转流前检查。

（二）体外循环建立

动脉插管是保证血流注入人体内的重要管道，有直角形、金属丝加强形、延伸形等各种形状，以满足不同的临床需要，常见的插管部位有升主动脉根部、股动脉和腋动脉。可根据流量需要、主动脉根部的实际大小选择合适的动脉插管。股动脉和腋动脉插管主要用于大血管手术、再次手术粘连严重、ECMO支持等。

静脉插管是保证静脉血充分引流至体外循环的管道，插管应满足引流充分、不影响手术野、创伤小等条件。静脉插管多有钢丝加强，以防止其扭曲，导致引流不畅。根据手术方式和患者体重选择不同种类和型号的插管。常见的静脉插管部位有上腔静脉、下腔静脉、右心房和股静脉等。上腔静脉、下腔静脉插管适合需要切开右心房的各种心脏手术，右心房插管只适用于无须进行右心房切口的手术（如主动脉瓣手术、冠状动脉搭桥、主动脉手术等），股静脉插管主要用于无须开胸或者开胸前紧急心肺支持、胸部小切口手术或一些大血管手术、ECMO等。

（三）前并行

前并行指体外循环开始到主动脉阻断（冠状动脉循环阻断）前这一阶段，主要目的是实现患者自身呼吸循环到完全人工心肺机支持阶段的过渡，并进行适当降温，为心脏停搏做准备。前并行中心脏继续做功，由患者心肺和人工心肺机共同维持呼吸和循环功能，循环呼吸功能由生理状态过渡到非生理状态。机体在前并行中逐渐适应生理-非生理灌注的变化，因此保证平稳过渡至关重要。

前并行管理要点如下。①维持动静脉出入平衡：缓慢启动动脉泵，逐渐松开静脉控制钳，根据动静脉压力、储血室液面及心脏充溢度来调整合适的流量，维持动静脉出入平衡。②确保体外循环安全：观察泵压、氧合器氧合情况，确保体外循环插管安全、氧合良好。③维持血流动力学稳定，必要时可以使用血管收缩药物。④进行血液降温，降温温差<9℃，避免降温过快导致心室颤动和全身降温不均匀。⑤准备好稀释血心脏停搏液，为心脏停搏做准备。

（四）心脏停搏与完全心肺转流

（1）心脏停搏：当前并行温度降到预定值时，术者可阻断上腔静脉、下腔静脉和升主动脉，一般阻断顺序为下腔静脉、上腔静脉、升主动脉。主动脉阻断后应该立即灌注心脏停搏液，使心脏迅速停搏，减少心肌热缺血时间，降低心肌代谢。

（2）完全心肺转流：完全心肺转流指从上腔静脉、下腔静脉和升主动脉阻断开始到患者升主动脉开放、心脏复跳这一时间段。此阶段的呼吸循环功能完全由人工心肺机取代，在体外循环全过程中持续时间最长，是灌注的最重要阶段。此过程中，体外循环医师应该密切监测重要灌注指标和生命体征，维持相应温度下水、电解质、酸碱平衡，维持内环境稳定，保证组织灌注。体外循环中灌注压维持在成人50～80mmHg，儿童40～50mmHg，婴幼儿30～40mmHg；然而对于存在脑血管病史、高龄、高血压、糖尿病、颈动脉狭窄者，灌注压应该维持在相对较高的水平，维持在60～90mmHg，保证重要器官的灌注。

（3）温度与流量：各种体外循环心脏手术，患者都要经历降温、复温的温度变化。低温可以降低全身代谢率，减少氧耗量，从而允许在一个相对安全的时间内阻断心脏血液循环，降低全身血流量以矫治心脏病变，满足手术操作的需要；同时大脑及全身重要器官可避免缺血、缺氧性损害。理论上，温度每下降1℃，脑组织氧耗下降约7%；30℃时，代谢率为正常的60%～70%；28℃时，氧耗量下降约50%；20℃时，代谢率仅为正常的25%。

根据降温的程度，临床上按照国际标准可将体外循环分为：①常温体外循环，36～37℃，用于操作简单、时间短的心内手术，HCT维持在32%～35%，要求氧合器性能好，能满足高流量灌注需要，成人流量大于2.4L/(m^2·min)为高流量，儿童流量的高流量与年龄、体重有关，患儿体重<10kg，高流量指150mL/(kg·min)[或者3.2L/(m^2·min)]，体重<5kg则为200mL/(kg·min)[或者3.2L/(m^2·min)以上]。监测灌注流量是否充分可参照混合静脉血氧饱和度、尿量及碱剩余(BE)。②浅低温体外循环，33～35℃，用于大部分心脏体外循环手术，HCT维持在30%～33%，维持全流量灌注，成人2～2.4L/(m^2·min)，儿童2.8～3.2L/(m^2·min)，采用稳态血气管理。左、右心内操作即将结束时开始复温，心脏复苏时血温维持在36～37℃。③中低温体外循环，28～32℃，适用于病情重、心脏功能差的患者，如复杂心内畸形、重症瓣膜置换手术及部分大血管手术患者，HCT维持在20%～25%，术中根据温度调整灌注流量，成人最低可到1.6L/(m^2·min)，儿童最低可到2.2L/(m^2·min)。对高血压和侧支循环丰富的患

者，灌注流量要适当增加，以保证组织灌注充分。④深低温体外循环，17～27℃，主要适用于需要在停循环或者低流量下才能完成的心血管手术。

（五）心脏复跳与后并行

（1）心脏复跳：心内操作完毕，即可开放主动脉阻断钳，恢复冠状动脉循环，心脏得到供血，心脏复跳。心脏复跳有赖于以下因素：心脏畸形得到纠正、温度复温到33～35℃、血气及电解质正常。

（2）后并行：后并行指升主动脉开放、心脏复跳到体外循环停止这一阶段，此时患者心肺和人工心肺机共同维持呼吸循环，由完全心肺机支持逐渐向患者自身独立的循环呼吸过渡，即呼吸循环功能由非生理状态逐渐向生理状态过渡。同样，机体在这一阶段也是逐渐适应的过程，因此保证过渡的平稳是后并行管理的关键。

其间主要的任务是：①手术后的心脏逐渐恢复功能，从体外循环过渡到自身循环；②调整电解质和血气；③继续进行体表和血液复温；④调整体内血容量，在心脏功能允许的情况下尽量补充体内血容量；⑤调整血红蛋白浓度，如血细胞比容过低，可使用利尿剂和超滤器；⑥治疗心律失常，必要时安装临时起搏器；⑦为停止体外循环做准备。

（六）停止体外循环

停止体外循环的条件是：①心率、心律调整到满意程度，心电图基本正常或者无明显变化；②平均动脉压力60～80mmHg，脉动脉压≥30mmHg；③心肌收缩有力，并能维持有效循环，心脏充盈适度；④中心静脉压基本接近转流前水平，维持在10～15mmHg，无心房膨胀，左心房压维持在10～18mmHg；⑤血红蛋白浓度成人达到80g/L，儿童达到90g/L，婴幼儿达到100g/L；⑥咽温36～37℃，直肠温35～36℃；⑦充分吸痰，呼吸机参数调整，患者自身肺气体交换正常；⑧还血时血压上升；⑨外周组织灌注充分，SaO_2>65%；⑩血气、电解质在正常范围。

五、深低温低流量、深低温停循环及脑保护

（一）深低温低流量

深低温指17～27℃，主要适用于心内复杂畸形、侧支循环丰富、手术野大量回血、正常流量下阻碍手术操作的病例，如重度发绀型先天性心脏病矫治术、大的动脉导管未闭直视缝合术、部分大血管手术等。心内操作关键步骤是将灌注流量降低，最低可达5～10mL/（kg·min），既保持手术野清晰又防止空气进入体循环发生气栓，此时注意保持患者头低位。微量灌注对机体影响实际上已接近循环停止，要尽量缩短

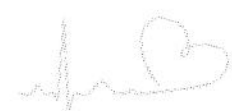

低流量时间。

（二）深低温停循环

深低温停循环（deep hypothermic cardiac arrest，DHCA）是体外循环过程中的特殊管理方法，是利用体表和血液降温的方法将人体温度降低到上述深低温，停止对机体的血液供应，为复杂心血管手术提供一个安静、无血的环境。

不同温度时氧耗量及停循环的安全时限如表4-1-2所示。

表4-1-2　不同温度时氧耗量及停循环的安全时限

温度（℃）	代谢率（%）	停循环安全时限（min）
37	100	4～5
29	50	8～10
22	25	16～20
16	12	32～40
10	6	60～80

深低温停循环主要适应证为累及主动脉弓的大血管手术，如主动脉弓部瘤、DeBakey Ⅰ型和Ⅱ夹层动脉瘤手术等。Ⅰ型夹层动脉瘤累及主动脉全程，原发破口在升主动脉，其内膜沿主动脉长径剥离，累及冠状动脉、主动脉弓、头臂动脉、肋间动脉、腹腔动脉、肠系膜上动脉和肾动脉，有时可将一侧髂动脉或股动脉剥入假腔而造成下肢供血障碍。Ⅱ夹层动脉瘤累及升弓部主动脉，远端不超过左锁骨下动脉。以上动脉瘤均涉及主动脉弓部，手术时需要在无血流、停循环下进行。深低温停循环还适用于部分婴儿、新生儿复杂心内直视手术，如主动脉弓离断等。

（三）脑保护

1. 选择性脑灌注

单纯深低温停循环术后并发症和病死率高，应当在进行深低温停循环时积极采取脑保护措施，选择性脑灌注就是一种有效的脑保护措施。其包括顺行性脑灌注和逆行性脑灌注，可以有效降低脑温和防止停循环的脑温反跳，支持停循环期间的氧代谢，冲洗代谢产物，延长停循环时限，以提高保护效果。临床上最常采用经右无名动脉插管的顺行性脑灌注，在温度降低到上述要求时，阻断升主动脉、无名动脉、左颈总动脉，灌注流量降至5～10mL/（kg·min），灌注血流即从右锁骨下动脉经无名动脉进入右颈总动脉后入脑，这种全身停循环而保持脑的低流量灌注即是顺行性选择性脑灌注。主动脉修复完毕，即可开放总动脉阻断钳，恢复全流量灌注。选择性脑灌注还包括上腔静脉逆行性脑灌法、头臂动脉插管灌注法，但其具有插管及体外循环管理较复杂、手术野拥挤等不足，相比之下，经锁骨下动脉插管顺行性脑灌注简单而有效。

2. 使用脑保护药物

①糖皮质激素以甲泼尼龙为主，可以降低毛细血管通透性，稳定膜结构，减少炎性渗出及减轻脑水肿。甲泼尼龙药效快、持续时间中等，使用剂量为30mg/kg，在转流前和复温时各用一半。②甘露醇有很强的渗透性利尿作用，可降低血液黏度，改善肾皮质血流，预防脑水肿。体外循环中常用剂量：成人为1g/kg，儿童及婴幼儿为0.5g/kg。③巴比妥类药物主要作用是降低脑细胞代谢，降低脑氧耗，降低脑复温后的高代谢反应，改善脑氧合；防止和纠正局部血流异常分布状态的持续和发展；减少钙内流，抑制或清除自由基及兴奋性氨基酸。常用剂量为7～15mg/kg。

3. 使用水帽

使用冰帽（图4-1-4）在临床上是一种常见的物理降温方法。物理降温（冷疗法）包括局部冷疗法和全身冷疗法。冷疗法是用低于人体温度的物质，作用于机体的局部和全身，以达到止血、止痛、消炎和退热目的的治疗方法。在心脏大血管手术中，冰帽用于机体的脑部降温。

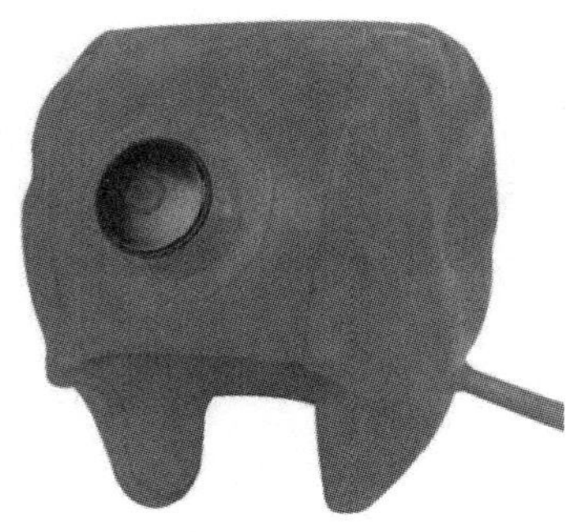

图4-1-4 冰帽

（1）使用目的：头部降温，降低脑组织代谢，减少脑部耗氧量，减轻脑细胞损害，预防脑水肿。

（2）使用评估：①全身情况，年龄、病情、意识、体温、手术方式等情况；②患者头部状况；③患者意识状况。

（3）使用准备：①用物包括冰帽、冰块适量、干毛巾、盆、小橡胶单、压疮贴，必要时准备眼膏、纱布；②患者准备，患者处于麻醉状态，与手术医生确认后，遵医嘱给手术患者戴冰帽；③环境准备，手术间内安静，层流温度处于降温状态。

（4）实施：①将准备好的小冰块倒入盆内，用水冲去冰块的棱角，防止刮破冰

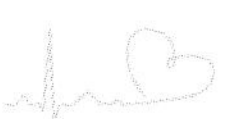

帽，冰块放置入冰帽内 1/2 或 2/3 满，并将盖子盖上，检查有无漏水；②备齐用物至手术间，床头垫小橡胶单和中单，避免床单潮湿，冰帽内贴入压疮贴或者用干毛巾包裹患者头部和颈部，保护双耳，防止冻伤和不良反应；③遵医嘱，深低温停循环之前在麻醉师的协助下，由麻醉师托起颈部和头部，置入冰帽，注意保护颈椎，双眼不能闭合者，涂眼膏后用纱布覆盖眼睛以保护眼角膜，手术过程中注意观察，记录时间。

（5）评价：①注意观察头部皮肤变化，每 30min 查看 1 次局部皮肤的颜色，尤其注意患者耳郭部位有无发紫及冻伤发生；②定时进行头皮按摩，以促进血液循环，防止头部压力性损伤发生。

（6）使用时机：在心脏大血管外科手术中，冰帽主要用于主动脉夹层动脉瘤手术中。建立体外循环后，全身降温至鼻咽温 28℃时阻断并切开升主动脉，左、右冠状动脉开口灌注心脏停搏液 15～20mL/kg，完成主动脉近心端的处理；深低温停循环前，头部戴冰帽，取 20°～30° 头低位，鼻咽温达到 34℃取下冰帽。

（7）注意事项：①手术患者处于麻醉状态，放置于颈部侧的冰块不宜过重，以免影响呼吸和颈静脉回流；②随时注意掌握冰块融化时间与室内温度，手术间内温度为 22～24℃，冰块一般 6～8h 完全融化，一般每 2h 放水和加冰 1 次；③注意观察鼻温和肛温，并随时提醒医生冰帽的使用时间，当鼻咽温达到 34℃时，取下冰帽。

4. 其他措施

①手术室温度：将房间温度降低到 20℃以下；②头部戴冰帽：深低温体外循环，在降温过程中头部戴冰帽；③头低位：停循环前将手术床调整到头低位 30°，避免气栓；④血气管理：深低温体外循环在降温时采用 pH 稳态血气管理，而复温时采用平衡血气管理。

六、心肌保护

体外循环广义的心肌保护概念包括心脏血流阻断前、阻断期间及心脏再灌注后的所有有关心肌保护的措施。体外循环心肌保护的核心是维持心肌能量代谢平衡。低温可以降低心肌基础代谢及氧耗，但是仅用低温则不能满足保护心脏功能的要求。体外循环中心肌保护应该采取综合措施，如在并行阶段避免心室颤动，保证心肌的充分灌注；保证左心引流通畅及左心减压，防止心脏过度膨胀损伤心肌。最核心的心肌保护措施是停搏液的使用。

目前临床使用的心肌停搏液主要包括 Celsior 液、威斯康星大学保存液（University of Wisconsin solution，UW 液）、HTK 液。UW 液为细胞内液型保存液，最大的优点在于 K^+ 含量高，可以使心脏快速停搏。HTK 液属于细胞外液型保存液，与 UW 液相比，最大的优势在于黏度低，可迅速弥散至组织间隙，器官再灌注前不需要预先预充。Celsior液属于细胞外液型保存液，使用Celsior液保存供体心脏的移植患者最显著的特征是术后血管病变和慢性排斥反应的发病率低。除了上述心脏停搏液，临床对心脏停搏液进行了诸多配置改良，改良后的心肌停搏液主要包括St.Thomas液、St. Thomas稀释血停搏液。St. Thomas液主要成分为高钾、普鲁卡因、碳酸氢钠。St. Thomas稀释血停搏液在St.Thomas液的基础上混以冷血使用，是目前使用最多的改良心脏停搏液。

以下心肌保护方法常常联合使用。

（一）冷氧合血停搏液灌注

与晶体停搏液相比，冷氧合血心肌停搏液灌注的优点在于：①为缺血心肌提供氧供、维持一定的胶体渗透压；②血红蛋白可以缓冲心肌细胞的酸性代谢产物；③得到血液灌注的心肌组织微循环开放；④大大降低了灌注液的回收量。晶体与氧合血比例多为1∶4，首次灌注15～20mL／kg，其后每隔20～30min重复灌注10mL／kg。

（二）温血灌注诱导停搏和冷血灌注维持

温血灌注诱导的目的是防止冷血对病变心脏的不利刺激，冠状动脉开始灌注时保护液无须降温处理，氧合器血液经泵与晶体液混合后直接行根部灌注，单纯利用高钾停搏作用使心脏停搏。由于常温心肌细胞氧耗过大，需辅以冷停搏液维持。温血灌注诱导适用于心室肥厚、心脏功能不全、婴幼儿及老年患者。

（三）开放前温血半钾停搏液终末灌注

在开放升主动脉前5min用常温氧合血半钾停搏液行心脏灌注，目的是冲走心肌代谢产物，提供能量物质，提高复跳率及促进术后心脏功能的恢复。其主要应用于术中心肌保护欠佳及心功能较差的患者。

（四）冠状静脉窦逆行灌注

冠状静脉窦逆行灌注适用于冠状动脉狭窄或阻塞的患者，可分为右心房逆行灌注和冠状静脉窦逆行灌注，目前多采用冠状静脉窦逆行灌注管通过右心房盲插入冠状静脉窦固定。目前对于冠状动脉病变严重、累及多支血管的患者，提倡顺行、逆行灌注结合的方法，以实现更好的心肌保护效果。

（五）血管桥灌注

血管桥灌注简称“桥灌”，当心脏冠状血管桥远端和堵塞冠状动脉远端吻合后，即从血管桥的近端向局部心肌灌注心肌保护液50～100mL，以期实现最佳的心肌保

护效果，要求血管桥灌注压不超过50mmHg，过高有撕裂吻合血管的可能。桥灌还可以检验血管桥的通畅程度和吻合口的缝合效果。

第二节　体外循环（成人及小儿）的建立与终止手术配合

一、成人体外循环建立手术配合

具体见表4-2-1。

表4-2-1　成人体外循环建立手术步骤及手术配合

手术步骤	手术配合
1.体位	仰卧位，背部垫高5～10cm，左上肢外展或双上肢置于身体两侧
2.麻醉	气管插管全身麻醉
3.手术切口	胸骨正中切口
4.手术野皮肤消毒	使用1%活力碘消毒皮肤3次。消毒范围：上至下颌，下至髂前上棘，两侧过腋中线。铺巾后切口用无菌手术贴膜覆盖
5.固定体外循环管道	用组织钳将体外循环管道、停跳液管、心外吸引器、电刀妥善固定
6.开胸	23号刀片自胸骨切迹至剑突下切开皮肤和皮下组织，电刀切开止血，用直角血管钳分离锁骨间韧带与胸膜
7.纵向锯开胸骨	用胸骨锯锯开胸骨，将骨蜡涂在骨髓腔，换圆电刀头电凝止血
8.悬吊心包	用胸撑撑开胸骨，血管镊、解剖剪分离心包表面的疏松组织，胸腺及主动脉心包反折处用血管镊、解剖剪剪开心包至反折处，7×17圆针穿4号丝线悬吊心包于胸壁上
9.心脏探查	探查主动脉、肺动脉、左右心房、左右心室、上下腔静脉和肺静脉的大小
10.体内肝素化	肝素3.5mg/kg，从中心静脉推注3min后测ACT值，ACT值达480s即可开始体外循环
11.缝主动脉荷包	用2-0无损伤涤纶缝线缝一正一反双荷包，用红短束管及勾线器将缝线通过束管供收紧用，2把弯蚊式止血钳固定荷包线
12.缝主动脉根部灌注管荷包	用3-0无损伤涤纶线缝荷包，带7号丝线，用小束管及勾线器将缝线通过束管供收紧用，1把弯蚊式止血钳固定荷包线
13.剪体外循环管道	两把长弯血管钳夹闭体外循环管道，长直剪刀剪开体外循环管道，暴露插管接口
14.升主动脉插管	用11号刀片在主动脉荷包内切一小口，插入主动脉插管，束紧两边束管后，弯蚊式止血钳带棉线将主动脉插管、束管一起绑扎，排气后连接体外循环管道

续表

手术步骤	手术配合
15.上腔静脉插管	用心耳钳夹住右心耳，金剪刀剪开，经切口插入上腔静脉插管，用7号丝线固定，排气后连接体外循环管道
16.下腔静脉插管	用血管镊，金剪刀在右房壁剪开一小口，经切口插入下腔静脉插管，排气后连接体外循环管道
17.开始转流	松开2把长弯血管钳，ACT值达480s开始转流，降温
18.上腔静脉套带	小号游离钳、镊子钝性游离上腔静脉，胆囊钳带打湿的棉线穿过，束白短束管
19.下腔静脉套带	大号游离钳、镊子钝性游离右下肺静脉与下腔静脉隐窝处鞘膜，胆囊钳带打湿的棉线穿过，束白长束管
20.左心房束管及插管	4-0 Prolene（小）线缝左房荷包，束红长管，弯蚊式止血钳固定，11号刀片在荷包内切一小口，胆囊钳扩大切口后插入左房管
21.插主动脉根部灌注管	插入主动脉根部灌注管，收紧荷包并用7号丝线固定，停跳液泵管排水后连接灌注
22.降温、阻断	用主动脉阻断钳阻断主动脉，心脏灌停跳液，冰屑、冰盐水保护心肌

二、成人体外循环终止手术配合

具体见表4-2-2。

表4-2-2　成人体外循环终止手术步骤及手术配合

手术步骤	手术配合
1.心脏手术操作完成，开放循环	长槽针插入停跳液孔，头低脚高位心内排气，将冰盐水换成温盐水
2.关闭右房	4-0 Prolene（小）线整根缝合右心房切口
3.拔除上腔静脉管	胆囊钳夹管，拔除上腔静脉插管，4-0 Prolene（小）线半根缝合上腔静脉插管荷包
4.停机	温度升至36.5℃，停机，中心静脉给地塞米松10mg、钙1g，体外循环机进行超滤
5.拔除下腔静脉管	拔除下腔静脉插管，松开夹闭上腔静脉插管的胆囊钳，5-0 Prolene（大）线缝合下腔静脉插管荷包
6.鱼精蛋白中和肝素	中心静脉给予鱼精蛋白中和肝素，拔除主动脉插管，2-0涤纶缝线缝荷包加固

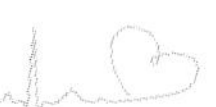

续表

手术步骤	手术配合
7.心包止血，胸腔止血	圆头电刀烧心包边缘止血，游离钳、弯蚊式止血钳带7号线结扎，胸腔内填塞纱布止血
8.关闭胸骨	圆头电刀及骨蜡于胸骨止血，钢丝穿胸骨，放置引流管，清点器械无误，拉紧钢丝，关闭胸骨
9.缝合肌肉及皮下组织	1-0肌肉线缝合肌肉及皮下组织
10.缝皮	4-0皮内缝线缝皮，消毒皮肤，粘贴纱布敷贴

三、小儿体外循环建立手术配合

具体见表4-2-3。

表4-2-3　小儿体外循环建立手术步骤及手术配合

手术步骤	手术配合
1.体位	仰卧位，背部垫高5cm，颈部避免悬空，双上肢置于身体两侧
2.麻醉	气管插管全身麻醉
3.手术切口	胸骨正中切口
4.手术野皮肤消毒	0.5%活力碘消毒皮肤3次，上至下颌，下至髂嵴，两侧过腋中线
5.固定体外循环管道	用组织钳将体外循环管道、停跳液泵管、心外吸引器、电刀妥善固定
6.开胸	23号刀片自胸骨切迹至剑突下切开皮肤和皮下组织，电刀切开止血，用直角血管钳分离锁骨间韧带与胸膜
7.剥离胸骨甲状肌的胸骨附着处及胸骨后的结缔组织	用直角血管钳分离锁骨间韧带与胸膜
8.纵向锯开胸骨	用胸骨锯锯开胸骨，将骨蜡涂在骨髓腔止血，电刀电凝止血
9.体内肝素化	肝素3.5mg/kg，从中心静脉推注3min后测ACT值，ACT值达480s即可开始体外循环
10.悬吊心包	小儿胸撑撑开胸骨，血管镊、解剖剪剪开心包表面的疏松组织，胸腺及主动脉心包反折处，将剪下来的心包条保存在装有无菌生理盐水的杯子中，6×14穿1号线悬吊心包于胸壁上
11.缝升主动脉荷包	用笔式显微针持夹5-0 Prolene（小）线半根，缝合主动脉荷包，束红色短管

续表

手术步骤	手术配合
12.缝主动脉根部灌注管荷包	用笔式显微针持夹5-0 Polene(小)线半根,缝合停跳液荷包,束红色短管
13.剪体外循环管道	两把长弯血管钳夹闭体外循环管道,直剪刀剪开体外循环管道,暴露插管接口
14.升主动脉管插管	11号刀片在主动脉荷包内切一个小口,纱布擦血,插入主动脉管,束紧束管,弯蚊式止血钳带10号线打结排气后连接体外循环管道
15.上腔静脉插管	用心耳钳夹住右心耳,解剖剪剪开右心耳,插入上腔静脉管,弯蚊式止血钳带7号丝线打结,排气后连接体外循环管道
16.下腔静脉管插管	血管镊、解剖剪在右房壁剪开一小口,插入下腔静脉管,排气后连接体外循环管道
17.开始转流	松开两把长弯血管钳,ACT值达480s开始转流,降温
18.上腔静脉套带	血管镊、直角血管钳游离上腔静脉,弯蚊式止血钳带打油的10号线穿过,束红长束管
19.下腔静脉套带	血管镊、直角血管钳游离下腔静脉,弯蚊式止血钳带打油的10号线穿过,束红长束管
20.插主动脉根部灌注管	插入主动脉根部灌注管,收紧荷包并用7号丝线固定,停跳液管排水后连接灌注
21.降温 阻断	主动脉阻断钳阻断主动脉,心脏灌停跳液,冰盐水保护心肌

四、小儿体外循环终止手术配合

具体见表4-2-4。

表4-2-4 小儿体外循环终止手术步骤及手术配合

手术步骤	手术配合
1.心脏手术操作完成,开放循环	短槽针插入主动脉根部灌注管孔,头低脚高位心内排气,将冰盐水换成温盐水
2.关闭右房	6-0 Prolene(小)线整根缝合右心房切口
3.拔除上腔静脉管	胆囊钳夹管,拔除上腔静脉插管,6-0 Prolene(小)线半根缝合上腔静脉管荷包
4.停机	温度升至36.5℃,停机,中心静脉给予地塞米松和钙(剂量根据灌注师决定),体外循环机进行超滤
5.拔除下腔静脉管	超滤结束,拔除下腔静脉插管,松开夹闭上腔静脉插管的胆囊钳,6-0Prolene(小)线半根缝合下腔静脉管荷包

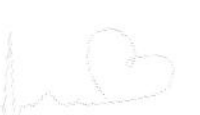

续表

手术步骤	手术配合
6.鱼精蛋白中和肝素	中心静脉给鱼精蛋白中和肝素，拔除主动脉插管，5-0 Prolene(小)线半根加固缝合
7.心包止血，胸腔止血	皮肤消毒，放置2根引流管，电刀烧心包边缘止血，直角钳4号线结扎止血，胸腔内填塞纱布止血
8.关闭胸骨	2-0编织线4根对半剪开，穿胸骨，清点器械无误，关闭胸骨
9.缝合肌肉及皮下组织	2-0肌肉线缝合肌肉及皮下组织
10.缝皮	5-0皮内缝线缝皮，消毒皮肤，粘贴纱布敷贴

五、体外循环手术护理措施

（一）肝素化与鱼精蛋白的对抗

体外循环转流心内插管前先经右心耳或大静脉注入肝素，常用量为3.5mg/kg（或者400U/kg），及时测定ACT，要求ACT值达480s（正常值85～150s）。转流中及转流终止时复测ACT。转流超过1h，根据ACT值及时追加肝素。停止转流后用鱼精蛋白对抗肝素，用量为与肝素剂量1∶1即可。鱼精蛋白是静脉扩张药，也易致敏，经主动脉或大静脉注入时均应缓慢推注（3～5min），否则易导致血压下降，给药前应注意补充血容量。随时关注患者各项监测指标，如有异常，立即停止推注。

（二）血液稀释计算

血液稀释已成为体外循环的标准方法。临床实践证明血液稀释可以减轻血细胞破坏，减低血管阻力，改善微循环，术后肾、脑并发症少，出血量较少。稀释液总液量计算公式：稀释液量=[(自身血量 － 放血量)× 术前HCT]/预达到HCT(0.2~0.25)— 自身血量。

自身血量成人按0.07×体重（kg），小儿按0.08×体重（kg）计算。

（三）做好充分的术前准备

准备全套急救物品，保证2套通畅的负压吸引，以便紧急救治。手术床处于功能状态，床单位齐全，仪器设备正常（中心吊塔、高频电刀、负压吸引、电源等），器械敷料齐全，各类型缝合针线、一次性物品（外包装无破损且处于有效期内）足量，水温毯、高频电刀、胸骨锯、除颤器、体外循环机、血气分析仪、凝血计时器、中心吸引器均处于功能状态。电刀负极板完好，约束带、防压疮贴、啫喱垫准备合适，术中需使用的各项药物齐全。按需备好各类血制品，各种体外循环管道及插管齐全。

（四）动静脉通道管理

建立2条外周静脉通道，穿刺中心静脉置三腔管，监测中心静脉压和连接静脉输注泵用药；协助麻醉师穿刺动脉并置管，建立有创血压监测以方便随时取血进行生化检查；保持管道通畅，保证术中输液、输血、给药、监测动脉血压及中心静脉压、测量血气指标的需要。

（五）引流护理

根据患者年龄、病史准备硅胶引流管2根、精密型便携式手动负压引流瓶2套。引流管置于心包腔和纵隔，固定好引流管，连接引流瓶。完成连接后，用手挤压手柄，被引流的气、液即可经上连接管进入手柄内，继而引流至计量存储器内。钳闭上连接管，挤压手柄，如手柄回弹，引流瓶不得使用。引流管不可受压、折曲、阻塞、漏气。当引流不畅时，应及时挤压手柄，使引流顺畅。根据手柄的回弹程度可判断气体引流是否彻底，压手柄不断回弹说明气体较多，一旦回弹停止，手柄处于凹陷负压状态，即可证明气体引流彻底，可继续引流液体。引流瓶具有防反流功能，移动患者时无须钳闭引流管。

（六）根据手术进程调节体温

采用鼻温或肛温探头和体外循环机血温探头持续监测核心体温，适时调节环境温度，正确使用制冰机、水温毯、液体加温器和充气式加温毯等，根据体外循环手术进程，适时调控患者核心体温。

（七）尿量观察

导尿时选择合适型号的尿管，小心仔细操作。分别记录手术切皮前、体外循环开始前、体外循环过程中、终止体外循环后、患者离开手术室时的尿量，并观察尿的颜色和性质，准确记录液体出入量。

第三节　先天性心脏病亚专科常见手术配合

根据是否存在体循环与肺循环之间的分流，先天性心脏病分为三大类。①左向右分流型：在心房、心室或大动脉之间存在异常通道，早期由于体循环（左心系统）压力高于肺循环（右心系统），血液左向右分流，患者无发绀，病情发展到晚期，肺动脉压力持续升高成为不可逆性改变，血液右向左分流，患者出现发绀、咯血。如房间隔缺损、室间隔缺损、动脉导管未闭、主动脉窦动脉瘤破裂等。②右向左分流型（发绀型）：由于心脏解剖结构异常，大量右心系统静脉血进入左心系统，患者出现持续性

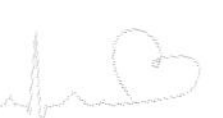

发绀。如法洛四联症、完全性肺静脉异位连接、完全性大动脉转位等。③无分流型（非发绀型）：体循环与肺循环之间无分流，患者一般无发绀。如主动脉缩窄、先天性主动脉瓣狭窄、先天性二尖瓣狭窄等。

一、房间隔缺损修补术

房间隔缺损（atrial septal defect，ASD）是心房间隔先天性发育不全导致的左、右心房间异常交通，可分为原发孔型和继发孔型。根据最新的命名分类，原发孔型房间隔缺损被归入房室隔缺损（心内膜垫缺损）。原发孔型房间隔缺损位于冠状静脉窦前下方，常伴二尖瓣大瓣裂缺。继发孔型房间隔缺损位于冠状静脉窦后上方。房间隔缺损分为中央型（卵圆孔型）、上腔型（静脉窦型）、下腔型和混合型。多数为单孔缺损，少数为筛孔状多孔缺损。

（一）解剖

房间隔是分隔左、右心房的中隔组织。房间隔较薄，其位置与正中矢状面约成45°。房间隔的构成除两层心内膜外，中间夹有一层结缔组织，并有部分肌束。房间隔厚约4mm。卵圆窝位在房间隔的下1/3，下腔静脉口的左上方，长轴呈垂直方向，卵圆窝中心仅厚1mm。其右侧面凹成窝，其左侧面则轻度突出于左心房腔内。中央凹陷处有一深3～4mm的小沟，约30%的人有一小孔可通左心房。卵圆窝的前上缘稍隆起为卵圆窝缘，均为胎生时期的遗迹。卵圆窝是房间隔缺损好发部位之一（图4-3-1）。

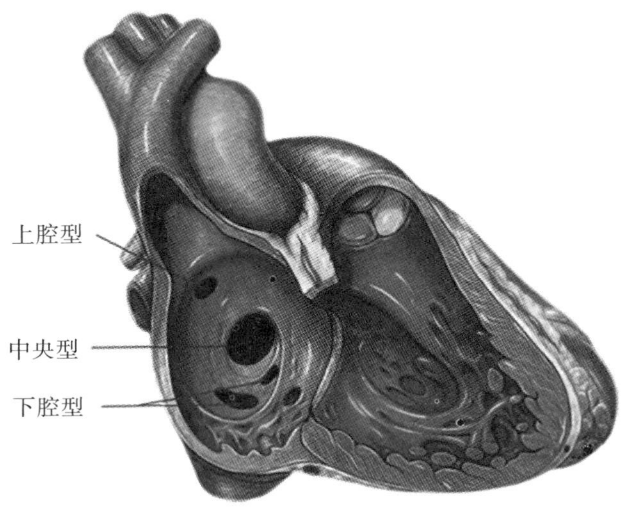

图4-3-1　房间隔缺损

（二）手术适应证

（1）1岁以上患儿自然闭合的可能性小，明确诊断后，即应手术治疗，理想手术年龄是3～5岁。

（2）有明确左向右分流成人患者。

（三）术前准备

1. 患者准备

仰卧位，背部垫高，双上肢置于身体两侧并妥善固定，粘贴高频电刀负极板，留置尿管，保证各种管道的通畅。

2. 手术用物准备

（1）器械：小儿体外包、冰体盆、胸骨锯、儿童或婴儿除颤器、小儿器械盒、小阻断钳。

（2）敷料：双夹大×2、体孔×1、手术衣×2。

（3）一次性用物：小儿套针，1、4、7、10号线，11、23号刀片，吸引器管，液状石蜡，小儿阻断管（各种型号乳胶、硅胶导管剪断制成），小儿显影纱布，一次性冲洗器，A-P膜，敷贴，26号血浆管，14号脑室引流管，单极电刀，电刀清洁片，灯柄，纱布块，小儿吸针板，骨蜡，手套若干。

（4）体外循环用物：体外循环管道、动脉泵管、静脉引流管、心外吸引管、心内吸引管、停跳液泵管、牛心包补片。

（5）高值耗材：4-0涤纶线、5-0 Prolene（小）线、6-0 Prolene（小）线、5-0吸收线、2-0吸收线或3-0吸收线。

（四）手术步骤与手术配合

具体见表4-3-1。

表4-3-1　房间隔缺损修补术步骤及手术配合

手术步骤	手术配合
1.体位	仰卧位，背部垫高，双上肢置于身体两侧
2.麻醉	气管插管全身麻醉
3.手术切口	胸骨正中切口
4.手术野皮肤消毒	0.5%活力碘消毒皮肤3次，分别为上至下颌、下至髂前上棘、两侧过腋中线
5.固定体外循环管道	用组织钳将体外循环管道、停跳液管、心外吸引器、电刀妥善固定

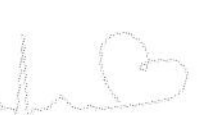

续表

手术步骤	手术配合
6.开胸	23号刀片自胸骨切迹至剑突下切开皮肤,电刀烧开皮下组织并止血
7.剥离胸骨甲状肌的胸骨附着处及胸骨后的结缔组织	直角血管钳分离锁骨间韧带与胸膜,电刀烧开剑突
8.纵向锯开胸骨	用胸骨锯锯开胸骨,将骨蜡涂在骨髓腔止血,电刀电凝止血
9.体内肝素化	肝素3.5mg/kg,从中心静脉推注3min后测ACT值,ACT值达480s即可开始体外循环
10.悬吊心包	胸撑撑开胸骨,血管镊、解剖剪剪开心包表面的疏松组织,胸腺及主动脉心包反折处,将剪下来的心包条保存在装有无菌生理盐水的杯子中,6×14针穿1号丝线悬吊心包于胸壁上
11.缝主动脉荷包	用笔试针持夹5-0 Polene(小)线半根,缝合主动脉荷包,束红色短管
12.缝主动脉根部灌注管荷包	用笔试针持夹5-0 Polene(小)线半根,缝合停跳液荷包,束红色短管
13.剪体外循环管道	两把长弯血管钳夹闭体外循环管道,直剪刀剪开体外循环管道,暴露插管接口
14.升主动脉管插管	11号刀片、血管镊在主动脉荷包内切一个小口,纱布擦血,插入主动脉管,束紧束管,弯蚊式止血钳带10号线打结,排气连接体外循环管道
15.上腔静脉插管	用心耳钳夹住右心耳,血管镊、解剖剪剪开右心耳,插入上腔静脉管,心耳钳夹住右心耳,弯蚊式止血钳带7号丝线打结,排气后连接体外循环机管道
16.下腔静脉插管	血管镊、解剖剪在右房壁剪开一小口,插入下腔静脉管
17.上腔静脉套带	血管镊、直角血管钳游离上腔静脉,弯蚊式止血钳带打油的10号线穿过,束红长束管
18.下腔静脉套带	血管镊、直角血管钳游离下腔静脉,弯蚊式止血钳带打油的10号线穿过,束红长束管
19.插主动脉根部灌注管	插主动脉根部灌注管,收紧荷包并用7号丝线固定,停跳液泵管排水后连接灌注
20.降温 阻断	主动脉阻断钳阻断主动脉,心脏灌停跳液,冰盐水保护心肌
21.探查房间隔缺损	金剪剪开右心房,束紧上下腔,递弯蚊式止血钳固定下腔束带,剪刀、镊子剪开右心房,4-0涤纶线半根悬吊心房2次,弯蚊式止血钳牵拉线尾,暴露手术野,神经钩探查房间隔缺损部位及缺损的大小、位置以及合并畸形,以确定手术方式

续表

手术步骤	手术配合
22.修剪补片	递牛心包给主刀，根据缺损大小，修剪成合适形状，弯蚊式止血钳固定，多余补片置于生理盐水备用
23.缝补房缺	笔式显微针持夹6-0 Prolene(小)线整根缝补房缺，准备神经钩理线，准备金剪刀修剪补片，试水无残余漏
24.鼓肺排气，开放循环	取下主动脉阻断钳，镊子夹短槽针递主刀以排气，麻醉医师鼓肺，将冰盐水换成温盐水
25.关闭心房	笔式显微针持夹5-0 Prolene(小)或6-0 Prolene(小)线整根关闭右房
26.拔除下腔静脉插管	胆囊钳夹管，拔除上腔静脉插管，5-0 Prolene(小)或6-0 Prolene(小)线半根缝合上腔静脉插管荷包
27.停机	温度升至36.5℃，停机，中心静脉给予地塞米松和钙(剂量根据体外循环灌注师医嘱)，体外循环机进行超滤
28.拔除下腔静脉插管	超滤结束，拔除下腔静脉插管，松开夹闭上腔静脉插管的胆囊钳，6-0 Prolene(小)线半根缝合下腔静脉管荷包
29.鱼精蛋白中和肝素	中心静脉给鱼精蛋白中和肝素，拔除主动脉插管，5-0 Prolene(小)线半根加固缝合
30.心包止血，胸腔止血	皮肤消毒，放置2根引流管，电刀烧心包边缘止血，直角钳4号线结扎止血，胸腔内填塞纱布止血
31.关闭胸骨	2-0编织线4根对半剪开，穿胸骨，清点器械无误，关闭胸骨
32.缝合肌肉及皮下组织	2-0肌肉线缝合肌肉及皮下组织
33.缝皮	5-0皮内缝线缝皮，消毒皮肤，粘贴纱布敷贴

二、室间隔缺损修补术

室间隔缺损(ventricular septal defect，VSD)是胎儿期室间隔发育不全所致的心室间异常交通，可单独存在，也可合并其他复杂心血管畸形。根据缺损位置不同，室间隔缺损分为膜部缺损、漏斗部缺损和肌部缺损三大类型以及若干亚型(图4-3-2)。其中膜部缺损最为常见，其次为漏斗部缺损，肌部缺损较少见。绝大多数室间隔缺损为单个，肌部缺损有时为多个。

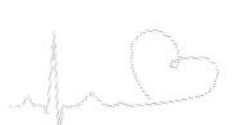

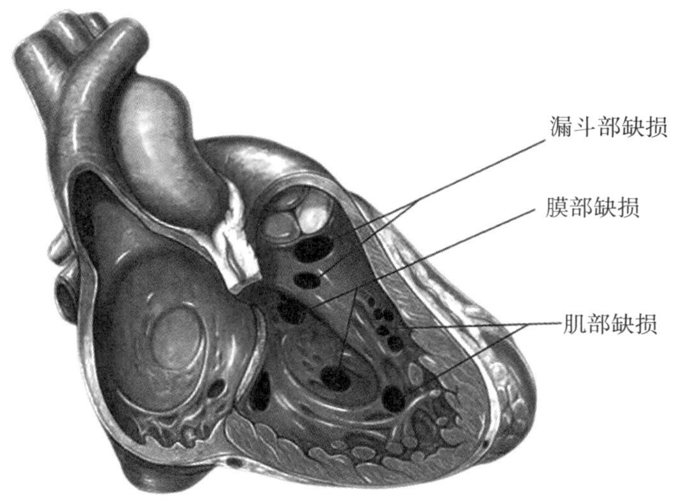

图4-3-2　室间隔缺损

（一）解剖

左右心室的共同内侧壁称室中隔。大部分由心肌构成，称室间隔肌部。室间隔两侧由心内膜覆盖。室间隔厚2～8mm，越近心尖部越厚。但在上部中段有一小卵圆形区域，非常薄，缺乏肌质，称为室间隔膜部。膜部的左侧面位于主动脉右瓣和后瓣的下方，右侧面常被三尖瓣隔瓣的附着缘分为上、下两部分。上部分隔右心房和左心室，称房室部；下部分隔左、右心室，称室间部。室间隔膜部是室间隔缺损的多发部位。室间隔缺损是胚胎发育障碍造成心室间隔部位的异常交通，并在心室水平出现左向右分流的一种先天性心脏畸形。室间隔缺损可单独存在，亦可为法洛四联症等先天性复杂心脏畸形的一部分。

（二）手术适应证

1. 婴儿期手术

大型室间隔缺损在新生儿或婴儿期分流量很大，常出现反复肺部感染合并顽固性心力衰竭和肺功能不全而危及生命，经药物积极治疗无效时，婴儿期甚至在新生儿期就应积极进行手术治疗。对6个月以内的重症营养不良婴儿，也可考虑分期手术。先做肺动脉环缩术以挽救生命。但这类姑息性手术病死率也比较高，除多发性室间隔缺损外，目前多倾向于一期矫治术。

2. 幼儿期手术

大型室间隔缺损反复肺部感染和充血性心力衰竭，虽药物治疗可适当控制，但对于肺动脉压与体动脉压比值≥0.75而无反向分流者，应于1岁内及时施行手术，以防止肺血管发生阻塞性病变。

3. 择期手术

2岁以上幼儿无症状或症状较轻，无肺动脉高压，肺循环与体循环血流量比值为2左右，可随访观察，于学龄前手术，这是因为若患者年龄过小，手术病死率相对较高。还因为部分室间隔缺损在这段时间内可望自行闭合或缩小。随访过程中若出现轻至中度肺动脉高压，则应及时手术治疗。

4. 小型室间隔缺损

患者无症状，心电图和胸部X线检查心肺均无明显变化，则无须手术。如伴发心内膜炎，应及时手术治疗。

5. 其他

严重肺动脉高压，但以动力性肺动脉高压为主者平静时无发绀，活动时出现发绀，动脉血氧饱和度>90%，肺循环与体循环血流量比值>1.3。全肺阻力低于周围循环阻力，术前经1～2周扩血管药物治疗后，重复心导管检查，如全肺阻力下降，心室水平左向右分流量增加，可考虑手术治疗。

（三）术前准备

1. 患者准备

仰卧位，背部垫高，双上肢置于身体两侧并妥善固定，粘贴高频电刀负极板，留置尿管，保证各种管道的通畅。

2. 手术用物准备

（1）器械：小儿体外包、冰体盆、小儿器械盒、小儿阻断钳、胸骨锯、儿童或婴儿除颤器，备体外血管探。

（2）敷料：双夹大×2 、体孔×1、手术衣×2。

（3）一次性用物：小儿套针，1、4、7、10号线，11、23号刀片，吸引器管，液状石蜡，小儿阻断管（各种型号乳胶、硅胶导管剪断制成），小儿显影纱布，一次性冲洗器，A-P膜，敷贴，26号血浆管，14号脑室引流管，单极电刀，电刀清洁片，灯柄，纱布块，小儿吸针板，手套若干。

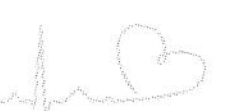

（4）体外循环用物：体外循环管道、动脉泵管、静脉引流管、心外吸引管、心内吸引管、停跳液泵管、牛心包补片。

（5）高值耗材：4-0涤纶线、5-0 Prolene（小）线、6-0 Prolene（小）线、5-0吸收线、2-0吸收线或3-0吸收线、骨蜡。

（四）手术步骤与手术配合

具体见表4-3-2。

表4-3-2　室间隔缺损修补术步骤及手术配合

手术步骤	手术配合
1.体位	仰卧位，背部垫高，双上肢置于身体两侧
2.麻醉	气管插管全身麻醉
3.手术切口	胸骨正中切口
4.手术野皮肤消毒	0.5%活力碘消毒皮肤3次，上至下颌，下至髂前上棘，两侧过腋中线
5.固定体外循环管道	用组织钳将体外循环管道、停跳液管、心外吸引器、电刀妥善固定
6.开胸	23号刀片自胸骨切迹至剑突切口切开皮肤，电刀烧开皮下组织并止血
7.剥离胸骨甲状肌的胸骨附着处及胸骨后的结缔组织	小直角血管钳分离锁骨间韧带与胸膜，电刀烧开剑突
8.纵向锯开胸骨	胸骨锯锯开胸骨，将骨蜡涂在骨髓腔，换电刀圆头电凝止血
9.体内肝素化	肝素3.5mg/kg，从中心静脉推注3min后测ACT值，ACT值达480s即可开始体外循环
10.悬吊心包	胸撑撑开胸骨，镊子、电刀切头切胸腺暴露术野，金剪剪开心包，将剪下来的心包条保存在装有无菌生理盐水的杯子中，6×14针穿1号丝线悬吊心包
11.缝主动脉荷包	笔式显微针持夹5-0 Prolene(小)半根缝合主动脉荷包，圈套器红套管
12.缝主动脉根部灌注管荷包	笔式显微针持夹5-0 Prolene(小)半根缝主动脉根部灌注管荷包，圈套器红套管
13.剪体外循环管道	两把长弯血管钳夹闭体外循环管道，直剪刀剪开体外循环管道，暴露插管接口
14.升主动脉插管	11号刀片在主动脉荷包内戳一个小口，纱布擦血，插入主动脉管，束紧束管，弯蚊式止血钳带10号线打结排气，体外循环机给血连接体外循环管道

续表

<table>
<tr><th colspan="2">手术步骤</th><th>手术配合</th></tr>
<tr><td colspan="2">15.上腔静脉插管</td><td>用心耳钳夹住右心耳,血管镊,解剖剪剪开右心耳,插入上腔静脉管,心耳钳夹住右心耳,弯蚊式止血钳带7号丝线打结,排气后连接体外循环管道</td></tr>
<tr><td colspan="2">16.下腔静脉插管</td><td>血管镊,解剖剪在右房壁剪开一小口,插入下腔静脉管</td></tr>
<tr><td colspan="2">17.上腔静脉套带</td><td>血管镊,直角血管钳游离上腔静脉,弯蚊式止血钳带打油的10号线穿过,束红长束管</td></tr>
<tr><td colspan="2">18.下腔静脉套带</td><td>血管镊,直角血管钳游离上腔静脉,弯蚊式止血钳带打油的10号线穿过,束红长束管</td></tr>
<tr><td colspan="2">19.插主动脉根部灌注管</td><td>插入停跳液针,收紧荷包并用7号丝线固定,停跳液泵管排水后连接灌注</td></tr>
<tr><td colspan="2">20.降温阻断</td><td>主动脉阻断钳阻断主动脉,心脏灌停跳液,冰屑冰盐水保护心肌</td></tr>
<tr><td colspan="2">21.探查室间隔缺损部位</td><td>切开心脏,递神经钩探查室间隔缺损部位。右心室流入道室间隔缺损采用右心室切口,切开房间隔
漏斗部和干下型室间隔缺损采用肺动脉切口
膜周-漏斗部室间隔缺损采用右心房切口</td></tr>
<tr><td colspan="2">22.切口</td><td></td></tr>
<tr><td rowspan="4">右心房切口</td><td>(1)暴露手术野</td><td>用金剪剪开右心房并扩大,用静脉拉钩显露缺损,与房室沟平行,与右心房横行或斜行切开右心房</td></tr>
<tr><td>(2)悬吊牵引</td><td>用4-0涤纶线半根悬吊牵引2针,弯蚊式止血钳血管钳固定,静脉拉钩向前牵拉三尖瓣前瓣叶,充分显露室间隔缺损,显露膜部型、房室通道型或肌部型室间隔缺损</td></tr>
<tr><td>(3)修补室间隔缺损</td><td>选择大小合适的牛心包片,用6-0 Prolene(小)线连续缝合关闭缺损,如需要切开三尖瓣,7-0 Prolene线缝合切开的三尖瓣</td></tr>
<tr><td>(4)缝合右心房切口</td><td>用6-0 Prolene(小)线连续缝合</td></tr>
<tr><td rowspan="4">肺动脉切口</td><td>(1)暴露手术野</td><td>用11号刀切开肺动脉,用金剪扩大,用静脉拉钩显露缺损</td></tr>
<tr><td>(2)纵行或横行切开肺动脉干</td><td>用4-0涤纶线或5/0滑线半根悬吊牵引3针,弯蚊式止血钳固定,用静脉拉钩经肺动脉瓣向下牵拉,充分显露室间隔缺损,显露嵴上型或干下型室间隔缺损</td></tr>
<tr><td>(3)修补室间隔缺损</td><td>选择大小合适的牛心包片,用6-0 Prolene(小)线连续缝合关闭缺损</td></tr>
<tr><td>(4)闭合肺动脉</td><td>用 6-0 Prolene(小)线连续缝合肺动脉</td></tr>
</table>

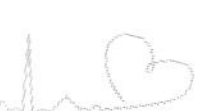

续表

手术步骤		手术配合
右心室切口	(1)暴露手术野	用11号刀切开心脏,用金剪扩大缺损,用静脉拉钩显露缺损
	(2)斜行、横行或纵行切开右心室流出道心肌全层	用4-0涤纶线缝线悬吊牵引3针,弯蚊式止血钳固定,用静脉拉钩充分显露室间隔缺损,显露嵴上型、嵴下型或干下型室间隔缺损
	(3)修补室间隔缺损	选择大小合适的牛心包片,用6-0 Prolene(小)线连续缝合关闭缺损,如有流出道狭窄,用探条疏通流出道
	(4)关闭右心室流出道切口	用6-0 Prolene(小)线连续缝合
23.关闭房间隔		笔式显微针持夹5-0 Prolene(小)线长半根关房间隔
24.鼓肺排气,开放循环		取下主动脉阻断钳,镊子夹好短槽针递主刀以排气,麻醉医师鼓肺,将冰盐水换成温盐水
25.关闭心房		笔式显微针持夹6-0 Prolene(小)线整根关房
26.拔除下腔静脉插管		胆囊钳夹管,拔除上腔静脉插管,6-0 Prolene半根缝合上腔静脉管荷包
27.停机		温度升至36.5℃,停机,中心静脉给予地塞米松和钙(剂量根据灌注师决定),体外循环机进行超滤
28.拔除下腔静脉插管		超滤结束,拔除下腔静脉插管,松开夹闭上腔静脉插管的胆囊钳,6-0 Prolene(小)线半根缝合下腔静脉管荷包
29.鱼精蛋白中和肝素		中心静脉给鱼精蛋白中和肝素,拔除主动脉插管,5-0 Prolene(小)线缝荷包加固主动脉切口
30.心包止血,胸腔止血		皮肤消毒,放置2根引流管,圆头电刀烧心包边缘止血,直角血管钳4号线结扎止血,胸腔内填塞纱布止血
31.关闭胸骨		2-0编织线4根对半剪开,穿胸骨,清点器械无误,关闭胸骨
32.缝合肌肉及皮下组织		2-0吸收线缝合肌肉及皮下组织
33.缝皮		5-0皮内缝线缝皮,消毒皮肤,粘贴纱布敷贴

三、动脉导管闭合术(PDA结扎)

动脉导管是胎儿期连接主动脉峡部与左肺动脉根部之间的生理性血流通道。出生后由于肺动脉阻力下降、前列腺素E_1及E_2含量显著减少和血液氧分压增高,约85%的婴儿在出生后2个月内动脉导管闭合,成为动脉韧带,逾期不闭合者即为动脉导管未闭(patent ductus arteriosus,PDA)。根据未闭动脉导管的粗细、长短和形态,PDA分为管型、漏斗型和窗型三种类型(图4-3-3)。

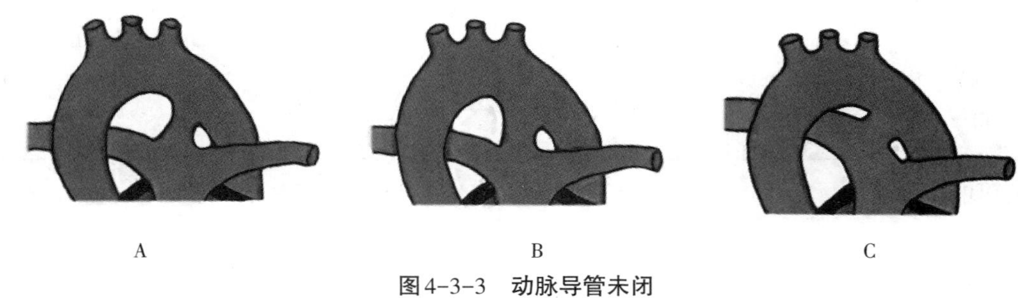

图4-3-3　动脉导管未闭
A.管型; B.漏斗型; C.窗型

(一)解剖

动脉导管是在胎儿心脏发育过程中生成的连接于肺动脉与主动脉之间的管道。胎儿时期肺动脉的大部分血液经其流至降主动脉。婴儿出生后数小时至数天,先在功能上闭合,再经1~2个月,绝大部分婴儿在解剖上也已闭合。

(二)手术适应证

多数患者一经确诊,均应手术治疗,较理想的手术年龄是3~5岁。

(1)对于1岁以内婴儿,出现心力衰竭而应用药物不易控制者,应考虑及时手术治疗。

(2)对于成年患者,血流动力学仍以左向右分流为主,应手术治疗。

(3)对于合并心内膜炎者,应待感染控制2~3个月后再行手术治疗。对于药物不能控制,特别是赘生物脱落,反复发生动脉栓塞者,应及时手术治疗。

(三)术前准备

1. 患者准备

右侧卧位,妥善固定,粘贴高频电刀负极板,留置尿管,保证各种管道的通畅。

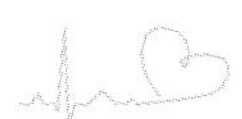

2. 手术用物准备

（1）器械：小儿体外包、冰体盆、小儿器械盒。

（2）敷料：双夹大×2、体孔×1、手术衣×2。

（3）一次性用物：小儿套针，1、4、7、10号线，11、23号刀片，吸引器管，液状石蜡，小儿阻断管（各种型号乳胶、硅胶导管剪断制成），显影纱布，一次性冲洗器，A-P膜，敷贴，26号血浆管，14号脑室引流管，单极电刀，电刀清洁片，灯柄，纱布块，小儿吸针板，手套若干。

（4）体外循环用物：备体外循环管道、动脉泵管、静脉引流管、心外吸引管、心内吸引管、停跳液泵管，预防紧急情况发生。

（5）高值耗材：5-0 Prolene（小）线、6-0 Prolene（小）线、骨蜡、5-0吸收线、2-0吸收线或3-0吸收线。

（四）手术步骤与手术配合

具体见表4-3-3。

表4-3-3　动脉导管闭合手术步骤及手术配合

手术步骤	手术配合
1.体位	右侧卧位，妥善固定
2.麻醉	气管插管全身麻醉
3.手术野皮肤消毒	0.5%活力碘消毒皮肤3次，上至下颌，下至髂前上棘，两侧过正中线
4.手术切口	左胸后外侧切口，经第4肋间进胸
5.开胸	23号刀片划开皮肤，电刀逐层切开，分离肋骨骨膜，备骨蜡止血，切开胸膜，2块显影纱保护切口，胸撑撑开肋间，湿显影纱布压肺，暴露手术野
6.显露导管	静脉钩牵开左肺下叶，显露导管三角区，镊子、解剖剪于膈神经和迷走神经之间纵行剪开纵隔胸膜，显露导管
7.游离导管	电刀、游离钳游离导管上下端的主动脉，分离出导管的前面及上下缘，钝性分离其后壁
8.进行阻断试验	手指压住或用导管钳钳夹动脉导管10min，观察血压、动脉压、心率变化
9.动脉导管结扎或切断缝合	在直角血管钳引导下经导管后壁套过两根已润滑的10号线，先扎主动脉侧，再扎肺动脉侧；或在结扎后，分别在主动脉断端以及肺动脉断端用6-0 Prolene（小）线缝合
10.放置胸管，关胸	10×20圆针10号线缝合纵隔胸膜，放置胸管，2-0可吸收线缝合肌层及皮下组织，5-0三角针可吸收线缝皮

四、法洛四联症根治术

（一）解剖

法洛四联症（tetralogy of Fallot，TOF）是右心室漏斗部或圆锥发育不良所致的一种具有特征性肺动脉口狭窄和室间隔缺损的心脏畸形，主要包括4种病理解剖：肺动脉口狭窄、室间隔缺损、主动脉骑跨和右心室肥厚。肺动脉口狭窄可发生在右心室体部及漏斗部，肺动脉瓣及瓣环，主肺动脉，左、右肺动脉等部位，狭窄可以是单处或多处。随年龄增长，右心室肌束进行性肥大、纤维化和内膜增厚，加重右心室流出道梗阻。右心室肥厚继发于肺动脉口狭窄。法洛四联症常见合并畸形有房间隔缺损、右位主动脉弓、动脉导管未闭和左位上腔静脉等（图4-3-4）。

在青紫型先天性心脏病中最多见，是一种常见的先天性心脏畸形，其基本病理为室间隔缺损、肺动脉狭窄、主动脉骑跨和右心室肥厚。法洛四联症常伴随其他畸形，最多见的为房间隔缺损、动脉导管未闭、完全房室间隔缺损和多发室间隔缺损；其他少见的还有左上腔静脉残存、左前冠状动脉异常起源和左、右肺动脉异常起源等。患儿的预后主要取决于肺动脉狭窄程度及侧支循环情况。

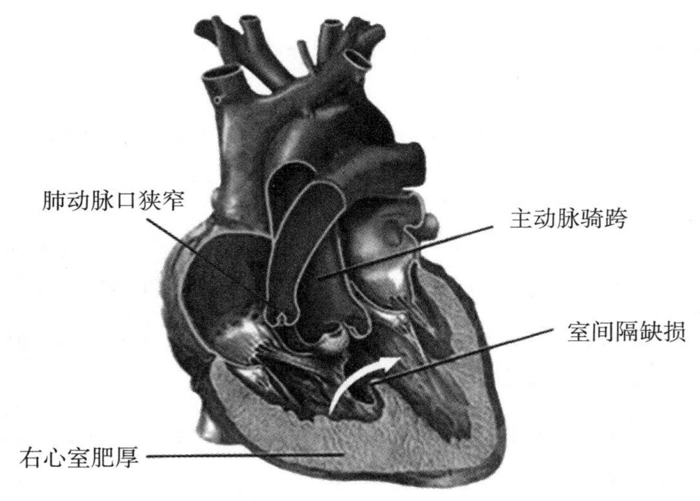

图4-3-4　法洛四联症

（二）手术适应证

一般主张在6个月时手术，如无明显缺氧和发绀，生长发育不受影响，也可在1岁左右手术，这样既不影响肺血管发育，可防止右室肥厚心肌纤维化，也可提高婴幼儿手术耐受性，提高手术成功率。

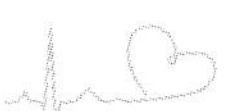

（三）术前准备

1. 患者准备

仰卧位，背部垫高，双上肢置于身体两侧并妥善固定，粘贴高频电刀负极板，留置尿管，保证各种管道的通畅。

2. 手术用物准备

（1）器械：小儿体外包、冰体盆、小儿器械盒、小儿阻断钳、胸骨锯、儿童或婴儿除颤器，体外血管探，备小儿体外显微14样。

（2）敷料：双夹大×3、体孔×1、手术衣×2。

（3）一次性用物：小儿套针，1、4、7、10号线，11、23号刀片，吸引器管，液状石蜡，小儿阻断管（各种型号乳胶、硅胶导管剪断制成），小儿显影纱布，一次性冲洗器，A-P膜，敷贴，26号血浆管，14号脑室引流管，单极电刀，电刀清洁片，灯柄，纱布块，小儿吸针板，手套若干。

（4）体外循环用物：体外循环管道、动脉泵管、静脉引流管、心外吸引管、心内吸引管、停跳液泵管、牛心包补片、心脏表面临时起搏线。

（5）高值耗材：4-0涤纶线、5-0 Prolene（小）线、6-0 Prolene（小）线、7-0 Prolene线、心脏表面临时起搏线、骨蜡、5-0吸收线、2-0吸收线或3-0吸收线。

（四）手术步骤与手术配合

具体见表4-3-4。

表4-3-4　法洛四联症手术步骤及手术配合

手术步骤	手术配合
1.体位	仰卧位，背部垫高，双上肢置于身体两侧
2.麻醉	气管插管全身麻醉
3.手术切口	胸骨正中切口
4.手术野皮肤消毒	0.5%活力碘消毒皮肤3次，上至下颌，下至髂前上棘，两侧过腋中线
5.固定体外循环管道	用组织钳将体外循环管道、停跳液泵管、心外吸引器、电刀妥善固定
6.开胸	23号刀片切开皮肤，自胸骨切迹至剑突切口，电刀烧开皮下组织并止血
7.剥离胸骨甲状肌的胸骨附着处及胸骨后的结缔组织	小直角血管钳分离锁骨间韧带与胸膜，电刀烧开剑突

续表

手术步骤	手术配合
8.纵向锯开胸骨	用胸骨锯锯开胸骨，将骨蜡涂在骨髓腔止血，电刀电凝止血
9.体内肝素化	肝素3.5mg/kg，从中心静脉推注3min后测ACT值，ACT值达480s即可开始体外循环
10.悬吊心包	胸撑撑开胸骨，血管镊、解剖剪剪开心包表面的疏松组织，胸腺及主动脉心包反折处，将剪下来的心包条保存在装有无菌生理盐水的杯子中，6×14圆针穿1号线悬吊心包于胸壁上
11.常规建立体外循环	见小儿体外循环建立的手术配合
12.心脏切口，心内探查	做右心室流出道纵行切口，金组织剪剪开，11号手术刀片切开房间隔，软心内吸引器插入左室引流，4-0涤纶线半根×2悬吊心脏，弯蚊式止血钳固定，两块手术单铺至手术野两侧，小静脉拉钩暴露，钝头神经钩探查室缺位置及大小以及肺动脉
13.疏通右心室流出道	用血管探由小到大测试，基本标准为：小于10kg，血管探直径与体质量相似；10～15kg，血管探直径为体质量减去1～2mm；15～20kg，血管探直径为体质量减去3mm。4-0涤纶线半根×2牵引，11号刀片或冠脉尖刀切除肥厚的隔束、壁束、肌肉及室上嵴两端
14. 修补室间隔缺损	牛心包补片剪成与缺损大小相似的形状，笔式显微针持夹6-0 Prolene(小)线连续缝合(或6-0 Prolene线穿牛心包补片间断缝合约6针
15. 关闭房间隔	笔式显微针持夹5-0 Prolene(小)线长半根关房间隔
16. 鼓肺排气，开放循环	取下主动脉阻断钳，镊子夹好短槽针并递主刀以排气，麻醉医师鼓肺，将冰盐水换成温盐水
17. 关闭心房	笔式显微针持夹6-0 Prolene(小)线整根关房
18.右室流出道补片加宽	用自体心包或牛心包补片加宽肺动脉及右室流出道，6-0 Prolene(小)线连续缝合(备7-0 Prolene线加固吻合口)
19. 体外循环终止	见体外循环终止的手术配合
20.心脏表面安置临时起搏导线	
21.常规放置引流管，止血关胸	

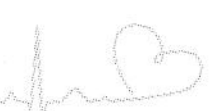

五、改良Blalock-Taussig(B-T)分流术

（一）解剖

B-T分流术是一种姑息性手术，用于治疗肺血流量有限/导管依赖性病变的先天性发绀型心脏缺陷，目的是促进肺血管发育，改善临床症状，为进一步手术创造机会。经典的B-T分流术是将右锁骨下动脉远心端离断，其近心端与右肺动脉做端侧吻合，以增加肺动脉血流，从而改善患者的缺氧症状。该手术创伤较大，有时会造成右上肢缺血症状，现已弃用。改良的B-T分流术通常是用人工血管将右锁骨下动脉与右肺动脉相连，从而增加肺血流，以促进肺动脉发育，同时可以改善患者缺氧症状（图4-3-5）。

涉及的畸形种类主要有单心室生理、三尖瓣闭锁、大动脉错位、法洛四联症、肺动脉闭锁或狭窄等。

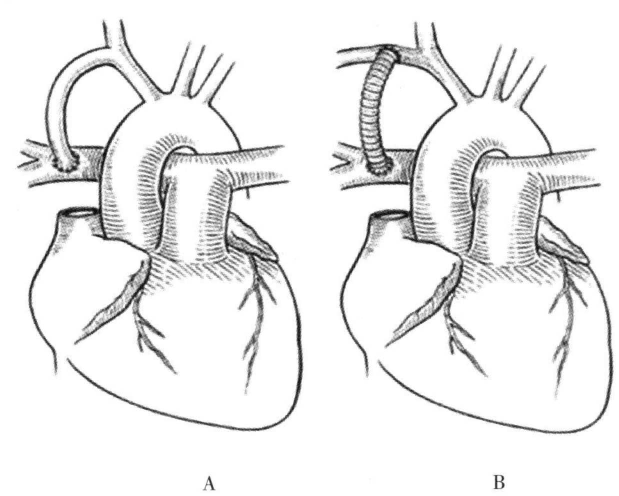

图4-3-5　B-T分流术

A.将右锁骨下动脉与右肺动脉直接吻合；

B.改良B-T分流术，在右锁骨下动脉右肺动脉之间通过人工血管建立通路

（二）术前准备

1. 患者准备

仰卧位，背部垫高，双上肢置于身体两侧并妥善固定，粘贴高频电刀负极板，留置尿管，保证各种管道的通畅。

2. 手术用物准备

（1）器械：小儿体外包、冰体盆、小儿器械盒、小儿阻断钳、胸骨锯、儿童或婴儿除颤器、小儿显微器械或搭桥。

（2）敷料：双夹大×2、体孔×1、手术衣×2。

（3）一次性用物：小儿套针，1、4、7、10号线，11、23号刀片，吸引器管，液状石蜡，小儿阻断管（各种型号乳胶、硅胶导管剪断制成），显影纱布，一次性冲洗器，A-P膜，敷贴，26号血浆管，14号脑室引流管，单极电刀，电刀清洁片，灯柄，纱布块，小儿吸针板，手套若干。

（4）体外循环用物：（备）体外循环管道、动脉泵管、静脉引流管、心外吸引管、心内吸引管、停跳液泵管、人工血管。

（5）高值耗材：4-0涤纶线、5-0 Prolene（小）线、6-0 Prolene（小）线、7-0 Prolene线、5-0吸收线、2-0吸收线或3-0吸收线、骨蜡。

（三）手术步骤与手术配合

具体见表4-3-5。

表4-3-5　改良BT分流术手术步骤及手术配合

手术步骤	手术配合
1.体位	仰卧位，背部垫高，双上肢置于身体两侧
2.麻醉	气管插管全身麻醉
3.手术切口	胸骨正中切口
4.手术野皮肤消毒	0.5%活力碘消毒皮肤3次，上至下颌，下至髂前上棘，两侧过腋中线
5.固定体外循环管道	用组织钳将体外循环管道、停跳液管、心外吸引器、电刀妥善固定
6.开胸	23号刀片自胸骨切迹至剑突切口切开皮肤，电刀烧开皮下组织并止血
7.剥离胸骨甲状肌的胸骨附着处及胸骨后的结缔组织	小直角血管钳分离锁骨间韧带与胸膜，电刀烧开剑突
8.纵向锯开胸骨	胸骨锯锯开胸骨，将骨蜡涂在骨髓腔，换电刀圆头电凝止血
9.悬吊心包	胸撑撑开胸骨，镊子、电刀切头切胸腺暴露术野，金剪剪开心包，6×14小圆针1号丝线悬吊心包
10.体内肝素化	肝素3.5mg/kg，从中心静脉推注3min后测ACT值

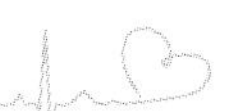

续表

手术步骤	手术配合
11.缝主动脉荷包(备)	笔式显微针持夹5-0 Prolene(小)线半根缝合主动脉荷包,圈套器束红短管
12.游离右肺动脉 升主动脉 无名动脉	电刀头前端带保护帽游离右肺动脉、升主动脉、无名动脉
13.Gore-Tex管道-无名动脉端侧吻合	小心耳钳阻断无名动脉,冠脉尖刀切开,向前剪剪开无名动脉吻合口,斜行切断Gore-Tex管道,用7-0 Prolene线连续端侧吻合
14.Gore-Tex管道- 右肺动脉端侧吻合	小心耳钳钳夹右肺动脉上缘,冠脉尖刀切开,向前剪剪开,与Gore-Tex管道远端用7-0 Prolene线连续端侧吻合
15.鱼精蛋白中和肝素	中心静脉给鱼精蛋白中和肝素,5-0 Prolene(小)线缝荷包加固主动脉
16.心包止血,胸腔止血	皮肤消毒,放置2根引流管,圆头电刀烧心包边缘止血,直角血管钳4号线结扎止血,胸腔内填塞纱布止血
17.关闭胸骨	2-0编织线4根对半剪开,穿胸骨,清点器械无误后关闭胸骨
18.缝合肌肉及皮下组织	3-0或2-0吸收线缝合肌肉及皮下组织
19.缝皮	5-0皮内缝线缝皮,消毒皮肤,粘贴纱布敷贴

六、主动脉缩窄矫治

主动脉缩窄(coarctation of the aorta,CoA)是指先天性的主动脉局限性狭窄,常表现为主动脉弓部和峡部发育不良,一般认为其发病机制与胎儿期主动脉血流异常减少有关,发病率为0.03%~0.04%,占先天性心脏病的4%~5%。主动脉缩窄常合并其他心内畸形,主要包括室间隔缺损、房间隔缺损、动脉导管未闭、主动脉瓣畸形等,其中室间隔缺损发生率最高,约为55%。当主动脉缩窄合并室间隔缺损时,主动脉前向血流明显受阻,室间隔缺损处大量血液出现左向右分流,肺循环血量明显增多,体循环血量减少,婴儿期容易出现心力衰竭及肺动脉高压。主动脉严重缩窄者更容易出现缺血、缺氧,新生儿期可危及生命。

(一)解剖

根据缩窄部位对主动脉缩窄分类,在动脉导管近端的主动脉缩窄称为导管前型或称婴儿型;位于动脉导管远端的主动脉缩窄称为导管后型或成人型。导管前型缩窄多伴有动脉导管未闭，主动脉弓部常发育不良。导管后型缩窄多位于动脉导管或动脉韧带附着处，大部分动脉导管已闭合，狭窄段较局限。

临床上一般认为近端主动脉弓直径应该大于升主动脉直径的60%，远端主动脉弓的直径应该大于升主动脉的50%，而主动脉峡部的直径应该大于升主动脉直径的40%。

（二）手术适应证

大部分患儿有危重型缩窄的临床表现。患儿出生后往往呼吸急促、喂养困难、消瘦、体重不增，反复出现呼吸道感染和慢性心功能不全，或早期即出现充血性心力衰竭的症状和体征，药物治疗无效。此为手术治疗的绝对适应证。

（三）术前准备

1. 患者准备

仰卧位，背部垫高，双上肢置于身体两侧并妥善固定，粘贴高频电刀负极板，留置尿管，保证各种管道的通畅。

2. 手术用物准备

（1）器械：小儿体外包、冰体盆、小儿器械盒、小儿体外显微、小儿阻断钳、胸骨锯、儿童或婴儿除颤器，备血管探。

（2）敷料：双夹大×2 、体孔×1、手术衣×2。

（3）一次性用物：小儿套针，1、4、7、10 号线，11、23 号刀片，头皮针软管、吸引器管，液状石蜡，小儿阻断管（各种型号乳胶、硅胶导管剪断制成），显影纱布，一次性冲洗器，A-P 膜，敷贴，26 号血浆管，14 号脑室引流管，单极电刀，电刀清洁片，灯柄，纱布块，小儿吸针板，手套若干。

（4）体外循环用物：体外循环管道、动脉泵管、静脉引流管、心外吸引管、心内吸引管、停跳液泵管、牛心包补片。

（5）高值耗材：2-0 涤纶线、5-0 Prolene（小）线、6-0 Prolene（小）线、5-0 吸收线、2-0 吸收线或 3-0 吸收线、骨蜡。

（四）手术步骤与手术配合

具体见表4-3-6。

表4-3-6 主动脉缩窄矫治手术步骤及手术配合

手术步骤	手术配合
1.体位	仰卧位，背部垫高，双上肢置于身体两侧
2.麻醉	气管插管全身麻醉

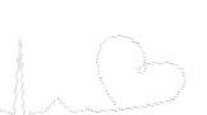

续表

手术步骤	手术配合
3. 手术切口	胸骨正中切口
4. 手术野皮肤消毒	0.5%活力碘消毒皮肤3次，上至下颌，下至髂前上棘，两侧过腋中线
5. 固定体外循环管道	用组织钳将体外循环管道、停跳液管、心外吸引器、电刀妥善固定
6. 开胸	23号刀片自胸骨切迹至剑突切口切开皮肤，电刀烧开皮下组织并止血
7. 剥离胸骨甲状肌的胸骨附着处及胸骨后的结缔组织	小直角血管钳分离锁骨间韧带与胸膜，电刀烧开剑突
8. 纵向锯开胸骨	胸骨锯锯开胸骨，将骨蜡涂在骨髓腔，换电刀圆头电凝止血
9. 体内肝素化	肝素3.5mg/kg，从中心静脉推注3min后测ACT值，ACT值达480s即可开始体外循环
10. 游离三根分支血管	电刀头前端带保护帽游离分支血管，小直角血管钳游离无名动脉，弯蚊式血管钳带10号丝线牵拉束红色短管；小直角血管钳游离左颈总动脉，弯蚊式止血钳带10号丝线束红色短管，游离左锁骨下动脉，弯蚊式止血钳带10号丝线束红色短管
11. 悬吊心包	胸撑撑开胸骨，镊子、电刀切头切除胸腺暴露术野，金剪剪开心包，6×14小圆针1号线悬吊心包
12. 缝主动脉荷包	笔式显微针持夹5-0 Prolene（小）半根缝合主动脉荷包，圈套器红套管
13. 缝主动脉根部灌注管荷包	笔式显微针持夹5-0 Prolene（小）半根缝主动脉根部灌注管荷包，圈套器红套管
14. 剪体外循环管道	两把长弯血管钳夹闭体外循环管道，直剪刀剪开体外循环管道，暴露插管接口
15. 升主动脉插管	11号刀片在主动脉荷包内戳一个小口，纱布擦血，插入主动脉管，束紧束管，弯蚊式止血钳带10号线打结排气，体外循环机给血连接体外循环管道
16. 上腔静脉插管	用心耳钳夹住右心耳，血管镊，解剖剪剪开右心耳，插入上腔静脉管，心耳钳夹住右心耳，弯蚊式止血钳带7号丝线打结，排气后连接体外循环管道
17. 下腔静脉插管	血管镊、解剖剪在右房壁剪开一小口，插入下腔静脉管
18. 上腔静脉套带	血管镊、直角血管钳游离上腔静脉，弯蚊式止血钳带打油的10号线穿过，束红长束管
19. 下腔静脉套带	血管镊、直角血管钳游离上腔静脉，弯蚊式止血钳带打油的10号线穿过，束红长束管

续表

手术步骤	手术配合
20.插主动脉根部灌注管	插入停跳液针，收紧荷包并用7号丝线固定，停跳液泵管排水后连接灌注
21.游离缩窄部位	游离主动脉峡部和胸主动脉直至主动脉缩窄远端，游离动脉导管附近时应尽量避免损伤喉返神经，充分游离并上提胸主动脉与主动脉弓处
22.降温 阻断	主动脉阻断钳阻断主动脉，心脏灌停跳液，冰屑冰盐水保护心肌
23.扩大缩窄段	于主动脉根部注入心脏停搏液，采用低温低流量脑灌注，将主动脉插管调至距无名动脉约1cm，收紧置于左颈总动脉和左锁骨下动脉的红色短管，主动脉缩窄远端置阻断钳，进一步游离胸主动脉，用冠脉尖刀切开主动脉缩窄部分，血管剪修剪缩窄段。将牛心包修剪合适大小后用6-0 Prolene(小)线连续缝合
24.恢复体外循环全流量灌注	将主动脉插管退回到升主动脉内，恢复体外循环全流量灌注
25.纠正心内合并畸形	合并室缺者根据缺损位置采用合适切口修补室缺，详见室间隔缺损修补术手术配合； 合并房缺者，详见房间隔缺损修补术手术配合
26.关闭房间隔	笔式显微针持夹5-0 Prolene(小)线长半根关房间隔
27.鼓肺排气，开放循环	取下主动脉阻断钳，镊子夹好短槽针递主刀以排气，麻醉医师鼓肺，将冰盐水换成温盐水
28.关闭心房	笔式显微针持夹6-0 Prolene(小)线整根关房
29.拔除下腔静脉插管	胆囊钳夹管，拔除上腔静脉插管，6-0 Prolene半根缝合上腔静脉管荷包
30.停机	温度升至36.5℃，停机，中心静脉给予地塞米松和钙(剂量根据灌注师决定)，体外循环机进行超滤
31.拔除下腔静脉插管	超滤结束，拔除下腔静脉插管，松开夹闭上腔静脉插管的胆囊钳，6-0 Prolene(小)线半根缝合下腔静脉管荷包
32.鱼精蛋白中和肝素	中心静脉给鱼精蛋白中和肝素，拔除主动脉插管，5-0 Prolene(小)线缝荷包加固主动脉切口
33.心包止血，胸腔止血	皮肤消毒，放置2根引流管，圆头电刀烧心包边缘止血，直角血管钳4号线结扎止血，胸腔内填塞纱布止血
34.关闭胸骨	2-0编织线4根对半剪开，穿胸骨，清点器械无误后关闭胸骨
35.缝合肌肉及皮下组织	2-0吸收线缝合肌肉及皮下组织
36.缝皮	5-0皮内缝线缝皮，消毒皮肤，粘贴纱布敷贴

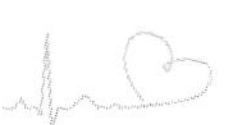

七、大动脉转位矫治术（Switch）

（一）解剖

完全型大动脉转位（complete transposition of the great arteries，TGA）是一种比较常见的发绀型先天性心脏病，在发绀型先天性心脏病中的发病率仅次于法洛四联症。自1975年Jatene成功地应用大动脉转换术（aterial switch operation，ASO）解剖纠治完全型大动脉转位以来，有关ASO纠治TGA方面的研究有大量的报道。随着小儿心脏外科技术、体外循环和围手术期监护设备和措施的进展，ASO已成为治疗TGA的首选方法。

纠治TGA的手术方法较多，早期采用心房内转换的手术方法，即Mustard或Senning手术方法。心房内转换术是将错就错，使右心房接受肺静脉回流血，经三尖瓣、右心室至体循环，而左心房接受体静脉回流血，经二尖瓣、左心室至肺循环。由于左、右心室的解剖结构不同，右心室、三尖瓣的解剖结构不能承受体循环的负荷，因此，术后远期易出现三尖瓣反流和右心室功能不全，同时由于心房内缝合操作，术后易发生心律失常和体肺静脉回流梗阻，因此该方法目前已放弃使用。对左心室收缩功能低下，不能承担体循环负担，目前主张先做肺动脉环缩术，使左心室收缩功能代偿性增强后，再行Switch手术，这样手术的远期效果肯定较Senning手术好。

完全性大动脉转位（TGA）是一种心房与心室连接一致和心室与大动脉连接不一致的圆锥动脉干畸形。主动脉完全或大部分起源于右心室，接受体循环的静脉血；肺动脉则完全或大部分从左心室发出，接受肺静脉的动脉血（氧合血）。

完全性大动脉转位是指主动脉和肺动脉对调位置，主动脉不像正常位于肺动脉的右后位，而到了右前，接右心室。而肺动脉在主动脉的左后，接左心室。左右心房、心室的位置未变，心房与心室的连接亦正常。这样静脉血回到右心房、右心室后出主动脉又到全身，而氧合血由肺静脉回左心房、左心室后仍从肺动脉进肺，使肺循环和体循环各行其路，失去循环的生理原则。同时合并有房间隔缺损、室间隔缺损或动脉导管未闭的交换血流患儿方能暂时存活。

完全性大动脉转位是新生儿期常见的发绀型先天性心脏病，发病率为0.2‰～0.3‰，约占先天性心脏病总数的5%～7%，居发绀型先心病的第2位。约20%的完全型大动脉转位合并有室间隔缺损，纠正TGA的方法较多，随着小儿心脏外科技术、体外循环和围手术期监护设备和措施的发展，Switch手术已成为治疗TGA的首选方法。（图4-3-6）

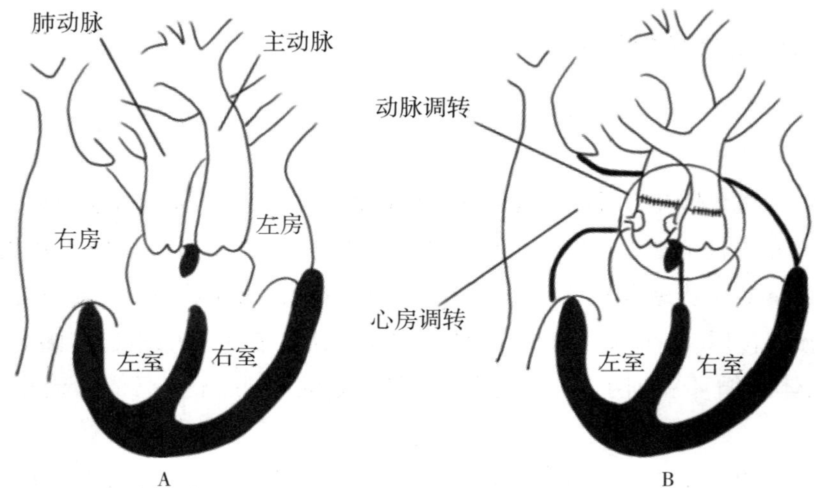

图4-3-6　大动脉转位
A.完全型大动脉转位;B.大动脉转位术后

（二）手术适应证

（1）完全性大动脉转位合并室间隔缺损者，手术年龄不超过3个月。

（2）室间隔完整的大动脉转位手术年龄不超过1个月。

（三）术前准备

1.患者准备

仰卧位，背部垫高，双上肢置于身体两侧并妥善固定，粘贴高频电刀负极板，留置尿管，保证各种管道的通畅。

2.手术用物准备:

（1）器械：小儿体外、冰体盆、胸骨锯、小儿体外显微或搭桥、导管钳小件、弯蚊式止血钳小件、小儿阻断钳、小儿勾线器、血管探小件。

（2）敷料：双夹大×3、体孔×1、衣服×2。

（3）一次性用物：小儿套针，1、4、7、10号线，11、23号刀片，吸引器管，液状石蜡，小儿阻断管（各种型号乳胶、硅胶导管剪断制成），显影纱布，一次性冲洗器，A-P膜，敷贴，26号血浆管，14号脑室引流管，单极电刀，电刀清洁片，灯柄，纱布块，小儿吸针板，骨蜡，手套若干。

（4）体外循环用物：体外循环管道、动脉泵管、静脉引流管、心外吸引管、心内吸引管、停跳液泵管、牛心包补片、各种型号人工血管。

（5）高值耗材：4-0涤纶线、5-0 Prolene（小）线、6-0 Prolene（小）线、7-0 Prolene线、骨蜡、5-0吸收线、2-0吸收线或3-0吸收线。

 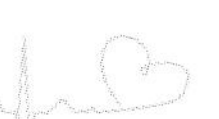

（四）手术步骤与手术配合

具体见表4-3-7。

表4-3-7 完全性大动脉转位矫治术手术步骤及手术配合

手术步骤	手术配合
1.体位	仰卧位，背部垫高，双上肢置于身体两侧
2.麻醉	气管插管全身麻醉
3.手术切口	胸骨正中切口
4.手术野皮肤消毒	0.5%活力碘消毒皮肤3次，上至下颌，下至髂前上棘，两侧过腋中线
5.固定体外循环管道	用组织钳将体外循环管道、停跳液管、心外吸引器、电刀妥善固定
6.开胸	23号刀片自胸骨切迹至剑突下切开皮肤，电刀烧开皮下组织并止血
7.剥离胸骨甲状肌的胸骨附着处及胸骨后的结缔组织	直角血管钳分离锁骨间韧带与胸膜，电刀烧开剑突
8.纵向锯开胸骨	用胸骨锯劈开胸骨，骨蜡涂在骨髓腔止血，电刀电凝止血
9.体内肝素化	肝素3.5mg/kg，从中心静脉推注3min后测ACT值，ACT值达480s即可开始体外循环
10.悬吊心包	胸撑撑开胸骨，血管镊、解剖剪剪开心包表面的疏松组织，胸腺及主动脉心包反折处，将剪下来的心包妥善保管，将心包平铺固定在以2:5稀释的戊二醛中，浸泡时间为10min，然后用50mL盐水冲洗，冲洗10次，泡在生理盐水的杯子中待用，6×14穿1号线悬吊心包于胸壁上
11.常规建立体外循环	见小儿体外循环建立的手术配合
12.结扎动脉导管	在直角血管钳引导下经导管后壁套过两根已润滑的10号线，先扎主动脉侧，再扎肺动脉侧，6-0 Prolene（小）线断端缝合加固
13.上腔静脉套带	血管镊，直角血管钳游离上腔静脉，弯蚊式止血钳带打油的10号线穿过，束红长束管
14.下腔静脉套带	血管镊、直角血管钳游离上腔静脉，弯蚊式止血钳带打油的10号线穿过，束红长束管
15.插主动脉根部灌注管	插主动脉根部灌注管，收紧荷包并用7号丝线固定，停跳液泵管排水后连接灌注
16.降温阻断	阻断钳阻断主动脉，心脏灌停跳液，冰盐水保护心肌，灌完停跳液后，拔除停跳液针
17.修补室间隔缺损	牛心包补片剪成与缺损大小相似的形状，笔式显微针持夹6-0 Prolene（小）线连续缝合[或6-0 Prolene（小）线穿垫片间断缝合约6针]

续表

手术步骤	手术配合
18.关闭房间隔	笔式显微针持夹5-0 Prolene(小)线长半根关房间隔
19.关闭心房	笔式显微针持夹6-0 Prolene(小)线整根关房
20.横断主动脉,探查左右冠状动脉开口	沿主动脉窦嵴上0.5cm处横断升主动脉,分别用显微镊、血管剪、向前剪纽扣状剪下左右冠脉口
21.剪下左右冠状动脉	递电刀(带电刀保护套,调小电刀功率),显微镊、尖弯蚊式止血钳、小银夹钳充分游离左右冠状动脉近端,使其获得足够的长度移栽至肺动脉根部
22.在左右肺动脉分叉前横断肺动脉干	同横断主动脉
23.移栽左右冠状动脉于肺动脉近心端根部	递显微镊、笔式显微针持夹7-0 Prolene连续缝合
24.将升主动脉远心端与肺动脉近心端实施端端吻合,形成新主动脉	递显微镊、笔式显微针持夹7-0 Prolene连续缝合
25.鼓肺排气,开放循环	取下主动脉阻断钳,镊子夹好短槽针递主刀以排气,麻醉医师鼓肺,将冰盐水换成温盐水
26.自体心包补片缝补主动脉近心端与肺动脉远端连续缝合,形成新肺动脉	递显微镊、笔式显微针持夹7-0 Prolene连续缝
27.体外循环终止	见体外循环终止的手术配合
28.快速准确地清点器械	拔主动脉插管,清点器械
29.心脏表面安置临时起搏导线	
30.常规放置引流管,止血关胸	
31.如无法关胸,则延迟关胸	
32.延迟关胸	递1/8、1/4、1/2或者完整小儿显影纱填塞48~72h,一式两份准确填写手术器械清点单,手术切口贴膜覆盖

八、全腔静脉-肺动脉连接术(TCPC)

(一)解剖

全腔静脉-肺动脉连接术(TCPC)是治疗复杂型先天性心脏病患者的一种重要的手术方式,是将上腔和下腔静脉的血流连接到肺动脉,以纠正缺氧症状(图4-3-

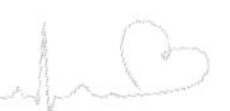

7)。患者下腔静脉与肺动脉连接后会引起下腔静脉压升高,导致腹部脏器的静脉回流阻力增加,引起体循环的静脉压升高。由于病情复杂、手术难度大,术后容易发生多种并发症,包括低心排血量综合征、低氧血症、房性心律失常、脑水肿、肾损伤、胸膜腔积液等。

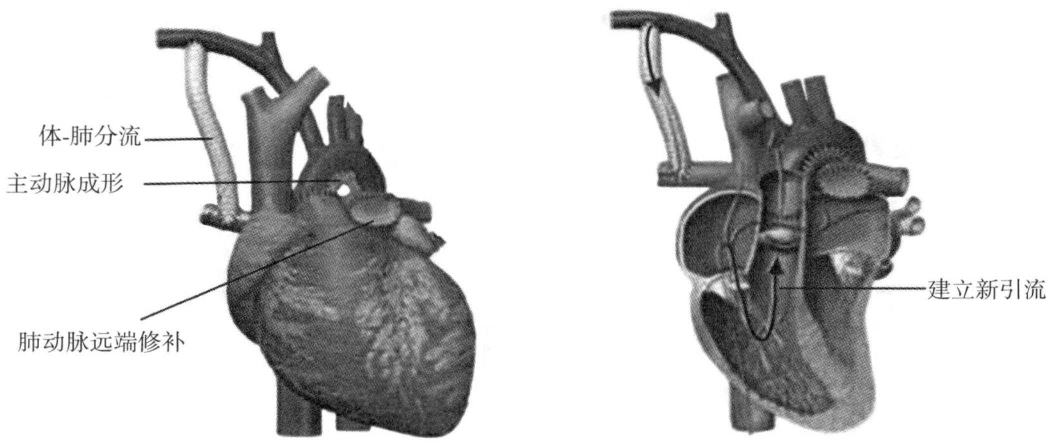

图4-3-7 全腔静脉-肺动脉连接术

(二)手术适应证

(1)年龄:手术最佳年龄为2~4岁。在2岁以内的婴儿,先在生后4~6个月应用双向腔肺动脉分流术。年龄>15岁不是手术的危险因素,多数患者的早期和晚期效果满意,但30岁以上患者因长期左心室慢性容量超负荷而术后心功能低下,是手术危险因素。

(2)心律:心律最好是窦性心律。心脏传导阻滞者可在术后安放心脏起搏器。心房扑动或颤动在术后较术前易于控制。先天性心脏病合并心房扑动或心房颤动,可在术中同期实施迷宫手术。

(3)静脉连接异常:腔静脉和肺静脉连接异常可在术中同时矫治。

(4)平均肺动脉压力:应在15mmHg以下。

(5)肺血管阻力为2~4U/㎡,仍列为此手术的主要指标。

(6)肺动脉发育情况:McGoon比值≥1.8(正常值≥2),肺动脉指数≥250mm^2/㎡(正常值≥330mm^2/㎡),估计施行手术安全,低于此数值则手术危险较大。一侧肺动脉缺如,如符合上述标准,亦适合手术。

(7)心室功能心室射血分数≥0.6,左心室舒张末期压力<10mmHg,以及左心室容量与重量比值为0.83~1.01,施行此手术比较安全,并可获得满意的血流动力学效果。

（8）二尖瓣关闭不全：心室功能正常时，二尖瓣关闭不全可在术中同时修复或进行瓣膜置换术，但手术病死率较高。

（9）分流术后不利影响：体–肺动脉分流术后产生肺动脉扭曲、变形和狭窄仍是手术的危险因素。肺动脉扭曲和变形在术中重建的病死率为50%，不重建的病死率为83%。

（10）其他：将右心房容量正常和肺动脉干与升主动脉的比值>0.75列为手术的指标，但长期临床实践证明，不能将之列为该手术适应证。此手术后，左心室作为体、肺循环的动力血泵，而与右心房无关。肺动脉干与升主动脉的比值不能代表两侧肺动脉的发育情况。

（三）术前准备

1.患者准备

仰卧位，背部垫高5cm，双上肢置于身体两侧并妥善固定，粘贴高频电刀负极板，留置尿管，保证各种管道的通畅。

2.手术用物准备：

（1）器械：小儿体外、冰体盆、胸骨锯、小儿体外显微或搭桥、导管钳小件、弯蚊式止血钳小件、小阻断钳、血管探小件。

（2）敷料：双夹大×3 、体孔×1、手术衣×2。

（3）一次性物品：小儿套针，1、4、7、10号线，11、23号刀，吸引器管，液状石蜡，小儿阻断管（各种型号乳胶、硅胶导管剪断制成），显影纱布，一次性冲洗器，A–P膜，大敷贴，26号血浆管，14号脑室引流管，单极电刀，电刀清洁片，灯柄，纱布块，小儿吸针板，手套若干。

（4）体外循环用物：体外循环管道、动脉泵管、静脉引流管、心外吸引管、心内吸引管、停跳液泵管、牛心包补片、各种型号人工血管、烧灼器。

（5）高值耗材：4–0涤纶线、5–0 Prolene（小）线、6–0 Prolene（小）线、7–0 Prolene线、骨蜡、5–0吸收线、2–0吸收线或3–0吸收线。

（四）手术步骤与手术配合

具体见表4–3–8。

表4–3–8 全腔静脉–肺动脉连接术手术步骤及手术配合

手术步骤	手术配合
1.体位	仰卧位，背部垫高5cm，双上肢置于身体两侧
2.麻醉	气管插管全身麻醉
3.手术切口	胸骨正中切口

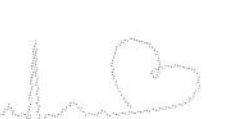

续表

手术步骤	手术配合
4.手术野皮肤消毒	0.5%活力碘消毒皮肤3次，上至下颌，下至髂前上棘，两侧过腋中线
5.固定体外循环管道	用组织钳将体外循环管道、停跳液泵管、心外吸引器、电刀妥善固定
6.开胸	23号刀片自胸骨切迹至剑突下切开皮肤，电刀烧开皮下组织并止血
7.剥离胸骨甲状肌的胸骨附着处及胸骨后的结缔组织	直角血管钳分离锁骨间韧带与胸膜，电刀烧开剑突
8.纵向锯开胸骨	胸骨锯锯开胸骨，将骨蜡涂在骨髓腔，换电刀圆头电凝止血
9.体内肝素化	肝素3.5mg/kg，从中心静脉推注3min后测ACT值，ACT值达480s即可开始体外循环
10. 悬吊心包	胸撑撑开，镊子、电刀切头切胸腺暴露术野，金剪剪开心包，剪下心包，将剪下的心包置于生理盐水中，6×14小圆针1号线悬吊心包
11.心脏探查	探查主动脉、肺动脉、左右心房、左右心室、上下腔静脉和肺静脉的大小
12.不阻断主动脉	常温体外循环下手术操作
13.切断下腔静脉	断开下腔静脉与右房，5-0 Prolene(小)缝闭右房残端
14.选择合适的人工血管	血管探测量下腔静脉，确定人工血管型号。6-0 Prolene(小)线端端吻合人工血管远心端与下腔静脉
15.烧灼器在人工血管侧边开窗	6-0 Prolene(小)线吻合人工血管侧边开窗与右心房，起到开窗分流的作用
16.肺动脉进行吻合	6-0 Prolene(小)线吻合人工血管近心端与肺动脉
17.常规拔管	上腔、下腔、停跳液、主动脉拔管完用5-0 Prolene(小)线半针加固
18.清点器械	
19.心脏表面安置临时起搏导线	
20.常规放置引流管，止血关胸	
21.如无法关胸，则延迟关胸	
22.延迟关胸	递1/8、1/4、1/2或者完整小儿显影纱填塞48~72h，一式两份准确填写手术器械清点单，手术贴膜覆盖

九、先天性心脏病手术专科护理

1. 护理评估

（1）评估患儿的生理发育，如出生时情况、身高、体重、行为活动、反应、是否合并其他畸形等。

（2）评估患儿的病史、皮肤状况，是否有发绀、呼吸急促、咳嗽、流涕等。

（3）评估患儿的营养状况及血管条件，为手术中体位的摆放及动静脉穿刺做好准备。

（4）评估患儿的配合情况及家属对手术和麻醉的认知程度。

（5）评估术前准备质量，如输血准备、患儿窒息急救准备、手术物品准备、保暖措施等。

2. 常见护理诊断/问题

（1）营养失调、发育不良：与疾病导致的心功能不全有关。

（2）体温调节无效：与患儿体温调节中枢发育不全有关。

（3）语言沟通障碍、患儿行为紊乱、不合作：与年龄和环境改变、无亲人陪伴有关。

（4）穿刺困难：与患儿血管条件差有关。

（5）有清理呼吸道无效、窒息、误吸的危险：与患儿发育不良、咳嗽反射功能不良有关。

（6）有受伤的危险：与年龄、患儿行为紊乱、操作粗蛮有关。

（7）有体液过多或体液不足的危险：与手术损伤、静脉输入管理有关。

（8）有体温过低或高热的危险：与患儿体温调节无效、手术、麻醉、保暖措施不当有关。

（9）有气体交换受损、心力衰竭的危险：与患儿心功能不全有关。

（10）有感染的危险：与延迟关闭胸腔（手术后48～72h）有关。

3. 护理措施

（1）做好充分的术前准备：调节室温至25℃；充气式加温毯铺置于手术床上并提前开启预热；手术床处于功能状态，床单位齐全；小儿手术器械包、小儿显微手术器械、各型号Prolene线、一次性物品（外包装无破损且处于有效期内）准备齐全；水温毯、高频电刀、胸骨锯、除颤器、血气分析仪、中心吸引器等仪器设备均处于功能状

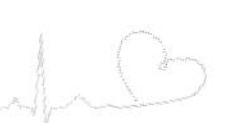

态；电刀回路负极板完好，约束带、压疮贴、啫喱垫准备合适；术中需要使用的各项药物遵医嘱进行配置及使用；麻醉前应将吸引器准备好，调节好吸力大小后随时备用；在实施全身麻醉时应守候在患儿身边，确保麻醉安全顺利实施。

(2) 心脏手术患儿容易缺氧，在麻醉医生准备工作完成的前提下，尽早接患儿入手术间，避免患儿哭闹而发生意外情况。对于重症患儿，在送往手术室途中，必须有专科医生护送，保障患儿安全。

(3) 患儿体重轻，术中静脉输液的安全管理非常重要。在静脉穿刺成功初期、麻醉诱导期时易放开滴速，造成输液速度过快，液体入量过多，加重循环负荷，诱发肺水肿、心力衰竭。因此，巡回护士应加强患儿围手术期输液管理，严格按照患儿体重及出入量来计算液体输入量。尽量使用微量泵控制液体输入量。

(4) 皮肤护理：由于婴幼儿皮肤娇嫩，皮下脂肪少，故操作要轻柔，勿拖、拉、拽，床单位平整，垫枕平整软硬适当，贴压疮贴、衬垫等，做好压疮防护。术后检查患儿全身皮肤情况，尤其注意观察负极板粘贴处和受压处皮肤完整性，若出现皮肤压红、水疱等现象，立即上报并处理。

(5) 体位护理：于手术床上铺置变温毯。手术体位为仰卧位时，胸廓垫高3~5cm，双上肢自然下垂，置于身体两侧。保护易受压处(肩峰、枕部、背部、肘部、骶尾部)皮肤。手术体位为侧卧位时，放置胸垫时要注意避开腋窝，避免压伤腋神经。婴幼儿关节面软骨较厚，关节囊、韧带的伸展性大，关节周围的肌肉细长，活动范围大于成人，但关节的牢固性差，也较脆弱，在外力作用下容易脱位，将下侧肢体外拉时动作要轻柔，防止关节脱位。选择合适大小的流体垫或啫喱头圈使耳郭充分腾空。流体垫或啫喱头圈下加垫布巾，调节高度平下侧肩高，使颈椎处于水平位置，保持气道通畅。还要观察三角肌群是否受压，防止三角肌受压引起的挤压综合征。体位固定时不宜过紧，上肢可将橡胶手套内充气(根据患儿大小决定充气多少)后垫于患儿手下，采用包裹悬吊固定时随时关注肢体末端血运，防止骨筋膜室综合征的发生。制作多种型号小型体位垫，根据患儿年龄、体重、身高选择合适的体位垫，还可加用柔软的棉垫、棉布进行调节。

(6) 延迟关闭胸腔的护理：需要延迟关闭胸腔(手术后48~72h)时，提前准备好胸腔填塞物(必须是带显影的脱脂棉纱布和纱布条)并清点正确，及时记录填塞纱布的数目、规格、尺寸，准确填写手术护理记录单，双层手术贴膜覆盖胸壁开放伤口。手术患者延迟关胸后，纱布清点单一式两份，一份跟随病人病历保存，另一份留于手术室备案存档，两份均需清楚明确地记录胸腔填塞显影纱布的规格及数目，并由巡回护士、器械护士及手术医生(一般为管床医生)签字确认。在延迟关胸后48~72h，待患者机体水肿改善、血流动力学指标平稳、试验关胸，心律、血压无明显变化时，再行床边关胸。手术医生提前通知手术室护士，由当事人当面清点取出的显影纱布块，确认与手术器械清点单和裁剪纱布清点单上记录一致后，及时记录并双方签字确认。

第四节　成人瓣膜病常见手术配合

心脏瓣膜疾病引起的房室瓣关闭不全或同时合并狭窄，导致心功能不全，往往是瓣叶、腱索、乳头肌和瓣环等心脏多部位结构受累所致。目前治疗方法包括瓣膜成形、人工机械瓣膜替换、生物瓣膜替换等。随着心脏外科技术的发展，瓣膜成形术已经成为治疗心脏瓣膜疾病的主要手段之一。

正常人心脏有4个瓣膜，分别为左心系统的二尖瓣和主动脉瓣、右心系统的三尖瓣和肺动脉瓣。这些瓣膜起保持血流的单向流动且不反流的单向阀门作用。常见的心脏瓣膜手术有二尖瓣成形术或二尖瓣置换术、主动脉瓣成形术或主动脉瓣置换术、三尖瓣成形术或三尖瓣置换术、双瓣置换术等。

一、主动脉瓣置换术

（一）解剖

主动脉瓣是半月瓣，位于主动脉从左心室发出处，由瓣叶、瓣环瓣间纤维三角和瓣窦组成，使血流向主动脉单向流动并完成血液循环。常见的主动脉瓣病变有先天性二瓣化畸形、退行性变化脱垂、风湿性狭窄钙化伴关闭不全等。（图4-4-1）

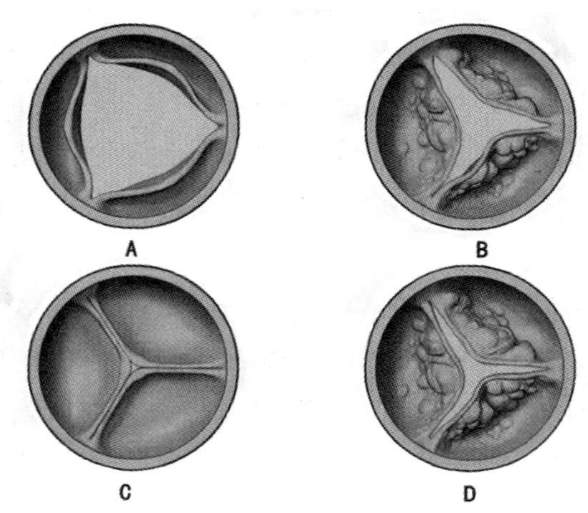

图4-4-1　主动脉瓣

A.正常开放的主动脉瓣；B.开放时狭窄的主动脉瓣；C.正常关闭的主动脉瓣；D.关闭不完全的主动脉瓣

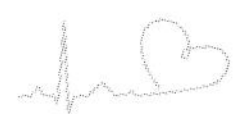

（二）手术适应证

主动脉瓣置换术适用于主动脉瓣中度以上狭窄、关闭不全，瓣膜钙化或细菌性心内膜炎所致的瓣膜毁损等，是主动脉瓣疾病的重要治疗手段之一，在风湿性病变中应用尤为广泛。

（三）术前准备

1. 患者准备

仰卧位，背部垫高5～10cm，左上肢外展或双上肢置于身体两侧并妥善固定，粘贴高频电刀负极板，留置尿管，保证各种管道的通畅。

2. 手术用物准备

（1）器械：成人体外、冰体盆、胸骨锯、测瓣器。

（2）敷料：双夹大×3、体孔×1、衣服×2。

（3）一次性物品：成人套针，4、7、10号线，11、23号刀片，吸引器管，液状石蜡，成人阻断管（各种型号乳胶、硅胶导管剪断制成），一次性冲洗器，A-P膜，大敷，26号血浆管，符合制冰机尺寸的一次性医用保护套，单极电刀，电刀清洁片，灯柄，显影纱布，吸针板，手套若干。

（4）体外循环用物：体外循环管道、动脉泵管、静脉引流管、心外吸引管、心内吸引管、停跳液泵管、测瓣器、各种型号进口机械瓣或生物瓣。

（5）高值耗材：4-0吸收线、1-0吸收线、2-0涤纶线、3-0涤纶线、4-0 Prolene（小）线、5-0 Prolene（大）线、骨蜡。

（四）手术步骤与手术配合

具体见表4-4-1。

表4-4-1 主动脉瓣置换术手术步骤及手术配合

手术步骤	手术配合
1.体位	仰卧位，背部垫高5～10cm，左上肢外展或双上肢置于身体两侧
2.麻醉	气管插管全身麻醉
3.手术切口	胸骨正中切口
4.手术野皮肤消毒	使用1%活力碘消毒皮肤3次，上至下颌，下至髂前上棘，两侧过腋中线
5.固定体外循环管道	用组织钳将体外循环管道、停跳液管、心外吸引器、电刀妥善固定
6.开胸	23号刀片切开皮肤，电刀切开止血，自胸骨切迹至剑突切开皮肤和皮下组织，用直角血管钳分离锁骨间韧带与胸膜

续表

手术步骤	手术配合
7.纵向锯开胸骨	用胸骨锯锯开胸骨，将骨蜡涂在骨髓腔，换圆电刀头头电凝止血
8.悬吊心包	用胸撑撑开胸骨，血管镊、解剖剪分离心包表面的疏松组织，胸腺及主动脉心包反折处用血管镊、解剖剪剪开心包至反折处，7×17圆针穿4号丝线悬吊心包于胸壁上
9.心脏探查	探查主动脉、肺动脉、左右心房、左右心室、上下腔静脉和肺静脉的大小
10.体内肝素化	肝素3.5mg/kg，从中心静脉推注3min后测ACT值，ACT值达480s即可开始体外循环
11.常规建立体外循环	见成人体外循环建立的手术配合
12.探查主动脉瓣	切开主动脉根部，3-0涤纶线悬吊3根，探查主动脉瓣，镊子夹住主动脉壁，静脉钩牵开主动脉切口
13.切除病变主动脉瓣	妥善保管标本，测瓣器测量主动脉瓣大小，确定瓣膜型号
14.置换主动脉瓣	连续缝：2-0 Prolene（小）针3根 间断缝：2-0带垫片编织线蓝白交替缝合大约16针
15.关主动脉	4-0 Prolene（小）线/5-0 Prolene（大）线2根双层缝合主动脉
16.鼓肺排气，开放循环	取下主动脉阻断钳，长槽针插入主动脉根部灌注孔，头低脚高位心内排气，麻醉医师鼓肺，将冰盐水换成温盐水
17.体外循环终止	见成人体外循环终止手术配合
18.心包止血，胸腔止血	圆头电刀烧心包边缘止血，游离钳、弯蚊式止血钳带7号线结扎，胸腔内填塞纱布止血
19.关闭胸骨	电刀及骨蜡于胸骨止血，钢丝穿胸骨，放置引流管，清点器械无误后拉紧钢丝，关闭胸骨
20.缝合肌肉及皮下组织	1-0肌肉线缝合肌肉及皮下组织
21.缝皮	4-0皮内缝线缝皮，消毒皮肤，粘贴纱布敷贴

（五）术后护理

（1）擦净切口周围血迹，协助医生粘贴敷料。

（2）协助医生清理手术铺巾，检查负极板周围皮肤以及受压部位皮肤情况。

（3）检查患者交接单、手术安全核查单以及手术器械清点单的准确性及完整性。

（4）妥善安置患者的各种管道，保证各管道通畅。清点患者的血制品和药品，防止遗漏。

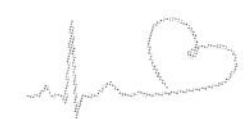

（5）注意患者的保暖及隐私保护。

（6）协助医生安全转运患者，与ICU护士交班。

二、主动脉瓣成形术

（一）解剖

同主动脉瓣置换术。

（二）手术适应证

主动脉根部病变而瓣叶正常；主动脉根部的结构变形导致主动脉瓣的功能障碍；瓣叶有病变而主动脉根部血管壁正常（大多数修复技术适用于此种类型）；瓣叶和主动脉根部结构的复合病变。

（三）术前准备

1. 患者准备

仰卧位，背部垫高5～10cm，左上肢外展或双上肢置于身体两侧并妥善固定，粘贴高频电刀负极板，留置尿管，保证各种管道的通畅。

2. 手术用物准备

（1）器械：成人体外、冰体盆、胸骨锯、探子（21～30号）、搭桥、尺。

（2）敷料：双夹大×3、体孔×1、手术衣×2。

（3）一次性物品：成人套针，4、7、10号线，11、23号刀片，吸引器管，液状石蜡，成人阻断管（各种型号乳胶、硅胶导管剪断制成），显影纱布，一次性冲洗器，A-P膜，大敷贴，26号血浆管，符合制冰机尺寸的一次性医用保护套，高频电刀，电刀清洁片，灯柄，吸针板，手套若干，记号笔。

（4）体外循环用物：体外循环管道、动脉泵管、静脉引流管、心外吸引管、心内吸引管、停跳液泵管、人工血管、毛毡片、冠脉圆刀、冠脉尖刀、烧灼器。

（5）高值耗材：4-0吸收线、1-0吸收线、骨蜡、2-0涤纶线、3-0涤纶线、2-0涤纶编织线、4-0 Prolene（小）线、5-0 Prolene（大）线、4-0 Prolene（大）线、5-0 Prolene（小）线、6-0 Prolene（大）线。

（四）手术步骤与手术配合

具体见表4-4-2。

表4-4-2　主动脉瓣成形手术步骤及手术配合

手术步骤	手术配合
1.体位	仰卧位，背部垫高5～10cm，左上肢外展或双上肢置于身体两侧
2.麻醉	气管插管全身麻醉
3.手术切口	胸骨正中切口
4.手术野皮肤消毒	使用1%活力碘消毒皮肤3次，上至下颌，下至髂前上棘，两侧过腋中线
5.固定体外循环管道	用组织钳将体外循环管道、停跳液管、心外吸引器、电刀妥善固定
6.开胸	23号刀片切开皮肤，电刀切开止血，自胸骨切迹至剑突切开皮肤和皮下组织，用直角血管钳分离锁骨间韧带与胸膜
7.纵向锯开胸骨	用胸骨锯锯开胸骨，将骨蜡涂在骨髓腔，换圆电刀头电凝止血
8.悬吊心包	用胸撑撑开胸骨，血管镊、解剖剪分离心包表面的疏松组织，胸腺及主动脉心包反折处用血管镊、解剖剪剪开心包至反折处，7×17 圆针穿4号丝线悬吊心包于胸壁上
9.心脏探查	探查主动脉、肺动脉、左右心房、左右心室、上下腔静脉和肺静脉的大小
10.体内肝素化	肝素3.5mg/kg，从中心静脉推注3min后测ACT值，ACT值达480s即可开始体外循环
11.常规建立体外循环	见成人体外循环建立的手术配合
12.探查主动脉根部	横向切开主动脉根部，3-0涤纶线悬吊主动脉壁3根，探查主动脉瓣叶形态、打水试验确定主动脉瓣反流情况，用尺测量窦部横径大小
13.探查主动脉瓣叶	6-0 Prolene(大)线3根悬吊瓣叶，观察瓣叶对合情况同时暴露主动脉根部组织，如二瓣化畸形，则用6-0 Prolene(大)线缝制瓣叶；如瓣叶游离缘过长，则用6-0 Prolene(大)线悬吊折叠瓣叶游离缘
14.主动脉瓣成形	①主动脉瓣环环缩+瓣叶修复技术： 适用于窦部无明显扩张(<4cm)。瓣叶处理如上。2号冠脉探探查左右冠脉；电刀、胆囊钳游离左右冠脉，电刀游离窦部。血管探探查主动脉瓣环大小，根据测量大小，选择合适型号人工血管，剪取1cm左右人工血管环，穿过冠脉，环于主动脉窦部，4-0 Prolene(大)线带小垫片共6根环缩主动脉窦部，缝线收紧打结前将血管探放于主动脉，避免打结后造成狭窄，注水实验检查成形情况。

续表

手术步骤	手术配合
14.主动脉瓣成形	②Florida Sleeve＋瓣叶修复技术: 适用合并窦部扩张4～5cm或不对称扩张。2号冠脉探探查左右冠脉;电刀、胆囊钳游离左右冠脉,电刀游离窦部。血管探探查主动脉瓣环大小,根据测量大小,选择合适型号人工血管,剪取合适宽度的人工血管环,用烧灼器在人工血管上烧出冠脉口,2-0涤纶编织线(小)针带小垫片或4-0 Prolene(大)线带小垫片8针环缩窦部。 ③David＋瓣叶修复技术: 适用于窦部明显扩大(>5cm)。将主动脉根部环切至主动脉瓣环的水平,并切除3个主动脉窦,留下约5mm的组织附着于主动脉瓣环和冠状动脉口周围。胆囊钳游离左右冠脉,纽扣状剪下左右冠脉口,6-0 Prolene(大)线3根悬吊瓣叶,血管探探查主动脉瓣环大小,根据测量大小,选择相合适型号人工血管,剪取合适宽度的人工血管环,2-0涤纶编织线(小)带小垫片或4-0 Prolene(大)线带小垫片8针将人工血管间断缝合在主动脉根部,形成新生窦部,移栽左右冠脉于新生窦部
15.关主动脉	4-0 Prolene(小)线或5-0 Prolene(大)线2根双层缝合主动脉
16.鼓肺排气,开放循环	取下主动脉阻断钳,长槽针插入主动脉根部灌注孔,头低脚高位心内排气,麻醉医师鼓肺,将冰盐水换成温盐水
17.体外循环终止	见成人体外循环终止手术配合
18.心包止血,胸腔止血	圆头电刀烧心包边缘止血,游离钳、弯蚊式止血钳带7号线结扎,胸腔内填塞纱布止血
19.关闭胸骨	电刀及骨蜡于胸骨止血,钢丝穿胸骨,放置引流管,清点器械无误后拉紧钢丝,关闭胸骨
20.缝合肌肉及皮下组织	1-0肌肉线缝合肌肉及皮下组织
21.缝皮	4-0皮内缝线缝皮,消毒皮肤,粘贴纱布敷贴

(五)术后护理

(1)擦净切口周围血迹,协助医生粘贴敷料。

(2)协助医生清理手术铺巾,检查负极板周围皮肤以及受压部位皮肤情况。

(3)检查患者交接单、手术安全核查单以及手术器械清点单的准确性及完整性。

(4)妥善安置患者的各种管道,保证各管道通畅。清点患者的血制品和药品,防止遗漏。

(5)注意患者的保暖及隐私保护。

(6) 协助医生安全转运患者,与ICU护士交班。

三、二尖瓣置换术

(一) 解剖

二尖瓣即左房室瓣,包括前瓣和后瓣,通过腱索与前乳头肌、后乳头肌相连。其如同一个“单向活门”,保证血液循环由左心房一定向左心室方向流动和通过一定流量。当心脏左心室收缩时,二尖瓣关闭,血液不倒流入左心房,左心室血液由此送入主动脉。二尖瓣狭窄或闭锁不全会造成血液反流(图4-4-2)。

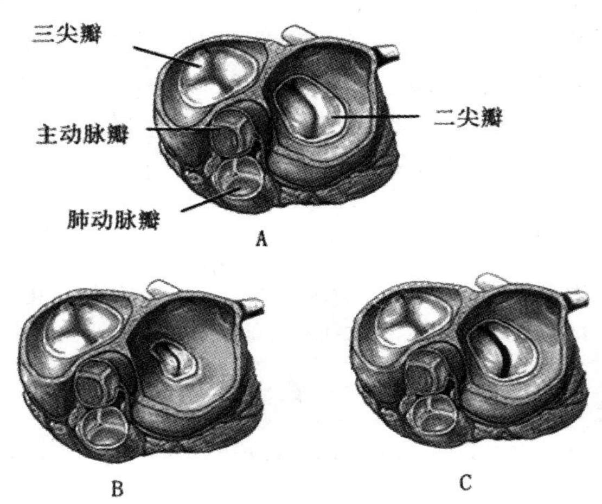

图4-4-2　二尖瓣脉瓣
A.正常二尖瓣脉瓣; B.狭窄的二尖瓣脉瓣; C.关闭不全的二尖瓣脉瓣

二尖瓣狭窄是两个瓣叶在交界处互相黏着融合,造成瓣口狭窄。瓣叶增厚、挛缩、变硬和钙化,限制了瓣叶活动,致使瓣口面积减小。如果瓣膜下方的腱索和乳头肌纤维硬化融合缩短,可将瓣叶向下牵拉,形成漏斗状。僵硬的瓣叶将失去开启、闭合功能。一般小瓣(后瓣)的病变较大瓣(前瓣)更为严重。风湿性二尖瓣狭窄发病率女性较高。在儿童和青年期发作风湿热后,往往在20~30岁以后才出现二尖瓣狭窄的临床症状。风湿性二尖瓣狭窄可分为以下两种类型:

(1) 隔膜型狭窄:大瓣病变较轻,活动限制较少,主要是交界增厚粘连。

(2) 漏斗型狭窄:大瓣和小瓣均增厚、挛缩或有钙化,病变波及腱索和乳头肌,将瓣叶向下牵拉,瓣口狭窄呈鱼口状,常伴有关闭不全。

二尖瓣关闭不全可由风湿性病变、退行性变、细菌性心内膜炎、缺血性心脏病等病因导致,风湿性二尖瓣关闭不全多数合并狭窄,主要病理改变是瓣叶和腱索增厚、

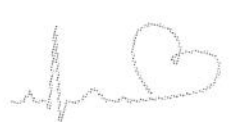

挛缩、瓣膜面积缩小、瓣叶活动度受限制以及二尖瓣瓣环扩大等。近年来，随着老年患者增多，瓣膜退行性变病例增多，主要病理改变是部分腱索断裂，瓣叶脱垂，细菌性心内膜炎可造成二尖瓣叶赘生物或穿孔；缺血性心脏病导致的乳头肌功能不全也可造成二尖瓣关闭不全。

（二）手术适应证

（1）二尖瓣病变严重者。

（2）二尖瓣狭窄合并关闭不全者。

（3）闭式扩张术后再狭窄者。

（4）二尖瓣成形术后失败者。

（三）术前准备

1. 患者准备

仰卧位，背部垫高5～10cm，左上肢外展或双上肢置于身体两侧并妥善固定，粘贴高频电刀负极板，留置尿管，保证各种管道的通畅。

2. 手术用物准备

（1）器械：成人体外、冰体盆、胸骨锯。

（2）敷料：双夹大×3、体孔×1、手术衣×2。

（3）一次性物品：成人套针，4、7、10号线，11、23号刀片，吸引器管，液状石蜡，成人阻断管（各种型号乳胶、硅胶导管剪断制成），一次性冲洗器，A-P膜，敷贴，26号血浆管，符合制冰机尺寸的一次性医用保护套，单极电刀，电刀清洁片，灯柄，显影纱布，吸针板，手套若干。

（4）体外循环用物：体外循环管道、动脉泵管、静脉引流管、心外吸引管、心内吸引管、停跳液泵管、测瓣器、各种型号进口机械瓣或生物瓣。

（5）高值耗材：2-0涤纶线、3-0涤纶线、4-0 Prolene（小）线、5-0 Prolene（大）线、骨蜡、4-0吸收线、1-0吸收线。

（四）手术步骤与手术配合

具体见表4-4-3。

表4-4-3　二尖瓣置换术手术步骤及手术配合

手术步骤	手术配合
1.体位	仰卧位，背部垫高5～10cm，左上肢外展或双上肢置于身体两侧
2.麻醉	气管插管全身麻醉

续表

手术步骤	手术配合
3.手术切口	胸骨正中切口
4.手术野皮肤消毒	使用1%活力碘消毒皮肤3次,上至下颌,下至髂前上棘,两侧过腋中线。铺巾后切口用无菌手术贴膜覆盖
5.固定体外循环管道	用组织钳将体外循环管道、停跳液管、心外吸引器、电刀妥善固定
6.开胸	23号刀片切开皮肤,电刀切开止血,自胸骨切迹至剑突切开皮肤和皮下组织,用直角血管钳分离锁骨间韧带与胸膜
7.纵向锯开胸骨	用胸骨锯锯开胸骨,将骨蜡涂在骨髓腔,换圆电刀头电凝止血
8.悬吊心包	用胸撑撑开胸骨,血管镊、解剖剪分离心包表面的疏松组织,胸腺及主动脉心包反折处用血管镊、解剖剪剪开心包至反折处,7×17圆针穿4号丝线悬吊心包于胸壁上
9.心脏探查	探查主动脉、肺动脉、左右心房、左右心室、上下腔静脉和肺静脉的大小
10.体内肝素化	肝素3.5mg/kg,从中心静脉推注3min后测ACT值,ACT值达480s即可开始体外循环
11.常规建立体外循环	见成人体外循环建立的手术配合
12.插主动脉根部灌注管	插入停跳液针,收紧荷包并用7号丝线固定,停跳液管排水后连接灌注
13.降温 阻断	主动脉阻断钳阻断主动脉,心脏灌停跳液,冰屑冰盐水保护心肌
14.探查二尖瓣	镊子、剪刀剪开右房,11号刀片切开房间隔,进入左心房,探查二尖瓣,3-0涤纶线3根悬吊心脏,显露二尖瓣
15.切除病变二尖瓣	抓瓣钳、11号刀片、剪刀切除病变二尖瓣,妥善保管标本,测瓣器测量二尖瓣大小,确定瓣膜型号
16.置换二尖瓣	连续缝:2-0 Prolene(大)针1～2针;间断缝:2-0带垫片编织线白绿交替缝合大约16针
17.关房间隔	3-0 Prolene(大)2根关闭房间隔
18.鼓肺排气,开放循环	取下主动脉阻断钳,长槽针插入停跳液孔,头低脚高位心内排气,麻醉医师鼓肺,将冰盐水换成温盐水
19.关闭右房	4-0 Prolene(小)线/5-0 Prolene(大)线整根缝合右心房切口
20.体外循环终止	见成人体外循环终止手术配合
21.心包止血,胸腔止血	圆头电刀烧心包边缘止血,游离钳、弯蚊式止血钳带7号线结扎,胸腔内填塞纱布止血
22.关闭胸骨	电刀及骨蜡于胸骨止血,钢丝穿胸骨,放置引流管,清点器械无误后拉紧钢丝,关闭胸骨
23.缝合肌肉及皮下组织	1-0肌肉线缝合肌肉及皮下组织
24.缝皮	4-0皮内缝线缝皮,消毒皮肤,粘贴纱布敷贴

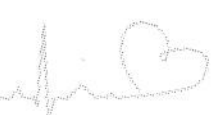

（五）术后护理

（1）擦净切口周围血迹，协助医生粘贴敷料。

（2）协助医生清理手术铺巾，检查负极板周围皮肤以及受压部位皮肤情况。

（3）检查患者交接单、手术安全核查单以及手术器械清点单的准确性及完整性。

（4）妥善安置患者的各种管道，保证各管道通畅。清点患者的血制品和药品，防止遗漏。

（5）注意患者的保暖及隐私保护。

（6）协助医生安全转运患者，与ICU护士交班。

四、二尖瓣成形术

（一）解剖

二尖瓣即左房室瓣，包括前瓣和后瓣，通过腱索与前乳头肌、后乳头肌相连。其如同一个“单向活门”，保证血液循环由左心房一定向左心室方向流动和通过一定流量。当心脏左心室收缩时，二尖瓣关闭，血液不倒流入左心房，左心室血液由此送入主动脉。二尖瓣狭窄或闭锁不全会造成血液返流。

二尖瓣成形手术就是通过手术的方法将功能受损的二尖瓣进行重新塑形，恢复瓣膜的开放和关闭功能（图4-4-3）。

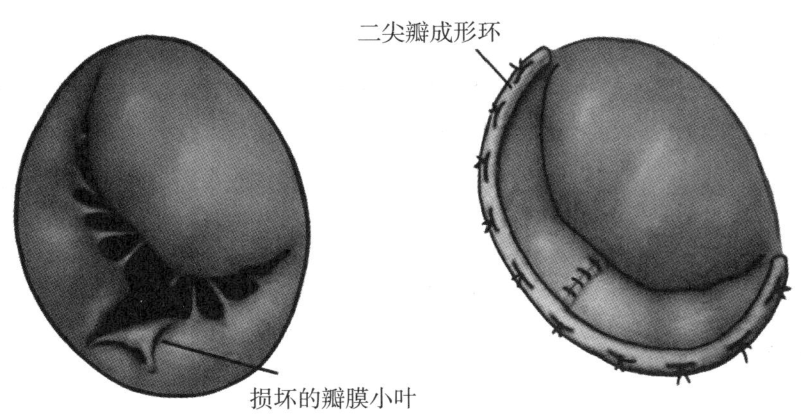

图4-4-3 二尖瓣成形手术

（二）适应证

（1）先天性二尖瓣关闭不全，瓣环扩大，瓣叶分裂，腱索过长或者瓣叶脱垂；二尖瓣狭窄但瓣叶面积不小者。

(2) 风湿性心脏病,二尖瓣隔膜样改变,第一心音亢进,瓣下腱索无融合缩短,瓣膜无钙化,活动度好。

(3) 瓣膜退行性变,腱索细长致瓣叶脱垂者。

(4) 缺血性乳头肌病变导致的二尖瓣脱垂,为心梗后乳头肌纤维化、延长或者断裂。

(三) 术前准备

1. 患者准备

仰卧位,背部垫高5~10cm,左上肢外展或双上肢置于身体两侧并妥善固定,粘贴高频电刀负极板,留置尿管,保证各种管道的通畅。

2. 手术用物准备

(1) 器械:成人体外、冰体盆、胸骨锯。

(2) 敷料:双夹大×3、体孔×1、手术衣×2。

(3) 一次性物品:成人套针,4、7、10号线,11、23号刀片,吸引器管,液状石蜡,成人阻断管(各种型号乳胶、硅胶导管剪断制成),显影纱布,一次性冲洗器,A-P膜,敷贴,26号血浆管,符合制冰机尺寸的一次性医用保护套,单极电刀,电刀清洁片,灯柄,吸针板,手套若干。

(4) 体外循环用物:体外循环管道、动脉泵管、静脉引流管、心外吸引管、心内吸引管、停跳液泵管、测瓣器、各种型号二尖瓣成型带或成型环、Gore-Tex缝线、毛毡片。

(5) 高值耗材:2-0涤纶线、3-0涤纶线、2-0编织线、3-0 Prolene(大)线、4-0 Prolene(小)线、5-0 Prolene(大)线、5-0 Prolene(小)线、骨蜡、4-0吸收线、1-0吸收线。

(四) 手术步骤与手术配合

具体见表4-4-4。

表4-4-4　二尖瓣成形术手术步骤及手术配合

手术步骤	手术配合
1.体位	仰卧位,背部垫高5~10cm,左上肢外展或双上肢置于身体两侧
2.麻醉	气管插管全身麻醉
3.手术切口	胸骨正中切口
4.手术野皮肤消毒	使用1%活力碘消毒皮肤3次,上至下颌,下至髂前上棘,两侧过腋中线,铺巾后切口用无菌手术贴膜覆盖

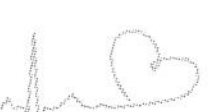

续表

手术步骤	手术配合
5.固定体外循环管道	用组织钳将体外循环管道、停跳液泵管、心外吸引器、电刀妥善固定
6.开胸	23号刀片切开皮肤，电刀切开止血，自胸骨切迹至剑突切开皮肤和皮下组织，用直角血管钳分离锁骨间韧带与胸膜
7.纵向锯开胸骨	用胸骨锯锯开胸骨，将骨蜡涂在骨髓腔，换圆电刀头电凝止血
8.悬吊心包	用胸撑撑开胸骨，血管镊、解剖剪分离心包表面的疏松组织，胸腺及主动脉心包反折处用血管镊、解剖剪剪开心包至反折处，7×17圆针穿4号丝线悬吊心包于胸壁上
9.心脏探查	探查主动脉、肺动脉、左右心房、左右心室、上下腔静脉和肺静脉的大小
10.体内肝素化	肝素3.5mg/kg，从中心静脉推注3min后测ACT值，ACT值达480s即可开始体外循环
11.常规建立体外循环	见成人体外循环建立的手术配合
12.插主动脉根部灌注管	插入停跳液针，收紧荷包并用7号丝线固定，排水后连接停跳液管灌注
13.降温 阻断	主动脉阻断钳阻断主动脉，心脏灌停跳液，冰屑冰盐水保护心肌
14.暴露二尖瓣	镊子、剪刀剪开右房，11号刀片切开房间隔，进入左心房，3-0涤纶线3根悬吊心脏，显露二尖瓣
15.探查二尖瓣形态	检查二尖瓣有无断裂腱索以及注水试验检查有无瓣叶裂隙
16.二尖瓣成形	影响对合关系的瓣叶裂隙用5-0 Prolene(小)线或5-0 Prolene(大)线缝合，4-0 Gore-Tex线穿小号毛毡片重建断裂腱索，腱索长度通过注水试验确定，打结前银夹固定腱索长度，打结后取下银夹，最后用二尖瓣成形带或二尖瓣成形环固定
17.关房间隔	3-0 Prolene(大)线2根关闭房间隔
18.鼓肺排气，开放循环	取下主动脉阻断钳，长槽针插入停跳液灌注孔，头低脚高位心内排气，麻醉医师鼓肺，将冰盐水换成温盐水
19.关闭右房	4-0 Prolene(小)线或5-0 Prolene(大)线整根缝合右心房切口
20.体外循环终止	见成人体外循环终止手术配合
21.心包止血，胸腔止血	圆头电刀烧心包包边缘止血，游离钳、弯蚊式止血钳带7号线结扎，胸腔内填塞纱布止血
22.关闭胸骨	电刀及骨蜡于胸骨止血，钢丝穿胸骨，放置引流管，清点器械无误后拉紧钢丝，关闭胸骨
23.缝合肌肉及皮下组织	1-0肌肉线缝合肌肉及皮下组织
24.缝皮	4-0皮内缝线缝皮，消毒皮肤，粘贴纱布敷贴

五、成人瓣膜疾病专科手术护理

1. 护理评估

（1）评估患者病情：是否有呼吸困难，咳嗽明显症状；重度二尖瓣狭窄可有“二尖瓣面容”，双颧绀红；伴右心衰竭时可有颈静脉怒张、肝大、下肢水肿等；辅助检查、X线检查中重度狭窄时心影呈梨形。

（2）评估术前准备质量：如人工瓣膜、输血准备、急救准备、手术物品准备、必备药物等。

（3）评估患者的血氧饱和度及血氧分压。

2. 常见护理诊断/问题

（1）气体交换受损：与心源性肺功能受损有关。

（2）心功能不全：与心脏瓣膜疾病有关。

（3）组织灌注量改变：与体外循环有关。

（4）有大出血、心脏骤停的危险：与手术意外损伤、心肺功能不全有关。

（5）有低效性呼吸形态的危险：与手术创伤有关。

3. 心脏瓣膜手术护理措施

人工瓣膜护理：遵医嘱备好人工瓣膜，仔细核查人工瓣膜的名称、品牌、型号、规格、使用有效期、灭菌有效期及包装。使用前必须再次与主刀者一一核查无误，方可拆卸外包装，按无菌方法，传递至手术台上。生物类人工瓣膜使用前需要使用无菌生理盐水彻底清洗，滤净保养液。

第五节　成人冠心病手术配合

缺血性心脏病是心脏冠状动脉粥样硬化性狭窄，导致心肌供血不足、缺血、缺氧的疾病（图4-5-1），表现为心绞痛、心律失常、瓣膜反流、心力衰竭和猝死等。随着生活方式的变化和人口老龄化，该病发病率逐年上升，严重威胁中老年人群的生存和生活质量。心肌再血管化是挽救存活心肌、保护心功能、改善远期预后的必要措施。

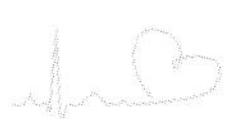

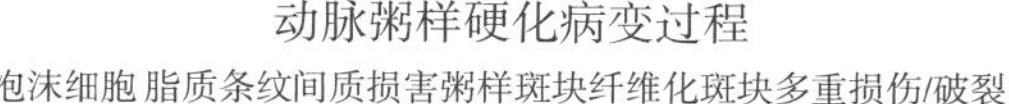

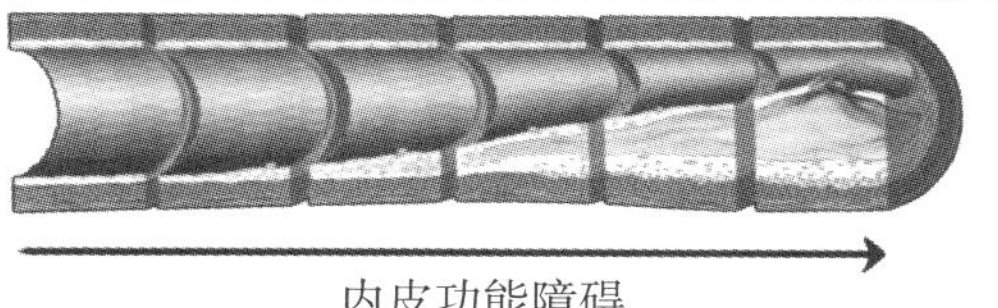

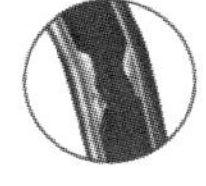

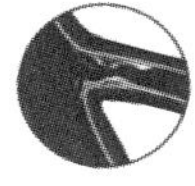

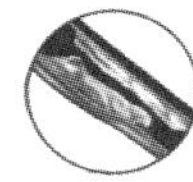

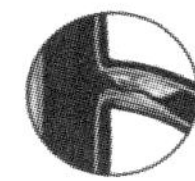

图4-5-1　**冠状动脉粥样硬化**

心肌再血管化通过2种手段实现：①经皮冠状动脉扩张和支架植入（图4-5-2）；②冠状动脉旁路移植术（图4-5-3）。冠状动脉旁路移植术以极佳的再血管化效果、更好的远期通畅率而成为缺血性心脏病的重要治疗方式。用移植的血管，即桥血管（常为大隐静脉及带蒂的乳内动脉，也可用桡动脉、带蒂胃网膜动脉和其他肢体动静脉），在升主动脉根部与病变冠状动脉梗阻以远建立一条血管通路，使心脏搏出的血从主动脉经过所架的血管桥，绕过冠状动脉病变部位，流向冠状动脉狭窄或梗阻处的远端，到达缺血的心肌，从而提高冠脉灌注，增加心肌供氧。

冠状动脉的解剖及分段：冠状动脉分为左、右两支，其开口分别位于左、右冠状窦内，左冠状动脉又分为左主干（LM）、左前降支（LAD）、回旋支（Cx），左右冠状动脉及其分支绕心脏一周，供应心脏各部位的血液供应。冠状动脉旁路移植术分为体外循环下冠状动脉旁路移植术和非体外循环下冠状动脉旁路移植术。术者根据患者病情选择相应手术方式。

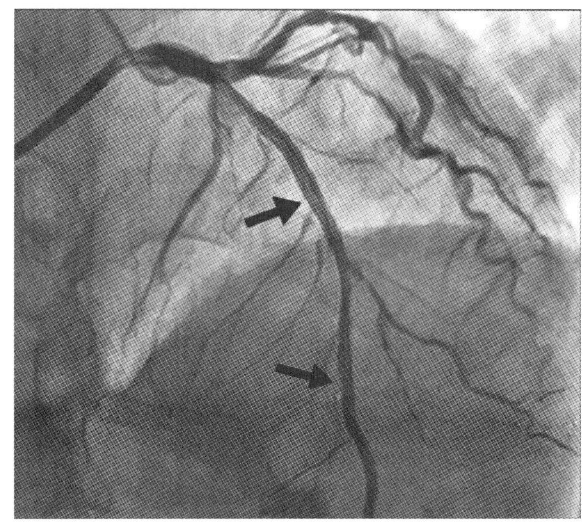

图4-5-2　**经皮冠状动脉扩张和支架植入**

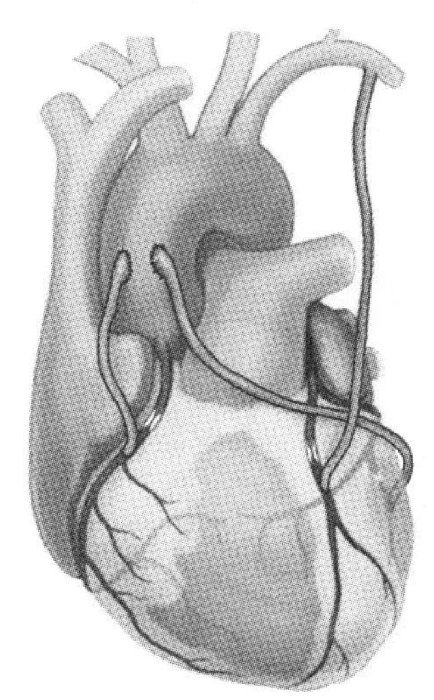

图4-5-3　**冠状动脉旁路移植术**

一、体外循环下冠状动脉旁路移植术（CABG）

（一）解剖

冠状动脉的解剖及分段：冠状动脉分为左右两支，其开口分别位于左右冠状窦内，左冠状动脉又分为左主干（LM）、左前降支（LAD）、回旋支（Cx），左右冠状动脉及其分支绕心脏一周，供应心脏各部位的血液供应。

（二）手术适应证

（1）稳定性心绞痛：心绞痛影响日常生活、工作，内科保守治疗无效，经冠状动脉造影发现冠状动脉主干或前降支/回旋支近端明显狭窄>70%，冠状动脉三支病变者，尤其心功能左室射血分数低者。

（2）不稳定性心绞痛：典型心绞痛影响日常生活、工作，内科保守治疗无效，经冠状动脉造影发现冠状动脉主干或前降支/回旋支近端明显狭窄>70%。

（3）心肌梗死后：内科介入治疗不佳者，患者症状持续，血流动力学不稳定，以及合并室壁瘤、二尖瓣关闭不全和室间隔缺损。

（4）冠状动脉严重狭窄：冠状动脉3个主要分支（前降支、回旋支、右冠状动脉）有重度狭窄者（狭窄程度超过70%），不论症状轻重，均可考虑手术。

（5）冠心病导致的致命性室律性心律失常，如由左主干或冠状动脉3个主要分支病变所致。

（6）既往接受过冠状动脉搭桥术，出现症状，非外科治疗无效病例。

（三）术前准备

1. 患者准备

仰卧位，背部垫高5～10cm，左上肢外展或双上肢置于身体两侧并妥善固定，粘贴高频电刀负极板，留置尿管，保证各种管道的通畅。

2. 手术用物准备

（1）器械：取血管、成人体外、冰体盆、胸骨锯、搭桥、乳内胸撑、侧壁钳。

（2）敷料：双夹大×4、体孔×2、手术衣×2。

（3）一次性物品：成人套针，4、7、10号线，10、11、23号刀片，吸引器管，液化石蜡，成人阻断管（各种型号乳胶、硅胶导管剪断制成），显影纱，一次性冲洗器，A-P膜，敷贴，26号血浆管，单极电刀，电刀清洁片，灯柄，纱布块，烧伤纱布，无菌绷带，

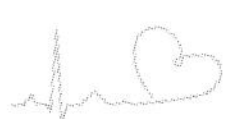

无菌弹力绷带，符合制冰机尺寸的一次性医用保护套，吸针板，10mL注射器，20mL注射器，手套若干。

（4）体外循环用物：体外循环管道、动脉泵管、静脉引流管、心外吸引管、心内吸引管、冠脉尖刀、冠脉圆刀、停跳液泵管、冠脉流量测量仪探头、大小银夹、打孔器、血液回收机。

（5）高值耗材：2-0涤纶线、3-0涤纶线、4-0 Prolene（小）线、5-0 Prolene（大）线、6-0 Prolene（大）线、7-0 Prolene线、8-0 Prolene线、骨蜡，4-0吸收线、2-0吸收线、1-0吸收线。

（四）手术步骤与手术配合

具体见表4-5-1。

表4-5-1　体外循环下冠状动脉旁路移植术步骤及手术配合

手术步骤	手术配合
1.体位	仰卧位，背部垫高5～10cm，左上肢外展或双上肢置于身体两侧
2.麻醉	气管插管全身麻醉
3.手术切口	胸骨正中切口
4.术野皮肤消毒	使用1%活力碘消毒皮肤3次，上至下颌，下至足踝，两侧过腋中线，最后对会阴部消毒
5.铺巾	双腿下铺双层中单、中间铺一次性医用保护套防水，小号治疗巾、无菌绷带包扎双脚，胸部常规铺巾，头架铺中号治疗巾，切口下方中单叠铺于腹部，体孔同中单叠置腹部，暴露胸部及下肢切口处
6.取大隐静脉	从腹股沟开始取至内踝，钝性分离大隐静脉周围组织，钳夹细小分支并剪断。①用镊子、剪刀分离大隐静脉。银夹钳止血，结扎分支血管。②切取合适长度大隐静脉，在远端插入橄榄型针头，7号丝线固定，注射器向静脉内注入肝素罂粟碱盐水冲洗10次。③用显微剪、显微镊、银夹修整静脉桥管，置于肝素罂粟碱盐水中待用。④1-0、2-0可吸收线分别缝合大腿、小腿肌肉皮下组织，4-0可吸收线缝皮，弹力绷带加烧伤纱布加压包扎，清理器械，用中单加盖双腿
7.取乳内动脉	胸骨正中切口，锯开胸骨。①用乳内胸撑撑开胸骨，使左侧胸廓抬高，将手术床偏向左侧。②调小电刀功率，游离乳内动脉，将壁层胸膜自胸内筋膜钝性向外侧剥离至距离胸骨缘约6cm处，用电刀切割胸壁纵隔间的小血管交通支，用显微剪、显微镊纵行切开组织，用电刀、银夹止血。③距乳内动脉侧1cm处切开胸内筋膜，切口为血管全长。在第3、4肋间软骨平面钝性分离该段血管，乳内动脉血管蒂上缘分离到左锁骨下动脉起源处，下缘直到第6肋间，细小分支用电刀、银夹止血。④7×17圆针穿7号丝线缝扎或者银夹夹闭靠近胸壁外侧远端血管蒂，剪断乳内动脉血管，狗头血管夹夹闭近心端，肝素罂粟碱盐水纱布覆盖血管，保持湿润

续表

手术步骤	手术配合
8.固定体外循环管道	用组织钳将体外循环管道、停跳液管、心外吸引器、电刀妥善固定
9.建立体外循环	见成人体外循环建立手术配合，插腔房管转流后心包内置冰屑，保持心脏局部低温
10.插"Y"形灌注管	插入"Y"形灌注管，收紧荷包并用7号丝线固定，排水后接冰停跳液血水待用，连接"Y"形灌注管灌注停跳液
11.降温阻断	主动脉阻断钳阻断主动脉，心脏灌停跳液，冰屑保护心肌
12.乳内动脉与前降支吻合	用两块冰长垫或一块冰方垫垫高心脏，冠脉圆刀切开心脏包膜及脂肪，显露冠状动脉，冠脉尖刀沿血管前壁中央纵行切开冠脉血管，向前剪或回头剪扩大切口至所需吻合的切口长度，8-0 Prolene端侧吻合左乳内动脉与前降支，7-0 Prolene线固定乳内动脉旁筋膜于心外膜上
13.大隐静脉与冠状动脉其他分支吻合	显微剪将桥管近心端剪成45°斜面，用两块冰长垫或一块冰方垫垫高心脏，冠脉圆刀切开心脏包膜及脂肪，显露冠状动脉，冠脉尖片沿血管前壁中央纵行切开冠脉血管，向前剪或回头剪扩大切口至所需吻合的切口长度，7-0 Prolene线端侧吻合静脉桥管与回旋支等冠脉分支血管，吻合至最后一针时用20mL注射器将冰停跳液血水注入血管，检查吻合口是否渗漏
14.鼓肺排气，开放循环	取下主动脉阻断钳，头低脚高位，麻醉医师鼓肺，将冰盐水换成温盐水
15.吻合主动脉端并排气	狗头血管夹钳夹血管，预留合适长度后剪断，侧壁钳钳夹部分升主动脉前壁，剪刀剪开主动脉吻合口处血管外膜，11号刀片在主动脉切开开口，4mm / 4.4mm打孔器打孔，6-0 Prolene线连续吻合静脉桥管与主动脉。取下侧壁钳，恢复静脉桥管血供，6-0 Prolene在桥管扎孔排气
16.体外循环终止	见成人体外循环终止手术配合
17.心包止血，胸腔止血	圆头电刀烧心包边缘止血，游离钳、弯蚊式止血钳带7号线结扎，胸腔内填塞纱布止血
18.关闭胸骨	电刀及骨蜡于胸骨止血，钢丝穿胸骨，放置引流管，清点器械无误后拉紧钢丝，关闭胸骨
19.缝合肌肉及皮下组织	1-0肌肉线缝合肌肉及皮下组织
20.缝皮	4-0皮内缝线缝皮，消毒皮肤，粘贴纱布敷贴

二、非体外循环下冠状动脉旁路移植术

（一）解剖

冠状动脉的解剖及分段：冠状动脉分为左、右两支，其开口分别位于左、右冠状

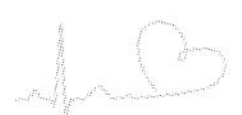

窦内，左冠状动脉又分为左主干（LM）、左前降支（LAD）、回旋支（Cx），左右冠状动脉及其分支绕心脏一周，供应心脏各部位的血液供应。

（二）手术适应证

（1）稳定型心绞痛：心绞痛影响日常生活、工作，内科保守治疗无效，经冠状动脉造影发现冠状动脉主干或前降支/回旋支近端明显狭窄>70%，冠状动脉3个主要分支病变者，尤其心功能左室射血分数低者。

（2）不稳定型心绞痛：典型心绞痛影响日常生活、工作，内科保守治疗无效经冠状动脉造影发现冠状动脉主干或前降支/回旋支近端明显狭窄>70%。

（3）心肌梗死后：内科介入治疗不佳者，患者症状持续，血流动力学不稳定，以及合并室壁瘤、二尖瓣关闭不全和室间隔缺损。

（4）冠状动脉严重狭窄：冠状动脉3个主要分支（前降支、回旋支、右冠状动脉）有重度狭窄者（狭窄程度超过70%），不论症状轻重，均可考虑手术。

（5）冠心病导致的致命性室律性心律失常，如由左主干或冠状动脉3个主要分支病变所致。

（6）既往曾经接受过冠状动脉搭桥术，出现症状，非外科治疗无效病例。

（三）术前准备

1. 患者准备

仰卧位，背部垫高5～10cm，左上肢外展或双上肢置于身体两侧并妥善固定，粘贴高频电刀负极板，留置尿管，保证各种管道的通畅。

2. 手术用物准备

按体外循环下冠状动脉旁路移植术准备。

（1）器械：取血管、成人体外、冰体盆、胸骨锯、搭桥、乳内胸撑、侧壁钳。

（2）敷料：双夹大×4、体孔×2、手术衣×2。

（3）一次性物品：成人套针，4、7、10号线，10、11、23号刀片，吸引器管，液状石蜡，成人阻断管（各种型号乳胶、硅胶导管剪断制成），显影纱布，一次性冲洗器，A-P膜，敷贴，26号血浆管，单极电刀，电刀清洁片，灯柄，纱布块，烧伤纱布，无菌绷带，无菌弹力绷带，符合制冰机尺寸的一次性医用保护套，吸针板，10mL注射器，20mL注射器，手套若干。

（4）体外循环用物（备）：体外循环管道、动脉泵管、静脉引流管、心外吸引管、心内吸引管、停跳液泵管、冠脉流量测量仪探头、冠脉阻断带、各种型号血管分流器、冠脉圆刀、冠脉尖刀、大/小银夹、打孔器、血液回收机。

（5）高值耗材：2-0涤纶线、3-0涤纶线、4-0 Prolene（小）线、5-0 Prolene（大）线、6-0 Prolene（大）线、7-0 Prolene线、8-0 Prolene线、骨蜡、4-0吸收线、2-0吸收线、1-0吸收线。

（四）手术步骤与配合

具体见表4-5-2。

表4-5-2　非体外循环下冠状动脉旁路移植术步骤及手术配合

手术步骤	手术配合
1.体位	仰卧位，背部垫高5～10cm，左上肢外展或双上肢置于身体两侧
2.麻醉	气管插管全身麻醉
3.手术切口	胸骨正中切口
4.术野皮肤消毒	使用1%活力碘消毒皮肤3次，上至下颌，下至足踝，两侧过腋中线，最后消毒会阴部
5.铺巾	双腿下铺双层中单、中间铺一次性医用保护套防水，小号治疗巾、无菌绷带包扎双脚，胸部常规铺巾，头架铺中号治疗巾，切口下方中单叠铺于腹部，体孔同中单叠置腹部，暴露胸部及下肢切口处
6.取大隐静脉	从腹股沟开始取至内踝，钝性分离大隐静脉周围组织，钳夹细小分支并剪断。①用镊子、剪刀分离大隐静脉。银夹钳止血，结扎分支血管。②切取合适长度大隐静脉，在远端插入橄榄形针头，7号丝线固定，注射器向静脉内注入肝素罂粟碱盐水冲洗10次。③用显微剪、显微镊、银夹修整静脉桥管，置于肝素罂粟碱盐水中待用。④1-0、2-0可吸收线分别缝合大腿、小腿肌肉皮下组织，4-0可吸收线缝皮，弹力绷带加烧伤纱布加压包扎，清理器械，中单加盖双腿
7.取乳内动脉	胸骨正中切口，锯开胸骨。①用乳内胸撑撑开胸骨，使左侧胸廓抬高，将手术床偏向左侧。②调小电刀功率，游离乳内动脉，将壁层胸膜自胸内筋膜钝性向外侧剥离至距离胸骨缘约6cm处，用电刀切割胸壁纵隔间的小血管交通支，用显微剪、显微镊纵行切开组织，用电刀、银夹止血。③距乳内动脉侧1cm处切开胸内筋膜，切口为血管全长。在第3、4肋间软骨平面钝性分离该段血管，乳内动脉血管带上缘分离到左锁骨下动脉起源处，下缘直到第6肋间，细小分支用电刀、银夹止血。④7×17圆针7号丝线缝扎或者银夹夹闭靠近胸壁外侧远端血管带，剪断乳内动脉血管，狗头血管夹夹闭断端，肝素罂粟碱盐水纱布覆盖血管，保持湿润
8.缝主动脉荷包、心底荷包	2-0涤纶线缝主动脉荷包束红短管备用，2-0涤纶线缝心底，束红长管，用于牵拉心脏

续表

手术步骤	手术配合
9.乳内动脉与前降支吻合	用热水长垫垫高心脏，用心脏固定器固定心脏，冠脉圆刀切开心脏外膜及脂肪，显露冠状动脉，冠脉阻断带阻断血管，冠脉尖刀沿血管前壁中央纵行切开血管，向前剪或回头剪扩大切口至所需吻合的切口长度，置入相对型号血管分流器，以支撑冠状动脉，8-0 Prolene端侧吻合左乳内动脉与前降支，7-0 Prolene固定乳内动脉旁筋膜于心外膜上
10.大隐静脉与冠状动脉其他分支吻合	显微剪将桥管近心端剪成45°斜面，用热水长垫垫高心脏，冠脉圆刀切开心脏包膜及脂肪，显露冠状动脉，冠脉尖刀沿血管前壁中央纵向切开冠脉血管，向前剪或回头剪扩大切口至所需吻合的切口长度，7-0 Prolene端侧吻合静脉桥管与回旋支等冠脉分支血管，吻合至最后一针时用20mL注射器将生理盐水注入血管，检查吻合口是否渗漏
11.吻合主动脉端并排气	血管夹钳夹血管，预留长度后剪断，侧壁钳钳夹部分升主动脉前壁，剪刀剪开主动脉吻合口处外膜，11号刀片在主动脉切开开口，4mm /4.4mm打孔器打孔，6-0 Prolene连续吻合静脉桥管与主动脉。取下侧壁钳，恢复静脉桥管血供，6-0 Prolene在桥管扎孔排气
12.心血，胸腔止血	圆头电刀烧心包边缘止血，游离钳、弯蚊式止血钳带7号线结扎，胸腔内填塞纱布止血
13.关闭胸骨	电刀及骨蜡于胸骨止血，钢丝穿胸骨，放置引流管，清点器械无误后拉紧钢丝，关闭胸骨
14.缝合肌肉及皮下组织	1-0肌肉线缝合肌肉及皮下组织
15.缝皮	4-0皮内缝线缝皮，消毒皮肤，粘贴纱布敷贴

第六节　心脏大血管亚专科常见手术手术配合

主动脉壁由3层组成：内膜、中膜和外膜。内膜是由内皮细胞形成的薄层基质，并且很容易受到创伤；中膜是最厚的，它由以螺旋方式排列的弹性纤维组成，以增加抗拉强度；外膜是一层薄薄的纤维层，并且含有营养血管，可将营养物质传递给中膜。主动脉具有高度顺应性，并且由于介质中具有弹性纤维，它在心动周期中可以扩张和收缩。由于弹性纤维的碎裂和中膜纤维组织量的增加，顺应性随着年龄增加而降低。高血压、高胆固醇血症和冠状动脉疾病会导致主动脉过早退化。中膜退行性病变形成的动脉瘤是主动脉根部和升主动脉中最常见的疾病。

一、Bentall 手术

（一）解剖

胸主动脉瘤是由于胸主动脉壁中层局部损伤、管壁薄弱，在管腔内压力的冲击下，向外膨胀，扩大而形成。最常见的病因是动脉粥样硬化，其次是主动脉中层囊性坏死、梅毒、感染、损伤及先天性发育不全如马方综合征等。该病发病率随年龄增加而上升，以中老年多见，动脉粥样硬化多发生在50岁以后，马方综合征多在30～40岁发病。根据不同病变部位，目前多采用不同手术方法，主要有Bentall手术及单纯的升主动脉置换术。Bentall手术即应用带瓣人工血管替代升主动脉根部和主动脉瓣膜，并移植左右冠状动脉的手术（图4-6-1）。

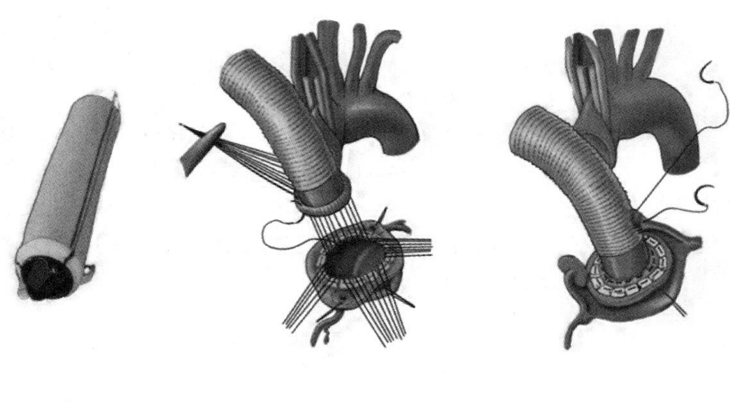

图4-6-1　Bentall手术
A.带瓣人工管道；B.人工带瓣管道植入中；C人工带瓣管道植入后

（二）手术适应证

（1）马方综合征：Bentall手术是马方综合征外科治疗的首选手术方法。

（2）I型主动脉夹层：夹层严重损害主动脉瓣叶、瓣交界或瓣环，升主动脉瘤合并主动脉瓣关闭不全

（3）主动脉炎性病变：大动脉炎或白塞病因主动脉关闭不全需要行主动脉瓣替换术的病例。

（三）术前准备

1. 患者准备

仰卧位，背部垫高5～10cm，左上肢外展或双上肢置于身体两侧并妥善固定，粘

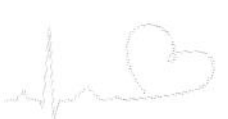

贴高频电刀负极板，留置尿管，保证各种管道的通畅。

2. 手术用物准备

（1）器械：成人体外器械、冰体盆、胸骨锯、夹层小件，备搭桥器械。

（2）敷料：双夹大×3 、体孔×1 、大孔×1 、手术衣×2。

（3）一次性物品：成人套针，4、7、10号线，11、23号刀片，吸引器管，液化石蜡，成人阻断管（各种型号乳胶、硅胶导管剪断制成），符合制冰机尺寸的一次性医用保护套，显影纱布，方垫，长垫，一次性冲洗器，A-P膜，敷贴，26号血浆管，单极电刀，电刀清洁片，灯柄，纱布块，无菌绷带，吸针板，10mL注射器，20mL注射器，手套若干。

（4）体外循环用物：体外循环管道、动脉泵管、静脉引流管、心外吸引管、心内吸引管、停跳液泵管、牛心包补片、涤纶补片、毛毡片、大银夹、小银夹、烧灼器、测瓣器、带瓣管道或人工瓣膜和人工血管制成的人工组件。

（5）高值耗材：2-0涤纶线、3-0涤纶线、4-0 Prolene（小）线、4-0 Prolene（大）线、5-0 Prolene（小）线、5-0 Prolene（大）线、6-0 Prolene（大）线、骨蜡、4-0吸收线、2-0吸收线、1-0吸收线。

（四）手术步骤与手术配合

具体见表4-6-1。

表4-6-1　Bentall手术步骤及手术配合

手术步骤	手术配合
1.体位	仰卧位，背部垫高5～10cm，左上肢外展或双上肢置于身体两侧
2.麻醉	气管插管全身麻醉
3.手术切口	胸骨正中切口
4.手术野皮肤消毒	使1%活力碘消毒皮肤3次，上至下颌，左腿消毒至膝盖，右腿消毒至足踝备搭桥，两侧过腋中线，最后消毒会阴部
5.分离股动脉	23号刀片切开皮肤，电刀切开止血，动静脉分支均用银夹夹闭后使用电刀切断，6-0 Prolene(大)线或5-0 Prolene(小)线缝荷包束红短束管
6.正中开胸	自胸骨切迹至剑突切开皮肤，电刀止血，用直角钳分离锁骨间韧带与胸膜，用胸骨锯锯开胸骨，将骨蜡涂在骨髓腔，换电刀圆头电凝止血，胸撑撑开胸骨
7.固定体外循环管道	用组织钳将体外循环管道、停跳液泵管、心外吸引器、电刀妥善固定
8.股动脉插管	股动脉：依次用穿刺针，导丝，股动脉插管、带线结扎、拔出内芯，中直橡皮钳夹管、排水后连接体外循环管道、10×28三角针穿7号线固定

续表

手术步骤	手术配合
9.切开心包	剪取自体心包备用，7×17圆针穿4号丝线悬吊心包
10.插腔房管	心耳钳夹住右心耳尖部，4-0 Prolene(小)线缝腔房管荷包，束红长管，弯蚊式止血钳固定，11号刀片在荷包内切一小口，胆囊钳扩大切口后插入腔房管
11.插左房管	4-0 Prolene(小)线缝左房荷包，束红长管，弯蚊式止血钳固定，11号刀片在荷包内切一小口，胆囊钳扩大切口后插入左房管
12.降温 阻断	主动脉阻断钳阻断主动脉，11号刀片、剪刀剪开主动脉，心脏灌停跳液，冰屑保护心肌，3-0涤纶线长半根吊线2根
13.暴露主动脉根部和主动脉瓣	切开升主动脉，暴露左右冠状动脉开口，直视顺行灌注停跳液，于心脏表面放置冰屑降温。清除瘤体内血栓或夹层。仔细探查内膜破口位置，主动脉夹层累及范围及冠状动脉开口关系，彻底剪除剥脱内膜片
14.切除主动脉瓣	保留2～3mm瓣叶根部，以利于缝合，选择合适带瓣管道或人工瓣膜和人工血管
15.近端吻合	间断缝：以带瓣管道或人工瓣膜和人工血管制成的人工组件行根部替换，近心端固定于主动脉瓣环上，采用2-0编织线双头针褥式缝法 连续缝：3根3-0 Prolene(小)线分别缝3个窦，依次顺序为左冠窦、右冠窦，最后缝无冠窦
16.吻合冠状动脉	在与冠状动脉开口相对应的人工血管壁上用烧灼器各切开0.8～1cm小孔，用5-0 Prolene(小)线连续缝合法于冠状动脉开口吻合，先吻合左冠状动脉，后吻合右冠状动脉
17.吻合升主动脉远端	最后将人工血管远端与升主动脉近端行端端吻合，用4-0 Prolene(大)线或4-0 Prolene(小)线连续吻合，备4-0 Prolene(小)线穿毛毡片止血
18.鼓肺排气，开放循环	取下主动脉阻断钳，长槽针插入主动脉根部灌注孔，头低脚高位心内排气，麻醉医师鼓肺，将冰盐水换成温盐水
19.主动脉根部-右心房分流	根部替换完成后，用4-0 Prolene(小)线或5-0 Prolene(大)线将心包片"V"形缝合，关闭主动脉根部和心包横窦腔隙
20.常规停机、鱼精蛋白中和肝素，拔管	
21.常规关胸	

（五）术后护理

（1）擦净切口周围血迹，协助医生粘贴敷料。

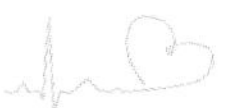

（2）协助医生清理手术铺巾，检查负极板周围皮肤以及受压部位皮肤情况。

（3）检查患者交接单、手术安全核查单以及手术器械清点单的准确性及完整性。

（4）妥善安置患者的各种管道，保证各管道通畅。清点患者的血制品和药品，防止遗漏。

（5）注意患者的保暖及隐私保护。

（6）协助医生安全转运患者，与ICU护士交班。

二、升主动脉置换+全弓置换+“象鼻”技术（Ⅰ型夹层）

（一）解剖

主动脉夹层，是指主动脉内膜撕裂导致血液通过内膜的破口流入主动脉壁各层之间形成夹层血肿，迫使主动脉壁各层分开。主动脉夹层是一种危险的急性病，即使及时进行积极的治疗，仍然可能快速致死。如果主动脉夹层完全撕裂，将会迅速大规模失血，导致循环衰竭而立刻死亡。主动脉夹层破裂的病死率为80%，有50%的患者甚至还没来得及到达医院就已经死亡。因此，如果主动脉夹层达到6cm，患者必须采取紧急手术治疗。根据主动脉夹层内膜裂口的位置和夹层累及的范围，可分为3型（DeBakey分型法）（图4-6-2）：

Ⅰ型：主动脉夹层累及范围自升主动脉到降主动脉甚至到腹主动脉。

Ⅱ型：主动脉夹层累及范围仅限于升主动脉。

Ⅲ型：主动脉夹层累及降主动脉。向下未累及腹主动脉者为Ⅲa型，向下累及腹主动脉者为Ⅲb型。

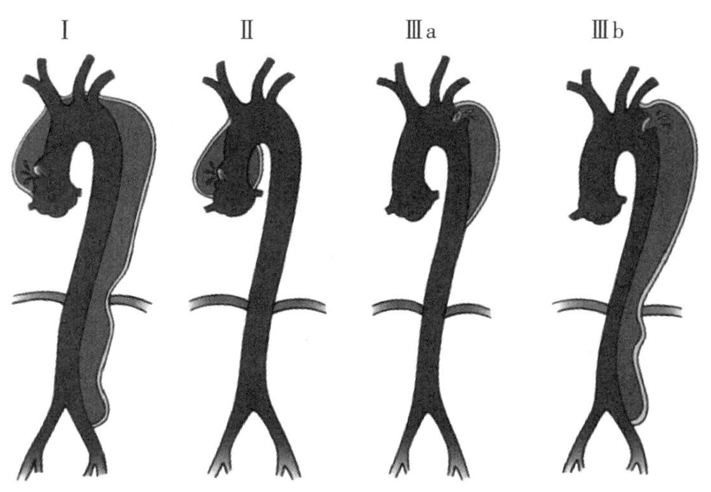

图4-6-2　主动脉夹层DeBakey分型法

（二）手术适应证

一经确诊，应立即急诊手术。

（1）不完全血栓化，假腔内仍有血流存在。

（2）假腔直径较大，真腔受压变形。

（3）明显主动脉瘤形成。

（4）合并重度主动脉瓣关闭不全。

（5）心包内存在中等量以上心包积液。

（6）窦部受累严重，影响管状动脉循环。

（7）不立即危及生命的缺血损伤，如双肾缺血无尿、肢体缺血甚至坏死、急性重型肝炎等，术后应行补救性措施。

（三）术前准备

1. 患者准备

仰卧位，背部垫高5～10cm，双上肢置于身体两侧并妥善固定，粘贴高频电刀负极板，留置尿管，保证各种管道的通畅。患者术前检查胸腹部X线拍片、CT或MRI，超声心电图等，备血。

2. 手术用物准备

（1）器械：成人体外器械、冰体盆、体外胸骨锯、夹层小件，备搭桥器械。

（2）敷料：双夹大×3、体孔×1、大孔×1、手术衣×2。

（3）一次性物品：成人套针，4、7、10号线，11、23号刀片，吸引器管，液化石蜡，成人阻断管（各种型号乳胶、硅胶导管剪断制成），显影纱布，符合制冰机尺寸的一次性医用保护套，一次性冲洗器，A-P膜，大敷贴，26号血浆管，单极电刀，电刀清洁片，灯柄，纱布块，无菌绷带，吸针板，手套若干，骨蜡，4-0吸收线，2-0吸收线，1-0吸收线。

（4）体外循环用物：体外循环管道、动脉泵管、静脉引流管、心外吸引管、心内吸引管、停跳液泵管、血液回收机、牛心包补片、涤纶补片、毛毡片、大/小银夹、四分叉人工血管、“象鼻子”支架、测瓣器。

（5）高值耗材：2-0涤纶线、3-0涤纶线、3-0 Prolene（小）线、3-0 Prolene（大）线、4-0 Prolene（小）线、4-0 Prolene（大）线、5-0 Prolene（小）线、5-0 Prolene（大）线、6-0 Prolene（大）线。

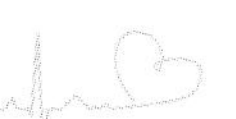

（四）手术步骤与手术配合

具体见表4-6-2。

表4-6-2　升主动脉置换+全弓置换+象鼻术步骤及手术配合

手术步骤	手术配合
1.体位	仰卧位，背部垫高5～10cm，双上肢置于身体两侧
2.麻醉	气管插管全身麻醉
3.手术切口	胸骨正中切口
4.手术野皮肤消毒	使用1%活力碘消毒皮肤3次，上至下颌，左腿消毒至膝盖，右腿消毒至足踝备搭桥，两侧过腋中线，最后消毒会阴部
5.分离股动脉	23号刀片切开皮肤，电刀切开止血，动静脉分支均用银夹夹闭后使用电刀切断，6-0 Prolene（大）线或5-0 Prolene（小）线缝荷包束红短束管
6.分离腋动脉	于平右侧锁骨拐角处（约为中外1/3处）切开皮肤，游离皮下组织至肌肉层，电刀切开肌肉层，乳突牵开器撑开肌肉层；触摸肱动脉搏动，游离腋静脉，腋动脉位于腋静脉后方偏上，静脉钩向右下方牵拉胸小肌，游离脂肪层可见腋动脉，动静脉分支均用银夹夹闭后使用电刀切断；游离出部分腋动脉后用直角血管钳牵引细橡皮筋，上下牵拉，游离出尽可能长的腋动脉，10号丝线套红短束管
7.正中开胸	自胸骨切迹至剑突切开皮肤，电刀切开止血，用直角钳分离锁骨间韧带与胸膜，纵向锯开胸骨，用胸骨锯劈开胸骨，将骨蜡涂在骨髓腔，换电刀圆头电凝止血，胸撑撑开，电刀换切头
8.分离三根分支血管	分离无名静脉，用弯蚊式止血钳橡皮筋牵拉，暴露手术野；电刀头前端戴保护套，游离无名动脉，胆囊钳带打湿棉线或10号丝线牵拉；游离左颈总动脉，用胆囊钳带打湿棉线或弯蚊式止血钳带10号丝线束红色短管，游离左锁骨下动脉，胆囊钳带打湿棉线牵拉
9.固定体外循环管道	用组织钳将体外循环管道、停跳液泵管、心外吸引器、电刀妥善固定
10.股动脉、腋动脉插管	股动脉：依次用穿刺针、导丝，股动脉插管，带线结扎、拔出内芯，中直橡皮钳夹管、排水后连接体外循环管道，10×28三角针穿7号线固定； 腋动脉插管：小阻断钳阻断腋动脉，11号刀片切开腋动脉、腋动脉插管，带线结扎、拔出内芯，中直橡皮钳夹管、排水接体外循环管道，10×28三角针穿7号线固定
11.切开心包	剪取自体心包条备用，7×17圆针穿4号丝线悬吊心包

续表

手术步骤	手术配合
12.插腔房管	心耳钳夹住右心耳尖部，4-0 Prolene（小）线缝腔房管荷包，束红长管，弯蚊式止血钳固定，11号刀片在荷包内切一小口，胆囊钳扩大切口后插入腔房管
13.插左房管	4-0 Prolene（小）线缝左房荷包，束红长管，弯蚊式止血钳固定，11号刀片在荷包内切一小口，胆囊钳扩大切口后插入左房管
14.降温 阻断	主动脉阻断钳阻断主动脉，11号刀片、剪刀剪开升主动脉，心脏灌停跳液，冰屑保护心肌，3-0涤纶线、长半根吊线2根
15.探查主动脉	切开升主动脉，暴露左右冠状动脉开口，直视顺行灌注停跳液，于心脏表面放置冰屑降温。清除瘤体内血栓或夹层。仔细探查内膜破口位置、主动脉夹层累及范围及冠状动脉开口关系，修剪弓部动脉瘤体，保留瘤体下壁和后壁，依情况制定术式（主动脉根部替换术、保留主动脉瓣的根部替换手术、升主动脉置换术）
16.离断主动脉弓三支血管	降温至肛温20℃，阻断钳依次阻断左锁骨下动脉、左颈总动脉、无名动脉，近端残端用4-0 Prolene（小）线缝扎，再用7号线结扎，左颈总插管进行选择性脑灌
17.修剪降主动脉，选择“象鼻子”支架、人工血管	选择合适型号的“象鼻子”支架、人工血管，修剪人工血管至合适长度，用银夹固定自体心包条于人工血管远端
18.主动脉远端吻合	放入降主动脉“象鼻子”支架，4-0 Prolene（大）线进行人工血管远端吻合，备4-0 Prolene（大）线穿毛毡片吻合口止血，吻合完毕，恢复循环用长弯橡皮钳钳夹人工血管（图4-6-3）
19.主动脉近端吻合	修剪主动脉根部及人工血管，用银夹将牛心包条固定在人工血管上，用4-0 Prolene（小）线进行主动脉近端吻合，备4-0 Prolene（小）线穿毛毡片止血
20.鼓肺排气，开放循环	中弯橡皮钳夹闭人工血管分支血管，取下主动脉阻断钳，头低脚高位心内排气，麻醉医师鼓肺，将冰盐水换成温盐水
21.吻合主动脉弓三支血管	分别修剪3支分支血管，用5-0 Prolene（小）线吻合，备5-0 Prolene（小）线穿毛毡片或牛心包片止血
22.吻合口止血	4-0 Prolene/5-0 Prolene穿毛毡片或牛心包片加固吻合口止血
23.常规停机、鱼精蛋白中和肝素，拔管	第4根人工血管用10号线结扎2次
24.常规关胸	

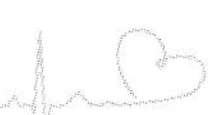

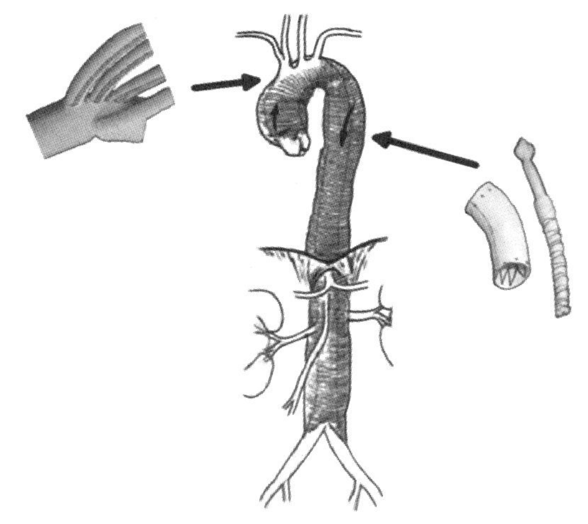

图4-6-3　放置“象鼻子”支架、人工血管

（五）术后护理

（1）擦净切口周围血迹，协助医生粘贴敷料。

（2）协助医生清理手术铺巾，检查负极板周围皮肤以及受压部位皮肤情况。

（3）检查患者交接单、手术安全核查单以及手术器械清点单的准确性及完整性。

（4）妥善安置患者的各种管道，保证各管道通畅。清点患者的血制品和药品，防止遗漏。

（5）注意患者的保暖及隐私保护。

（6）协助医生安全转运患者，与ICU护士交班。

三、胸腹主动脉瘤切除术

（一）解剖

远端主动脉包括降主动脉胸段和腹段，胸段从左锁骨下动脉延伸至胸腔内的膈肌水平，腹段从膈肌延伸至髂动脉分叉水平。膈肌为胸主动脉和腹主动脉的分界。局限在胸腔内（左锁骨下动脉以远）的主动脉瘤称为胸降主动脉瘤（descending thoracic aortic aneurysm，DTAA）。横跨膈肌，胸段和腹段均有不同程度累及的主动脉瘤称为胸腹主动脉瘤（thoracoabdominal aortic aneurysm，TAAA）（图4-6-4）。

由于胸主动脉腔内修复术（thoracic endovascular aortic repair，TEVAR）的出现及其在DTAA修复中的主导地位，远端主动脉瘤的治疗已经发生了巨大的变化。尽管开放手术仍然是TAAA的金标准，但TEVAR现在已经选择性地用于DTAA的治疗。现代重症监护及外科持续改进的器官保护手段使外科修复的效果明显比过去几十年更好，但DTAA和TAAA的手术治疗仍然是心血管外科医生面临的严峻挑战。

TAAA的Crawford分型（图4-6-5）根据主动脉的受累范围进行了标准化分型。根据这个分型，可以进行恰当的危险分层，选择特定的治疗方式，确定不同分型间的神经系统并发症以及与TAAA修复相关的其他并发症发生率和病死率。Ⅰ型TAAA手术治疗需要置换大部分或者全部的胸降主动脉及腹主动脉上段。Ⅱ型需要置换大部分或者全部的胸主动脉并一直延伸至肾下腹主动脉。Ⅲ型需要置换下半段或更少的胸降主动脉以及各段腹主动脉。Ⅳ型需要置换大部分或全部腹主动脉。

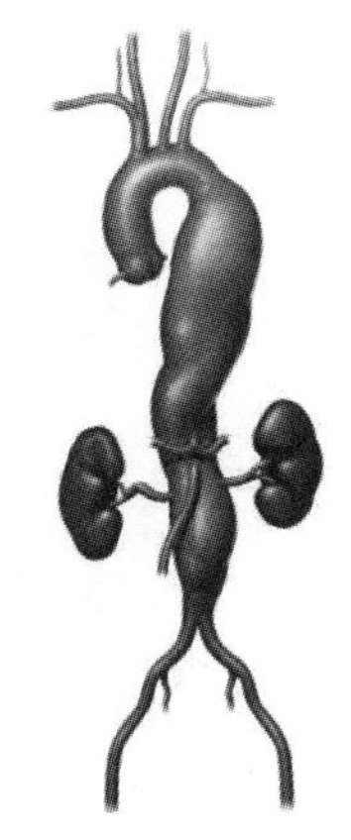

图4-6-4　胸腹主动脉瘤

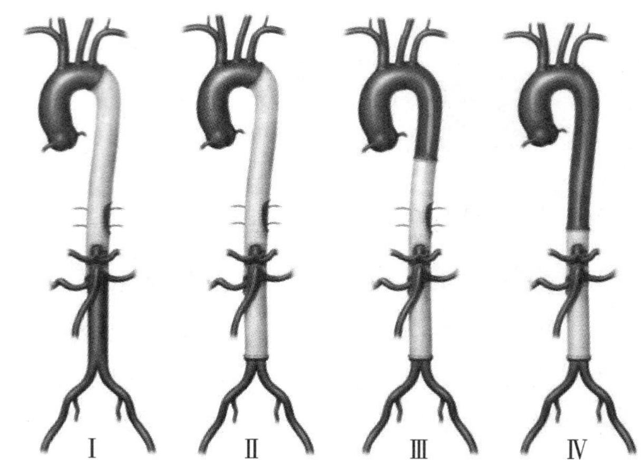

图4-6-5　TAAA的Crawford分型

（二）手术适应证

（1）症状比较明显，特别是有周围器官受压症状的患者需要急诊手术。

（2）动脉瘤直径达到5cm或一年内直径增长超过1cm的患者需要手术治疗。

（3）动脉瘤内有血栓形成者，引起重要动脉栓塞者。

（三）术前准备

1. 患者准备

右侧卧位，肩与床面成60°～90°，臀部与床面成30°（图4-6-6）。左侧上肢置于搁手架上，右侧上肢置于搁手板上并妥善固定，粘贴高频电刀负极板，留置尿管，保证各种管道的通畅。

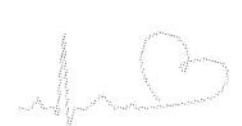

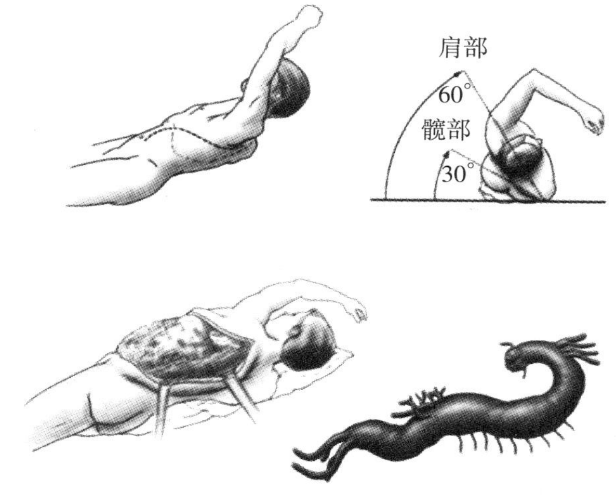

图4-6-6　胸腹主动脉瘤手术体位

2. 手术用物准备

（1）器械：成人体外器械、冰体盆、胸骨锯、夹层小件、胸腹主动脉瘤器械，备搭桥器械。

（2）敷料：双夹大×3 、体孔×1、大孔×1、手术衣×2。

（3）一次性物品：成人套针，4、7、10号线，10、11、23号刀片，吸引器管，液状石蜡，成人阻断管(各种型号乳胶、硅胶导管剪断制成)，显影纱布，长垫，方垫，符合制冰机尺寸的一次性医用保护套，一次性冲洗器，A-P膜，敷贴，26号血浆管，单极电刀，伸缩电刀，电刀清洁片，灯柄，纱布块，无菌绷带，吸针板，手套若干。

（4）体外循环用物：体外循环管道、动脉泵管、静脉引流管、心外吸引管、心内吸引管、停跳液泵管、血液回收机、牛心包补片、涤纶补片、毛毡片、大/小银夹、四分叉人工血管、测瓣器。

（5）高值耗材：2-0涤纶线、3-0涤纶线、4-0 Prolene（小）线、4-0 Prolene（大）线、5-0 Prolene（小）线、5-0 Prolene（大）线、6-0 Prolene（大）线、骨蜡、4-0吸收线、2-0吸收线、1-0吸收线。

（四）手术步骤与手术配合

具体见表4-6-3。

表4-6-3　胸腹主动脉瘤切除术步骤及手术配合

手术步骤	手术配合
1.体位	改良右侧卧位，肩与床面成60°～90°，臀部与床面成30°

续表

手术步骤	手术配合
2.麻醉	双腔气管插管全身麻醉
3.手术野皮肤消毒	使用1%活力碘消毒皮肤3次,上至锁骨及左上臂的上1/3处,下至膝盖,前侧至右侧腋前线,后侧至右侧腋后线,最后消毒会阴部,铺巾后切口用无菌手术贴膜覆盖
4.手术切口	胸腹联合切口。切口起至左肩胛骨与脊柱之间,绕过肩胛下角沿胸后外侧第5或第6肋弓下缘,延续至腹直肌旁。根据瘤体范围可达髂窝
5.分离股动脉	23 号刀片切开皮肤,电刀切开止血,直角血管钳带10号线牵拉股动脉,6-0 Prolene(大)缝荷包,束红短束管
6.左侧开胸	左侧第4肋及第7肋逐层开胸,左腹膜后游离出腹主动脉,探查动脉瘤情况并开腹
7.固定体外循环管道	用组织钳将体外循环管道、停跳液管、心外吸引器、电刀妥善固定
8.股动脉插管	依次用穿刺针,导丝,股动脉插管、带线结扎、拔出内芯,中直橡皮钳夹管、排水接体外循环管道、10×28三角针穿7号线固定
9.下腔静脉插管	4-0 Prolene缝下腔荷包,束红长束管,依次11号刀片、胆囊钳、下腔插管,带线结扎
10.游离血管	完全腹膜外入路。经腹直肌旁切口,自腹内斜肌和前腹膜之间钝性分离,到达腹膜后间隙,暴露腹主动脉及髂血管,直角血管钳游离腹主动脉,暴露降主动脉及两侧髂总动脉,用直角血管钳充分游离动脉瘤位置
11.选择合适的人工血管	测量左锁骨下动脉与腹腔干之间的主动脉长度,裁剪人工血管至合适长度
12.近端吻合	于瘤颈处距离2~3cm处阻断钳阻断降主动脉,纵行剖开瘤体,清除腔内血栓、瘤壁,用4-0 Prolene小针与人工血管吻合,备4-0 Prolene小针毛毡片加针止血,吻合之后将阻断钳移至人工血管
13.肋间动脉重建	停止左心转流,开放远端阻断钳,经第7肋间及腹部切口,于左肾动脉后方纵行切开瘤体,清除血栓及血管内膜片。确认腹腔脏器分支,4-0 Prolene(小)岛状吻合肋间动脉和人工血管侧壁,重建肋间动脉,将阻断钳移至肋间动脉吻合口以远,恢复肋间动脉供血
14.腹腔脏器动脉重建及远端吻合	同上述方法,重建腹腔干、肠系膜上动脉和右肾动脉。将阻断钳移至肾动脉远端,恢复上述脏器血流。以4-0 Prolene(小)连续缝合,将左肾动脉与人工血管行端侧吻合。于左肾动脉以下水平阻断人工血管,恢复腹腔脏器供血,4-0 Prolene(小)连续吻合,完成人工血管远端与降主动脉端端吻合。开放阻断钳,恢复下肢供血,完成置换
15.检查血液灌注情况	确认肠系膜上动脉、左右肾动脉及肠系膜下动脉血流灌注情况完好
16.恢复流量,复温,常规关胸	

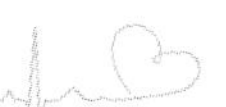

第七节　微创心脏外科亚专科常见手术手术配合

一、胸腔镜辅助右侧肋间小切口二尖瓣置换术

（一）解剖

二尖瓣即左房室瓣，包括前瓣和后瓣，通过腱索与前乳头肌、后乳头肌相连。其如同一个“单向活门”，保证血液循环由左心房一定向左心室方向流动和通过一定流量。当心脏左心室收缩时，二尖瓣关闭，血液不倒流入左心房，左心室血液由此送入主动脉。二尖瓣狭窄或闭锁不全会造成血液反流。

肋间小切口与正中切口手术相比，主要优势：①手术切口小；②复发率低，病死率低；③房颤、出血、输血发生率低，感染率低；④术后恢复时间短，住院时间短；⑤费用低。

（二）手术适应证

（1）二尖瓣病变严重。

（2）二尖瓣狭窄合并关闭不全者。

（3）闭式扩张术后再狭窄者。

（4）二尖瓣成形术后失败者 。

（5）胸廓发育良好、无畸形。

（6）股动脉管腔直径>6mm，动静脉无粥样斑块。

（三）术前准备

1. 患者准备

仰卧位，背部整体垫高5～10cm后，再将右侧胸部垫高5～10cm，右上肢叉腰位，左上肢贴于身体，妥善固定，粘贴高频电刀负极板，粘贴体外除颤板，留置尿管，保证各种管道的通畅。

2. 手术用物准备

（1）器械：成人体外器械、冰体盆、微创小切口器械 、股动脉转流小件、移植小件、圈线器、小号冰勺、Storz镜头、三折臂。

（2）敷料：双夹大×3，大孔×1，体孔×1，手术衣×2。

（3）一次性用物：成人套针，4、7、10 号线，11、23 号刀片，吸引器管，液化石蜡，成人阻断管(各种型号乳胶、硅胶导管剪断制成),显影纱布,长垫,方垫,一次性冲洗器,符合制冰机尺寸的一次性医用保护套,A-P膜,敷贴,伸缩电刀,电刀清洁片,灯柄,纱布块,无菌绷带,吸针板,手套若干,胸腔引流管。

(4)体外循环用物:体外循环管道、动脉泵管、静脉引流管、心外吸引管、心内吸引管、停跳液泵管、穿刺针、导丝、毛毡片、小银夹、测瓣器、吹气管、切口保护套。

(5)高值耗材:2-0涤纶线、3-0涤纶线、3-0 Prolene(大)线、4-0 Prolene(小)线、4-0 Prolene(大)线、5-0 Prolene(小)线、5-0 Prolene(大)线、6-0 Prolene(大)线 、1-0吸收线、4-0吸收线。

(四)手术步骤与手术配合

具体见表4-7-1。

表4-7-1 胸腔镜辅助右侧肋间小切口二尖瓣置换术手术配合

手术步骤	手术配合
1.体位	仰卧位,背部整体垫高5～10cm后,再将右侧胸部垫高5～10cm,右上肢叉腰位,左上肢贴于身体
2.麻醉	双腔气管插管全身麻醉
3.手术野皮肤消毒	使用1%活力碘消毒皮肤3次,上至下颌,下至膝盖,两侧过腋中线
4.铺巾	会阴部铺1块小号治疗巾,胸部铺5块小号治疗巾,头架铺1块中号治疗巾,腹股沟处铺4块小号治疗巾,中单、体孔铺巾后暴露胸部和腹股沟手术切口处,并分别用无菌手术贴膜覆盖
5.固定体外循环管道	用组织钳将体外循环管道、停跳液管、心外吸引器、电刀妥善固定
6.手术切口(图4-1-1)	右侧第4肋间
7.分离股动静脉	镊子、剪刀分离股动静脉,笔式显微针持、显微镊夹5-0 Prolene(小)线缝股动脉荷包,束红短束管,6-0 Prolene(大)线缝股静脉荷包,束红短束管
8.右肋4肋间切口,悬吊心包	①镊子、纱布、电刀打开切口,打湿显影纱布压肺暴露手术野,镊子、剪刀剪开心包。②用微创针持夹2-0涤纶线悬吊心包,将悬吊心包后的线分成3个象限:右上象限,11号刀片、弯蚊式止血钳打洞,用中弯夹闭;右下象限,用勾线器直接将线勾出,用弯蚊式止血钳夹闭;左下象限,11号刀片打洞,弯蚊式止血钳夹闭
9.股动静脉插管	股动脉插管:依次用穿刺针、导丝,股动脉插管,带线结扎,拔出内芯,中直橡皮钳夹管,排水接体外循环管道,10×28三角针穿7号丝线固定。 股静脉插管:依次用穿刺针、导丝,股静脉插管、带线结扎、拔出内芯,中直橡皮钳夹管,排水接体外循环管道,10×28三角针穿7号丝线束红短管固定

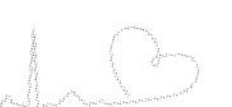

续表

手术步骤	手术配合
10.缝上腔静脉荷包，上腔静脉插管或在颈部进行上腔静脉穿刺插管	4–0 Prolene（小）线缝上腔静脉荷包，束红长管，弯蚊式止血钳固定，11号刀片在荷包内切一小口，胆囊钳扩大切口后插入上腔静脉插管，用7号丝线固定，排气后连接体外循环管道；颈部上腔静脉穿刺插管，需要麻醉医师提前穿好鞘管，活力碘消毒，尖刀扩口，插入上腔静脉管，10×28三角针穿7号丝固定，必要时束红短管固定
11.缝停跳液针荷包，插主动脉根部灌注管	4–0 Prolene（小）线穿毛毡片及对片缝主动脉根部灌注管荷包，中弯带7号线，束红长束管，插主动脉根部灌注管
12.上、下腔静脉套带	小游离钳、镊子钝性游离上腔静脉，胆囊钳带打湿的棉线穿过，打结或束18号白短束管并用弯蚊式止血钳固定，大游离钳、镊子钝性游离右下肺静脉与下腔静脉隐窝处鞘膜，胆囊钳带打湿的棉线穿过打结或束18号白长束管
13.降温 阻断	微创主动脉阻断钳阻断主动脉，灌注停跳液，冰屑冰盐水保护心肌
14.探查二尖瓣	镊子、剪刀剪开右房，从房间隔入路：11号刀片切开房间隔，进入左心房，3–0涤纶线悬吊心脏，暴露二尖瓣，探查二尖瓣；房间沟入路：11号刀片切开房间沟，房间沟撑开器撑开，暴露二尖瓣
15.切除病变二尖瓣	抓瓣钳、11号刀片、剪刀切除病变二尖瓣，妥善保管标本，测瓣器测量二尖瓣大小，确定瓣膜型号
16.置换二尖瓣	间断缝合：2–0带垫片编织线白绿交替缝合大约16针
17.关房间隔或房间沟	3–0 Prolene（大）线2根关闭房间隔，或4–0 Prolene（大）线关闭房间沟
18.鼓肺排气，开放循环	取下主动脉阻断钳，停跳液泵管倒向引流，头低脚高位心内排气，麻醉医师鼓肺，将冰盐水换成温盐水
19.关闭右房	4–0 Prolene（小）线/5–0 Prolene（大）线整根缝合右心房切口
20.拔管	拔除上腔静脉插管，4–0 Prolene（小）线缝合加针，准备停机，停机后拔除股静脉插管，6–0 Prolene线加针止血，体外循环终止，准备鱼精蛋白中和肝素，拔除股动脉插管，5–0 Prolene（小）线加针止血
21.关胸	①放置胸管，9×28三角针穿7号线固定；②9×28圆针10号丝线关闭肋间组织；③1–0吸收线缝合肌肉及皮下组织，4–0吸收线缝皮

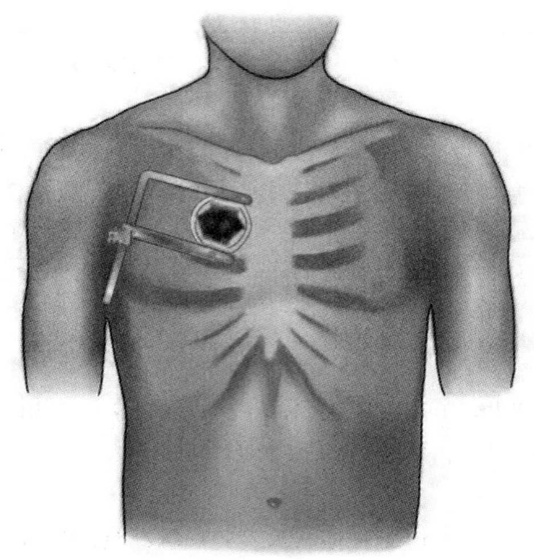

图 4-7-1　右侧肋间小切口手术切口

二、胸腔镜辅助小切口房缺修补术

（一）解剖

房间隔缺损是指胚胎发育过程中，房间隔的发育、吸收和融合出现异常，导致左、右心房之间残留未闭的缺损，是成人最常见的先天性心脏病之一。

（二）手术适应证

（1）有明确左向右分流成人患者。

（2）胸廓发育良好、无畸形。

（3）股动脉管腔直径>6mm，动静脉无粥样斑块。

（三）术前准备

1. 患者准备

仰卧位，背部整体垫高 5～10cm 后，再将右侧胸部垫高 5～10cm，右上肢叉腰位，左上肢贴于身体，妥善固定，粘贴高频电刀负极板，粘贴体外除颤板，留置尿管，保证各种管道的通畅。

2. 手术用物准备

（1）器械：成人体外器械、冰体盆、微创小切口器械 、股动脉转流小件、移植小件、Storz 镜头、三折臂。

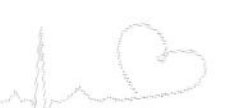

（2）敷料：双夹大×3，大孔×1，体孔×1，手术衣×2。

（3）一次性用物：成人套针，4、7、10号线，11、23号刀片，吸引器管，液化石蜡，成人阻断管（各种型号乳胶、硅胶导管剪断制成），显影纱布，一次性冲洗器，A-P膜，敷贴，伸缩电刀，电刀清洁片，灯柄，纱布块，吸针板，手套若干，胸腔引流管。

（4）体外循环用物：体外循环管道、动脉泵管、静脉引流管、心外吸引管、心内吸引管、停跳液泵管、穿刺针、导丝、毛毡片、小银夹、吹气管、切口保护套。

（5）高值耗材：2-0涤纶线、3-0涤纶线、3-0 Prolene（大）线、4-0 Prolene（小）线、4-0 Prolene（大）线、5-0 Prolene（小）线、5-0 Prolene（大）线、6-0 Prolene（大）线、1-0吸收线、4-0吸收线。

（四）手术步骤与手术配合

具体见表4-7-2。

表4-7-2　胸腔镜辅助小切口房缺修补术步骤及手术配合

手术步骤	手术配合
1.体位	仰卧位，背部整体垫高5～10cm后，再将右侧胸部垫高5～10cm，右上肢叉腰位，左上肢贴于身体
2.麻醉	双腔气管插管全身麻醉
3.手术切口	右侧第4肋间
4.手术野皮肤消毒	使用1%活力碘消毒皮肤3次，上至下颌，下至膝盖，两侧过腋中线
5.铺巾	会阴部铺1块小号治疗巾，胸部铺5块小号治疗巾，头架铺1块中号治疗巾，腹股沟处铺4块小号治疗巾，中单、体孔铺巾后暴露胸部和腹股沟手术切口处，并分别用无菌手术贴膜覆盖
6.固定体外循环管道	用组织钳将体外循环管道、停跳液泵管、心外吸引器、电刀妥善固定
7.分离股动静脉	镊子、剪刀分离股动静脉，笔式显微针持、显微镊夹，5-0 Prolene（小）线缝股动脉荷包，束红短束管；6-0 Prolene（大）线缝股静脉荷包，束红短束管
8.右侧第4肋间切口，悬吊心包	①用微创胸撑撑开（中号片）肋间，打湿显影纱布压肺暴露手术野，镊子、剪刀剪开心包。②用微创针持夹2-0涤纶线悬吊心包，将吊心包后的线分成3个象限：右上象限，11号刀片、弯蚊式止血钳打洞，用中弯夹闭；右下象限，用勾线器直接将线勾出，弯蚊式止血钳夹闭；左下象限，11号刀片打洞，弯蚊式止血钳夹闭
9.股动静脉插管	股动脉插管：依次用穿刺针、导丝，股动脉插管，带线结扎，拔出内芯，中直橡皮钳夹管，排水接体外循环管道，10×28三角针穿7号丝线固定。 股静脉插管：依次用穿刺针、导丝，股静脉插管，带线结扎，拔出内芯，排水接体外循环管道，10×28三角针穿7号丝线束红短管固定

续表

手术步骤	手术配合
10. 探查、修补房缺	剪刀打开右心房，3-0涤纶线悬吊心脏8针，神经钩及镊子探查房缺大小，涤纶补片修剪合适大小，4-0 Prolene(小)线修补房缺，试水无残余漏后，4-0 Prolene(小)线关房
11. 停机，中和肝素	体外循环终止，拔除股静脉插管，5-0 Prolene(小)线加针止血，鱼精蛋白中和肝素，拔除股动脉插管，5-0 Prolene(小)线加针止血
12. 关胸	①放置胸管，9×28三角针穿7号线固定；②9×28圆针10号丝线关闭肋间组织；③1-0吸收线缝合肌肉及皮下组织，4-0吸收线缝皮

三、胸骨上段小切口主动脉瓣置换术

（一）解剖

主动脉瓣是半月瓣，位于主动脉从左心室发出处，由瓣叶、瓣环瓣间纤维三角和瓣窦组成，使血流向主动脉单向流动并完成血液循环。常见的主动脉瓣病变有先天性二瓣化畸形、退行性变化脱垂、风湿性狭窄钙化伴关闭不全等。

（二）手术适应证

（1）正中小切口主动脉瓣置换术适用于主动脉瓣中度以上狭窄、关闭不全，瓣膜钙化或细菌性心内膜炎所致的瓣膜毁损等，是主动脉瓣疾病的重要治疗手段。

（2）胸廓发育良好、无畸形。

（3）股动脉管腔直径>6mm，动静脉无粥样斑块。

（三）术前准备

1. 患者准备

仰卧位，背部垫高5～10cm，左上肢外展或双上肢置于身体两侧并妥善固定，粘贴高频电刀负极板，粘贴体外除颤板，留置尿管，保证各种管道的通畅。

2. 手术用物准备

（1）器械：成人体外器械、冰体盆、胸骨锯、微创小切口器械 、圈线器、股动脉转流小件。

（2）敷料：双夹大×3、大孔×1、体孔×1、手术衣×2。

（3）一次性用物：成人套针，4、7、10号线，11、23号刀片，吸引器管，液状石蜡，成人阻断管（各种型号乳胶、硅胶导管剪断制成），显影纱布，长垫，一次性冲洗器，

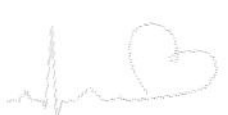

A–P膜，敷贴，伸缩电刀，电刀清洁片，灯柄，纱布块，吸针板，手套若干。

（4）体外循环用物：体外循环管道、动脉泵管、静脉引流管、心外吸引管、心内吸引管、停跳液泵管、穿刺针、导丝、小银夹。

（5）高值耗材：2–0涤纶线、3–0涤纶线、3–0 Prolene（大）线、4–0 Prolene（小）线、5–0 Prolene（小）线、5–0 Prolene（大）线、6–0 Prolene（大）线、1–0吸收线、4–0吸收线。

（四）手术步骤与手术配合

具体见表4–7–3。

表4–7–3　胸骨上段小切口主动脉瓣置换术手术配合

手术步骤	手术配合
1.体位	仰卧位，背部垫高5～10cm，左上肢外展或双上肢置于身体两侧
2.麻醉	气管插管全身麻醉
3.手术切口	胸骨正中切口
4.消毒铺巾	使用1%活力碘消毒皮肤3次。消毒范围：上至下颌，下至膝关节，两侧过腋中线。会阴部铺1块小号治疗巾，胸部铺5块小号治疗巾，头架铺1块中号治疗巾，腹股沟处铺4块小号治疗巾，中单、体孔铺巾后暴露胸部和腹股沟手术切口处，并分别用无菌手术贴膜覆盖
5.固定体外循环管道	用组织钳将体外循环管道、停跳液管、心外吸引器、电刀妥善固定
6.分离股动静脉	镊子、剪刀分离股动静脉，笔式显微针持、显微镊夹，5–0 Prolene（小）线缝股动脉荷包，束红短束管；6–0 Prolene（大）线缝股静脉荷包，束红短束管
7.正中开胸（胸骨上段切口）（图4–7–2）	根据术前检查报告判断心脏位置，胸骨锯正中劈开胸骨上缘，暴露主动脉及心脏上缘，7×17圆针4号线悬吊心包
8.股动静脉插管	股动脉插管：依次用穿刺针、导丝，股动脉插管，带线结扎，拔出内芯，中直橡皮钳夹管，排水接体外循环管道，10×28三角针穿7号线固定； 股静脉插管：依次用穿刺针、导丝，股静脉插管，带线结扎，拔出内芯，中直橡皮钳夹管，排水接体外循环管道，10×28三角针穿7号丝线固定
9.左心房束管及插管	心耳钳夹住右心耳尖部，4–0 Prolene（小）线缝腔房管荷包，束红长管，弯蚊式止血钳固定，11号刀片在荷包内切一小口，胆囊钳扩大切口后插入腔房管
10.降温、阻断	主动脉阻断钳阻断主动脉，心脏灌停跳液，冰屑保护心肌
11.探查主动脉瓣	切开主动脉根部，3–0涤纶线悬吊3根，镊子夹住主动脉壁，静脉钩牵开主动脉切口，探查主动脉瓣
12.切除病变主动脉瓣	妥善保管标本，测瓣器测量主动脉瓣大小，确定瓣膜型号

续表

手术步骤	手术配合
13.置换主动脉瓣	连续缝:2-0 Prolene小针3根 间断缝:2-0带垫片编织线白绿交替缝合大约16针
14.关主动脉	4-0 Prolene(小)线/5-0 Prolene(大)线2根双层缝合主动脉
15.鼓肺排气,开放循环	取下主动脉阻断钳,长槽针插入停跳液孔,头低脚高位心内排气,麻醉医师鼓肺,将冰盐水换成温盐水
16.拔管,中和肝素	体外循环终止,拔除股静脉插管,6-0 Prolene线补针2根,准备鱼精蛋白中和肝素,拔除股动脉插管,5-0 Prolene(小)线加针止血
17.常规止血关胸	①放置引流管,9×28三角针穿7号线固定;②钢丝拉拢胸骨;③1-0吸收线缝合肌肉及皮下组织,4-0吸收线缝皮

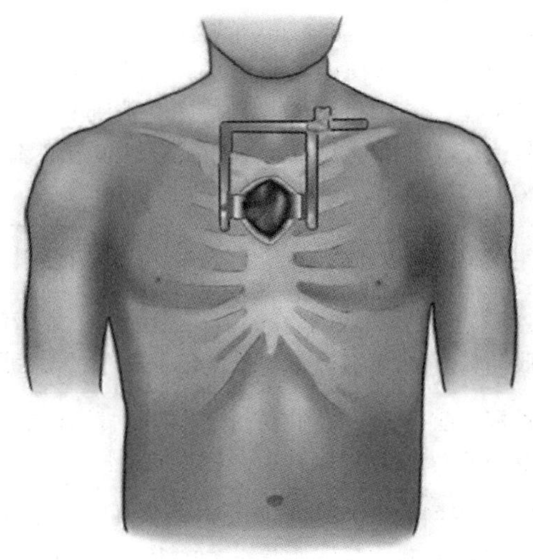

图4-7-2　胸骨上段小切口手术切口

四、胸腔镜辅助右侧肋间小切口主动脉瓣置换术

(一)解剖

主动脉瓣是半月瓣,位于主动脉从左心室发出处,由瓣叶、瓣环瓣间纤维三角和瓣窦组成,使血流向主动脉单向流动并完成血液循环。常见的主动脉瓣病变有先天性二瓣化畸形、退行性变化脱垂、风湿性狭窄钙化伴关闭不全等。

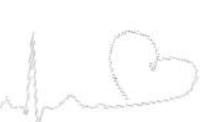

（二）手术适应证

（1）主动脉瓣置换术适用于主动脉瓣中度以上狭窄、关闭不全，瓣膜钙化或细菌性心内膜炎所致的瓣膜毁损等，是主动脉瓣疾病的重要治疗手段，在风湿性病变中应用尤为广泛。

（2）胸廓发育良好、无畸形。

（3）股动脉管腔直径>6mm，动静脉无粥样斑块。

（三）术前准备

1. 患者准备

仰卧位，背部整体垫高5～10cm后，再将右侧胸部垫高5～10cm，右上肢叉腰位，左上肢贴于身体，妥善固定，粘贴高频电刀负极板，粘贴体外除颤板，留置尿管，保证各种管道的通畅。

2. 手术用物准备

（1）器械：成人体外器械、冰体盆、胸骨锯、微创小切口器械、圈线器、股动脉转流小件、Storz镜头、三折臂，备移植小件。

（2）敷料：双夹大×3，大孔×1，体孔×1，手术衣×2。

（3）一次性用物：成人套针，4、7、10号线，11、23号刀片，吸引器管，液状石蜡，成人阻断管（各种型号乳胶、硅胶导管剪断制成），显影纱布，一次性冲洗器，A-P膜，敷贴，伸缩电刀，电刀清洁片，灯柄，纱布块，吸针板，手套若干，胸管。

（4）体外循环用物：体外循环管道、动脉泵管、静脉引流管、心外吸引管、心内吸引管、停跳液泵管、穿刺针、导丝、小银夹。

（5）高值耗材：2-0涤纶线、3-0涤纶线、3-0 Prolene（大）线、4-0 Prolene（小）线、5-0 Prolene（小）线、5-0 Prolene（大）线、6-0 Prolene（大）线、1-0吸收线、4-0吸收线。

（四）手术步骤与手术配合

具体见表4-7-4。

表4-7-4 胸腔镜辅助右侧肋间小切口主动脉瓣置换术步骤及手术配合

手术步骤	手术配合
1.体位	仰卧位，背部整体垫高5～10cm后，再将右侧胸部垫高5～10cm，右上肢叉腰位，左上肢贴于身体
2.麻醉	双腔气管插管全身麻醉
3.手术切口	右侧第2肋间

续表

手术步骤	手术配合
4.手术野皮肤消毒	使用1%活力碘消毒皮肤3次，上至下颌，下至膝盖，两侧至腋后线，最后消毒腹股沟
5.铺巾	会阴部铺1块小号治疗巾，胸部铺5块小号治疗巾，头架铺1块中号治疗巾，腹股沟处铺4块小号治疗巾，中单、体孔铺巾后暴露胸部和腹股沟手术切口处，并分别用无菌手术贴膜覆盖
6.固定体外循环管道	用组织钳将体外循环管道、停跳液管、心外吸引器、电刀妥善固定
7.分离股动静脉	镊子、剪刀分离股动静脉，笔式显微针持、显微镊夹，5-0 Prolene(小)线缝股动脉荷包，束红短束管；6-0 Prolene(大)线缝股静脉荷包，束红短束管
8.右肋2肋间切口，悬吊心包	①用微创胸撑撑开(中号片)肋间，镊子、剪刀剪开心包。②用微创针持夹2-0涤纶线悬吊心包，将吊心包后的线分成3个象限：右上象限，11号刀片、弯蚊式止血钳打洞，用中弯夹闭；右下象限，用勾线器直接将线勾出，弯蚊式止血钳夹闭；左下象限，11号刀片打洞，弯蚊式止血钳夹闭
9.股动静脉插管	股动脉插管：依次用穿刺针、导丝，股动脉插管，带线结扎，拔出内芯，中直橡皮钳夹管，排水接体外循环管道，10×28三角针穿7号线固定； 股静脉插管：依次用穿刺针、导丝，股静脉插管，带线结扎，拔出内芯，中直橡皮钳夹管，排水接体外循环管道，10×28三角针穿7号丝线固定
10.降温阻断	11号刀片蚊弯蚊式止血钳打洞，置入阻断钳(微创器械内最长的阻断钳)阻断主动脉
11.打开主动脉，切除病变主动脉瓣，置换主动脉瓣	主动脉拉钩暴露手术野，剪刀剪开主动脉，直接暴露左右冠状动脉开口，灌注停跳液，3-0涤纶线悬吊主动脉，切除病变主动脉瓣，妥善保管标本，测量主动脉瓣大小，铺剪好的洞巾，铺于切口周围；小切口换瓣主要为间断缝合：2-0带垫片编织线白绿交替缝合
12.关主动脉	4-0 Prolene(小)线/5-0 Prolene(大)线2根双层缝合主动脉
13.开放循环、鼓肺、排气	取下主动脉阻断钳，停跳液泵管反向引流，头低脚高位心内排气，麻醉医师鼓肺，将冰盐水换成温盐水
14.关心包	3-0涤纶线半根2根关闭心包
15.拔管	体外循环终止，拔除股静脉插管，6-0 Prolene(大)线补针2根，准备鱼精蛋白中和肝素，拔除股动脉插管，5-0 Prolene(小)加针止血
16.关胸	①放置胸管，9×28三角针穿7号线固定；②9×28圆针10号丝线关闭肋间组织；③1-0吸收线缝合肌肉及皮下组织，4-0吸收线缝皮

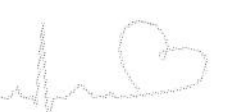

五、左侧肋间小切口不停跳冠状动脉旁路移植术(MI–CABG)

(一)解剖

左侧肋间小切口不停跳冠状动脉旁路移植术(MI–CABG)是指在非体外循环心脏不停搏下经左前胸小切口进行的冠状动脉旁路移植术。

(二)手术适应证

本术式主要应用于单支前降支或合并对角支病例。

(三)术前准备

1. 患者准备

仰卧位,背部整体垫高5～10cm后,再将左侧胸部垫高5～10cm,左上肢取叉腰位,右上肢贴于身体,妥善固定,粘贴高频电刀负极板,粘贴体外除颤板,留置尿管,保证各种管道的通畅。

2. 手术用物准备

按体外循环下冠状动脉旁路移植术准备。

(1)器械:取血管、成人体外器械、冰体盆、搭桥、侧壁钳、菲林显微搭桥、心外微创搭桥牵开器、微创小切口器械,备股动脉转流小件、乳内胸撑 、胸骨锯。

(2)敷料:双夹大×4,大孔×1,体孔×1,手术衣×2。

(3)一次性物品:成人套针,4、7、10号线,10、11、23号刀片,吸引器管,液状石蜡,成人阻断管(各种型号乳胶、硅胶导管剪断制成),显影纱布,一次性冲洗器,A–P膜,敷贴,单极电刀,可伸缩电刀、电刀清洁片,灯柄,纱布块,烧伤纱布,无菌绷带,无菌弹力绷带,吸针板,10mL注射器,20mL注射器,手套若干。

(4)体外循环用物:备体外循环管道、动脉泵管、静脉引流管、心外吸引管、心内吸引管、停跳液泵管,以及冠脉流量测量仪探头、冠脉阻断带、各种型号血管分流器、大/小银夹、打孔器、血液回收机。

(5)高值耗材:2–0涤纶线、3–0涤纶线、6–0 Prolene(大)线、7–0 Prolene线、8–0 Prolene线、4–0吸收线、2–0吸收线、1–0吸收线。

(四)手术步骤与手术配合

具体见表4–7–5。

表4-7-5　左侧肋间小切口不停跳搭桥术步骤及手术配合

手术步骤	手术配合
1.体位	仰卧位，背部整体垫高5～10cm后，再将左侧胸部垫高5～10cm，左上肢叉腰位，右上肢贴于身体
2.麻醉	双腔气管插管全身麻醉
3.手术切口	左侧第4肋间
4.术野皮肤消毒	1%活力碘消毒皮肤3次，上至下颌，下至足踝，两侧过腋中线，最后消毒会阴部
5.铺巾	双腿下铺双层中单，中间铺一次性医用保护套防水，小号治疗巾、无菌绷带包扎双脚，胸部常规铺巾，头架铺中号治疗巾，切口下方中单叠铺于腹部，体孔同中单叠置腹部，铺巾后暴露左侧胸部和下肢切口处，并分别用无菌手术贴膜覆盖
6.取大隐静脉	从腹股沟开始取至内踝，钝性分离大隐静脉周围组织，银夹夹闭细小分支并剪断。①用镊子、剪刀分离大隐静脉，银夹夹闭细小分支血管。②切取合适长度大隐静脉，在远端插入橄榄形针头，7号丝线固定，注射器向静脉内注入肝素罂粟碱盐水冲洗10次。③用显微剪、显微镊、银夹修整静脉桥管，置于肝素罂粟碱盐水中待用。④1-0、2-0可吸收线分别缝合大腿、小腿肌肉皮下组织，4-0可吸收线缝皮，弹力绷带加烧伤纱布加压包扎，清理器械，中单加盖双腿
7.取乳内动脉	①使用微创胸撑撑开，安装微创搭桥牵开器，暴露手术野。②调小电刀功率。③蓝色显微长镊、黄银夹、微创剪刀游离乳内动脉，将壁层胸膜自胸内筋膜钝性向外侧剥离至距离胸骨缘约6cm处，用电刀切割胸壁纵隔间的小血管，银夹3个结扎乳内动脉，距乳内动脉侧1cm处切开胸内筋膜，切口应为该血管全长。在第3、4肋间软骨平面钝性分离该段血管，乳内动脉血管蒂上缘分离到左锁骨下动脉起源处，下缘直到第6肋间，细小分支用电刀或银夹止血，离断乳内动脉远端，肝素、罂粟碱、盐水纱布覆盖血管，保持湿润
8.悬吊心包	2-0涤纶线悬吊心包，穿刺针、勾线器将悬吊线拉出胸腔，用弯蚊式止血钳固定于皮肤表面
9.先行桥管与升主动脉吻合	用侧壁钳钳夹部分升主动脉前壁，剪刀剪开主动脉吻合口处外膜，11号刀片开口，4mm/4.4mm长打孔器打孔，修剪桥管，6-0 Prolene(大)线连续吻合静脉桥管
10.暴露心脏，选择冠状动脉吻合部位	用心脏固定器固定心脏，冠脉圆刀切开心外膜及脂肪，显露冠状动脉，冠脉阻断带阻断血管，冠脉尖刀沿血管前壁中央纵向切开血管，向前剪或回头剪扩大切口至所需吻合的切口长度，置入相对型号血管分流器，微创镊子、微创针持夹7-0 Prolene端侧吻合
11.左乳内动脉与左前降支连续端侧吻合	8-0 Prolene线吻合乳内动脉，7-0 Prolene线将乳内动脉筋膜固定于心脏外膜上
12.缝合完毕后，桥管排气	6-0 Prolene针在桥管扎孔排气

续表

手术步骤	手术配合
13.放置引流管，止血，关胸	9×28圆针10号丝线关闭肋间组织，1-0吸收线缝合肌肉及皮下组织，4-0吸收线缝皮

（五）术后护理

（1）擦净切口周围血迹，协助医生粘贴敷料。

（2）协助医生清理手术铺巾，检查负极板周围皮肤以及受压部位皮肤情况。

（3）检查患者交接单、手术安全核查单以及手术器械清点单的准确性及完整性。

（4）妥善安置患者的各种管道，保证各管道通畅。清点患者的血制品和药品，防止遗漏。

（5）注意患者的保暖及隐私保护。

（6）协助医生安全转运患者，与ICU护士交班。

六、机器人辅助手术

机器人微创技术是21世纪一项颠覆性技术，随着自动控制技术、信息技术的发展，更加高级的机器人手术系统应运而生。由于具有创伤小、恢复快、操作灵活、舒适度高、手术效率高以及可确保患者安全等优点，其得到广大外科医生和患者的认可和推崇，促使着我们要不断学习、探索和实践。（图4-7-3）

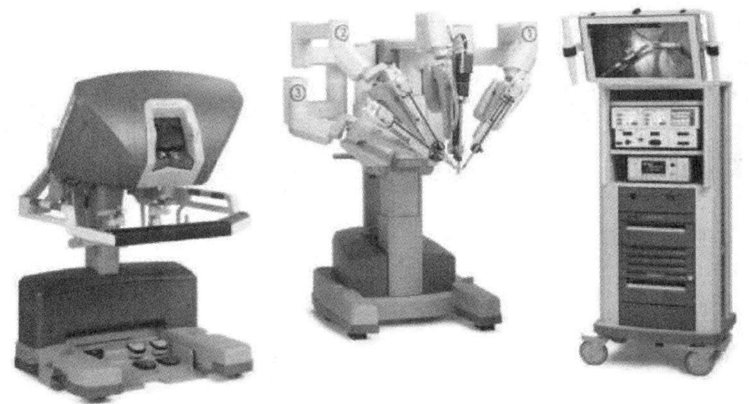

图4-7-3　机器人微创操作系统

（一）达芬奇机器人发展历史

1994年，美国Computer Motion公司研制了第一台用于辅助微创手术的内窥镜手术系统，这也是世界上第一台真正意义上的外科手术机器人，它被命名为伊索系统。随后，Computer Motion公司在伊索系统的基础上，研发了经典的主从手术机器人系统，即宙斯系统。

1996年4月，美国组建了一支工程师团队，并且在后续的3年中研发了3代机器人样机，进行了动物和人体试验，最终推出Intuitive Surgical公司的核心产品——da Vinci手术系统。

2014年，最新型号的外科手术机器人da Vinci Xi成功问世，外科医生可以在1min之内进行微创刀取出再重新植入身体内部的操作，其间甚至还可以进行180°旋转。此外，da Vinci Xi上配置的内窥镜探测体内影像更为清晰，3D立体成像效果更为出色。

2017年发布了da Vinci X(da Vinci Si和da Vinci Xi的综合版)。

2018年发布了da Vinci sp，为单臂手术机器人。

(二)达芬奇机器人心脏大血管外科手术配合

1. 达芬奇机器人辅助下心脏搭桥手术的配合

1)体位摆放用物准备

硅胶头圈(图4-7-4)、小软枕、护手挡板(图4-7-5)、软衬布、足跟护垫、约束带。

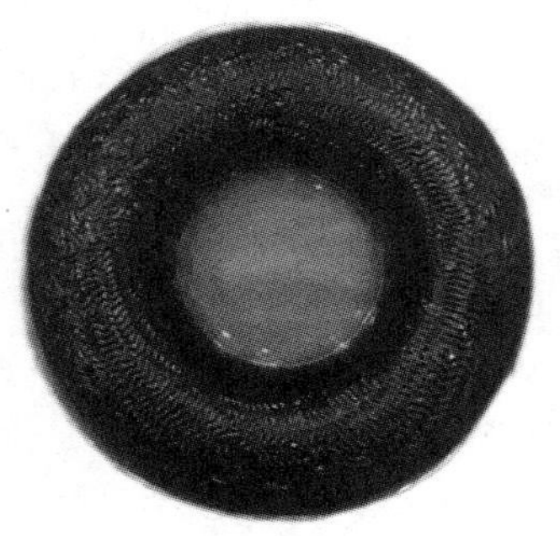

图4-7-4　硅胶头圈

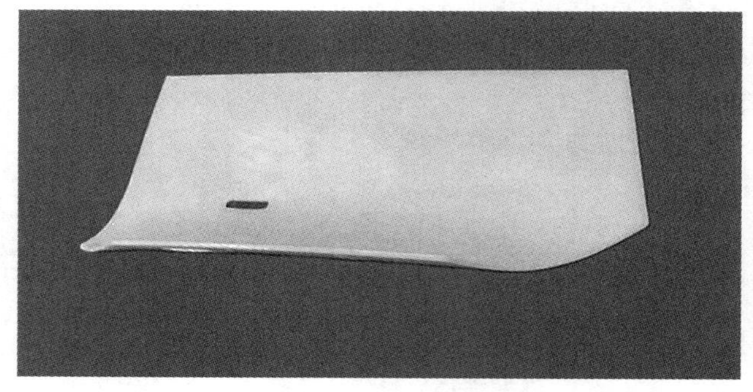

图4-7-5　护手挡板

2)体位安置方法

(1)手术患者平卧于手术床上，躯干左侧紧贴床边缘，双下肢充分暴露以取大隐静脉血管。

(2)患者右上肢包裹于床单下。

(3)左侧肩背部使用软垫垫高约10cm，左上肢放置于护手挡板上，护手挡板上放置软衬布，降低左上肢至躯干平面以下，充分暴露左侧腋中线及腋后线(图4-7-6)。

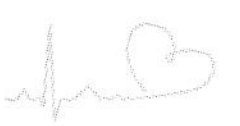

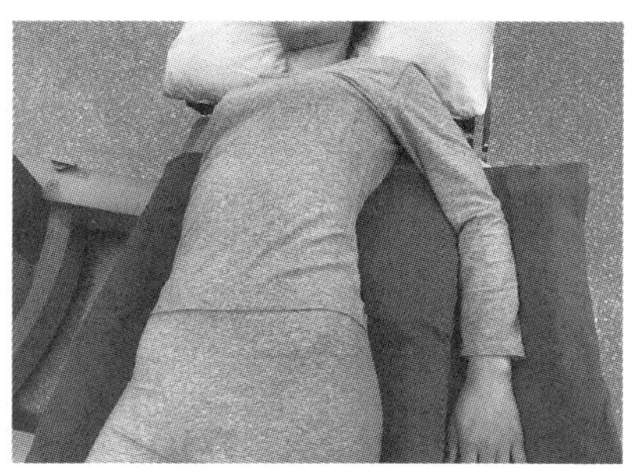

图4-7-6　体位安置

3）手术床的调整

手术床向右侧旋转约10°。

4）床旁车的位置摆放

床旁车位于患者胸部正右侧方（图4-7-7）。

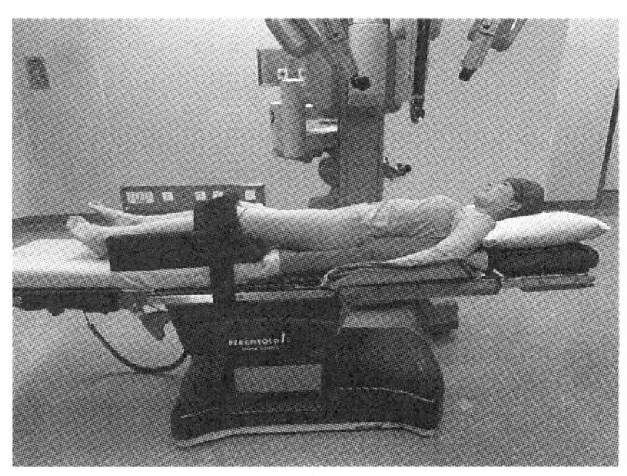

图4-7-7　床旁车位置

5）手术间布局（图4-7-8）

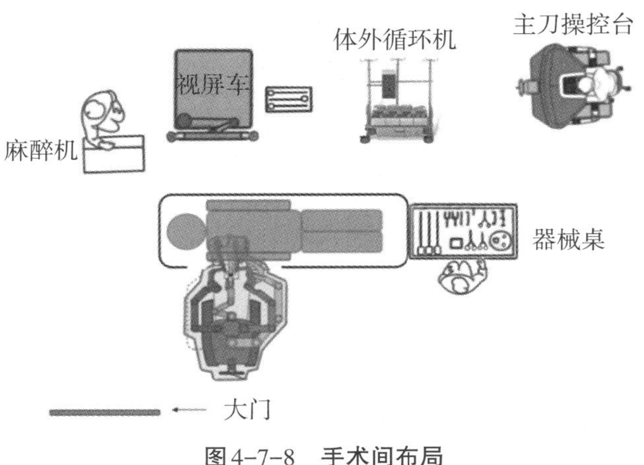

图4-7-8　手术间布局

2. 达芬奇机器人辅助下二尖瓣置换手术的配合

1）摆放用物准备

硅胶头圈、小软枕、护手挡板、软衬布、膝腿枕（图4–7–9）、约束带。

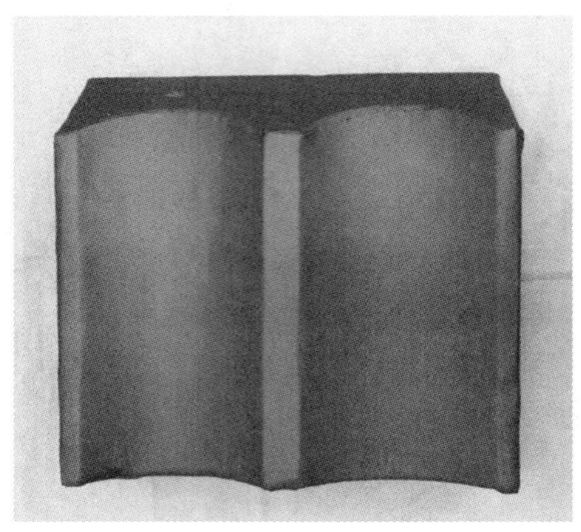

图4–7–9　膝腿枕

2）安置方法

（1）患者平卧于手术床上，躯干右侧紧贴床边缘，双下肢使用膝腿枕垫高，使用约束带妥善约束。

（2）将患者左上肢包裹于床单下（如图4–7–10）。

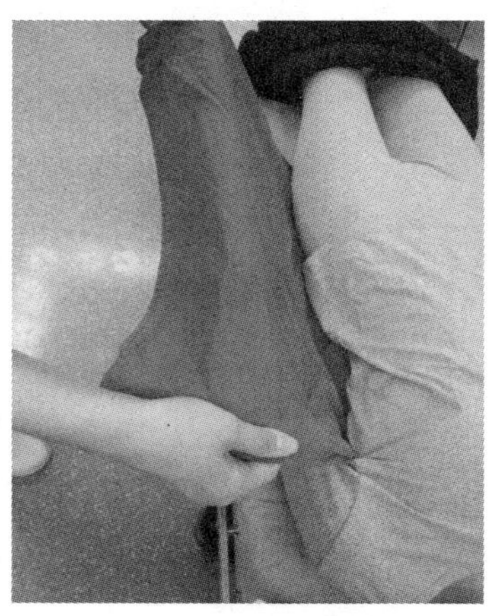

图4–7–10　左上肢包裹于床单下

（3）右侧肩背部使用软垫垫高约10cm，右上肢放置于护手挡板上，护手挡板上放置软衬布，降低右上肢至躯干平面以下，充分暴露右侧腋中线及腋后线（图4–7–11）。

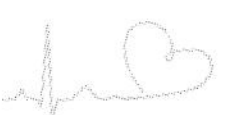

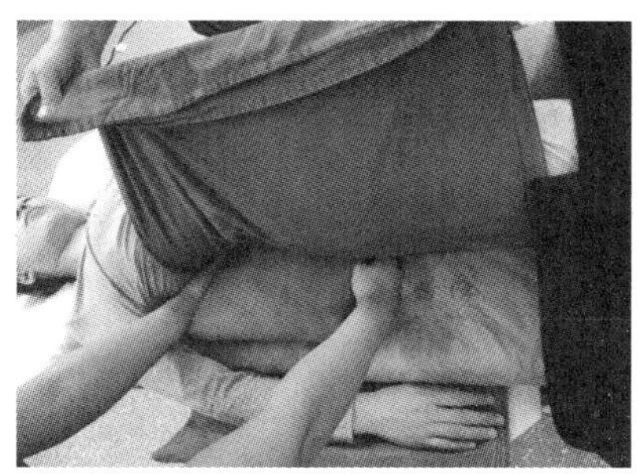

图4-7-11　垫高右侧

3）手术床的调整

降低手术床头板，调节手术床呈头低脚高位约10°，向左侧倾斜约15°。

4）床旁车的位置摆放

床旁车位于患者胸部正左侧方（图4-7-12）。

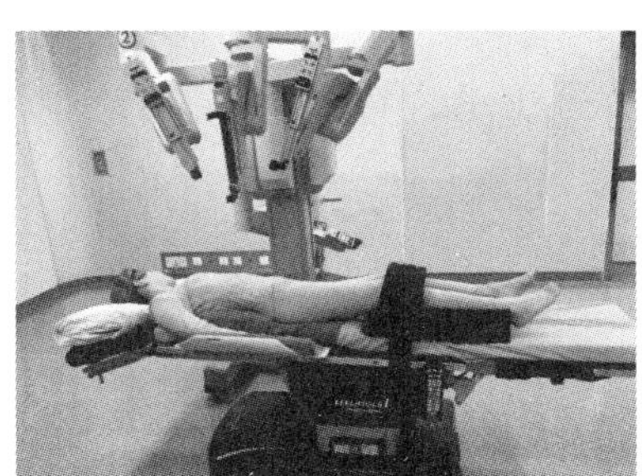

图4-7-12　床旁车位置

5）手术间布局（图4-7-13）

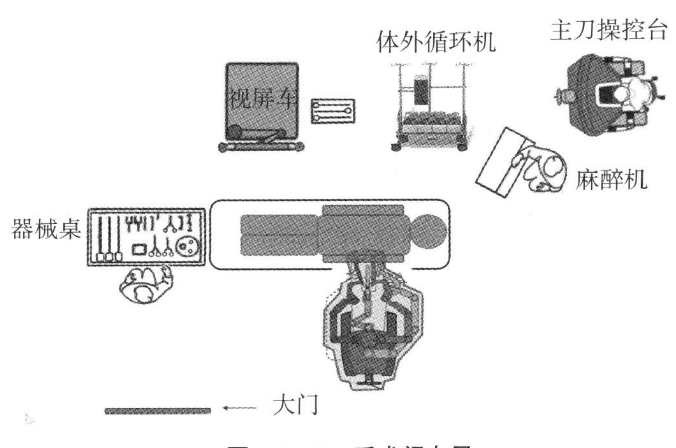

图4-7-13　手术间布局

3. 达芬奇机器人辅助下房缺修补手术的配合

1）摆放用物准备

硅胶头圈、小软枕、护手挡板、软衬布、膝腿枕、约束带。

2）安置方法

（1）患者平卧于手术床上，躯干右侧紧贴床边缘，双下肢使用膝腿枕垫高，使用约束带妥善约束。

（2）将患者左上肢包裹于床单下。

（3）右侧肩背部使用软垫垫高约10cm，右上肢放置于护手挡板上，护手挡板上放置软衬布，降低右上肢至躯干平面以下，充分暴露右侧腋中线及腋后线。

3）手术床的调整

手术床调至左低右高位，使右侧胸部抬高约30°。

4）床旁车的位置摆放

床旁车推至患者左侧，放置于患者胸部正左侧方。

5）手术间布局

如图4-7-13所示。

4. 达芬奇机器人辅助下室缺修补手术的配合

1）摆放用物准备

硅胶头圈、小软枕、护手挡板、软衬布、膝腿枕、约束带。

2）安置方法

（1）患者平卧于手术床上，躯干右侧紧贴床边缘，双下肢使用膝腿枕垫高，使用约束带妥善约束。

（2）将患者左上肢包裹于床单下。

（3）右侧肩背部使用软垫垫高约10cm，右上肢放置于护手挡板上，护手挡板上放置软衬布，降低右上肢至躯干平面以下，充分暴露右侧腋中线及腋后线。

3）手术床的调整

手术床调至左低右高位，使右侧胸部抬高约30°。

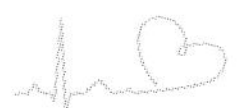

4）床旁车的位置摆放

床旁车推至患者左侧，放置于患者胸部正左侧方。

5）手术间布局

如图4-7-13所示。

第八节　心血管外科介入治疗常见手术手术配合

一、先天性心脏病介入治疗

（一）解剖

先天性心脏病是先天性畸形中最常见的一类，约占各种先天畸形的28%，指在胚胎发育时期，心脏及大血管的形成障碍或发育异常引起的解剖结构异常，或出生后应自动关闭的通道未能闭合的情形。先天性心脏病可分为发绀型和非发绀型，也可根据有无分流分为3类：无分流类（肺动脉狭窄、主动脉缩窄）、左至右分流类（如房间隔缺损、室间隔缺损、动脉导管未闭）和右至左分流（如法洛四联症）。

（二）手术适应证

（1）动脉导管未闭：适用于体重大于8kg的患者，体重较小的患者建议行外科介入治疗。

（2）中央型继发孔的房间隔缺损：适用于缺损边缘大于5mm的儿童患者，以及缺损直径达到30mm的成人患者。若患者缺损一侧无边缘，亦可行介入手术，术中进行缝合固定处理。

（3）室间隔缺损：适用于年龄大于3岁、体重大于10kg、缺损边缘距离三尖瓣大于1.5～2mm的患者。

（三）术前准备

1. 患者准备

仰卧位，双上肢置于身体两侧并妥善固定，保证各种管道的通畅。

2. 手术用物准备

（1）器械：一次性介入包、静脉切开包。

（2）敷料：双夹大×2，体孔×1，手术衣×2。

(3) 一次性用物：11号刀片、显影纱布、10mL注射器、20mL注射器、手套若干。

(4) 介入用物：穿刺针、导丝、相应型号血管鞘、封堵器。

(四) 手术步骤与手术配合

具体见表4-8-1。

表4-8-1　先天性心脏病介入治疗手术步骤及手术配合

手术步骤	手术配合
1.体位	仰卧位，双上肢置于身体两侧
2.麻醉	局麻(小儿选择全麻)
3.手术切口	腹股沟
4.手术野皮肤消毒	使用1%活力碘(小儿选择0.5%活力碘)消毒皮肤3次。消毒范围：上至肚脐，下至膝盖
5.局麻下穿刺股动脉	局部浸润麻醉根据患者选择适当的穿刺针穿刺股动脉
6.置入导管造影	置入导丝，置入适当的血管鞘，置入导管，拔出导丝，在导管内使用高压枪打入造影剂，查看房间隔缺损大小及位置
7.置入封堵器(图4-8-1)	选择合适的房间隔缺损封堵器通过导管置入封堵器，通过超声查看封堵器位置
8.拔出导管按压穿刺部位	拔出导管血管鞘，按压穿刺部位10min以上，用弹力绷带包扎伤口

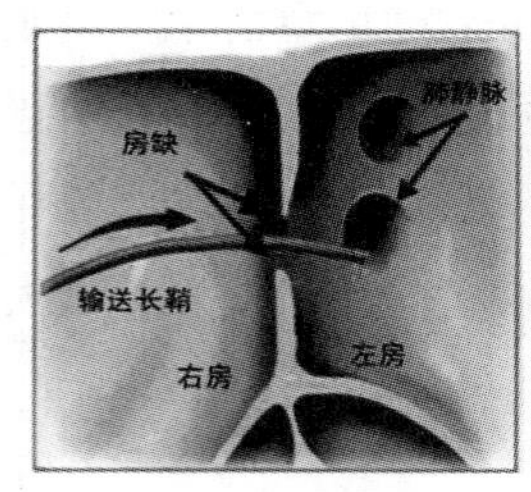

A

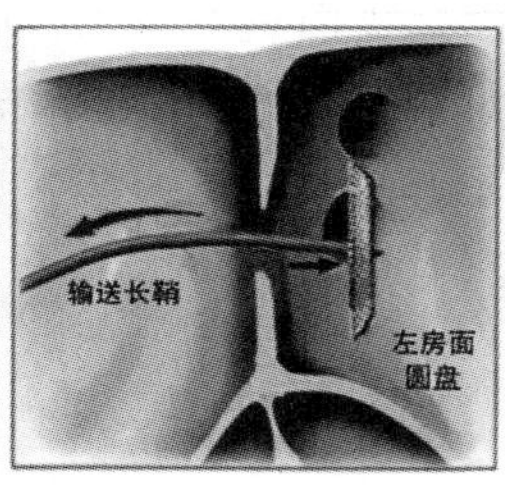

B

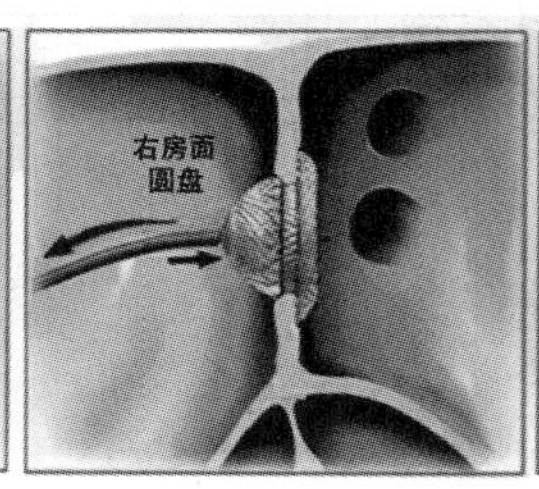

C

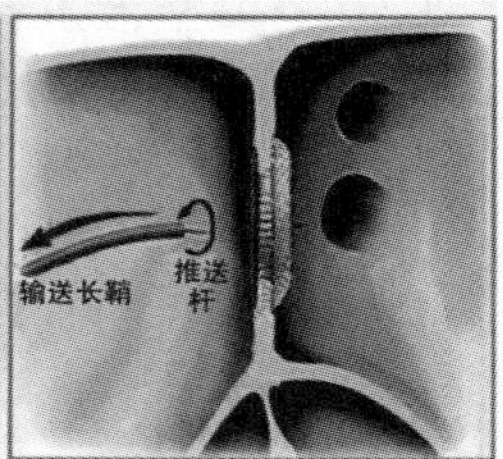

D

图4-8-1　置入封堵器（房间隔缺损）

二、Ⅲ型夹层介入治疗——胸腹主动脉瘤腔内隔绝术

(一) 解剖

胸主动脉夹层动脉瘤是指主动脉腔内高速、高压血流从主动脉内膜撕裂处进入

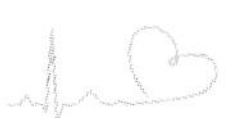

胸主动脉壁内，使主动脉中膜分裂，并使主动脉外膜扩张而形成的假性动脉瘤。动脉瘤腔内隔绝术的设计思想是将人工血管经远端浅表动脉导入，利用支架的弹性扩张力将人工血管无缝合固定于病变动脉两端的正常动脉壁，通过封闭夹层裂口而使高速、高压的动脉血流与扩张薄弱的动脉瘤壁隔绝，达到预防动脉瘤破裂的目的。胸腹主动脉动脉瘤（TAA）是指同时累及胸腔段和腹腔段的主动脉，以及侵犯到肾动脉以上的腹主动脉瘤。

（二）手术适应证

（1）急性DeBakeyⅢ型夹层内膜破口位于降主动脉峡部，扩展范围累及降主动脉和腹主动脉；

（2）急（慢）性胸腹主动脉瘤。

（三）术前准备

1. 患者准备

仰卧位，双上肢置于身体两侧妥善固定，留置尿管，保证各种管道的通畅。

2. 手术用物准备

（1）器械：Ⅲ型夹层包、一次性介入手术包。

（2）敷料：双夹大×3、体孔×1、手术衣×2。

（3）一次性物品：显影纱布、10号刀片、吸引器管、液状石蜡、A-P膜、敷贴、单极电刀、灯柄、10mL注射器、20mL注射器、头皮针管、手套若干、4-0吸收线、1-0吸收线。

（4）介入用物：穿刺针、导丝、相应型号血管鞘管、相应型号介入支架、碘克沙醇。

（四）手术步骤与手术配合

具体见表4-8-2。

表4-8-2 Ⅲ型夹层介入治疗手术步骤及手术配合

手术步骤	手术配合
1.体位	仰卧位，双上肢置于身体两侧
2.麻醉	气管插管全身麻醉
3.切口	腹股沟（备左手肱动脉）
4.手术野皮肤消毒	使用1%活力碘消毒皮肤3次。消毒范围：上至肚脐，下至膝盖，两侧过腋中线；左手掌正中至腋窝处消毒；铺巾后切口用1/4无菌手术贴膜覆盖

续表

手术步骤	手术配合
5.切皮,游离股动脉	切开腹股沟皮肤乳突撑开器撑开,弯蚊式止血钳、血管游离钳游离出股动脉,4号线结扎股动脉分叉处血管,2根头皮针软管套管牵拉,弯蚊式止血钳固定,5-0 Prolene(小)线半根缝2个荷包
6.造影(图4-8-2)	置入血管支架,穿刺针穿刺股动脉,置入导丝、血管鞘,置入导管,拔出导丝,高压枪打入造影剂,确定支架置入位置,置入导管支架。造影确定支架覆盖血管破口
7.拔出导管导丝,缝合血管	拔出导管、血管鞘,荷包线打结
8.止血缝合伤口	1-0吸收线缝合肌肉及皮下组织,4-0吸收线缝皮

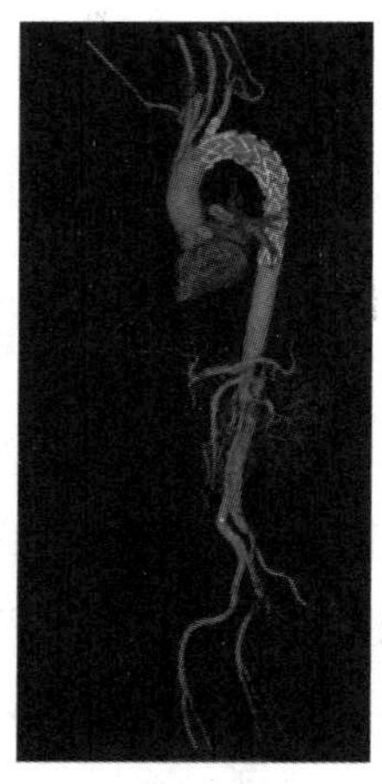

图4-8-2　Ⅲ型夹层支架置入术后造影

三、经心尖导管主动脉瓣置换手术配合

(一)解剖

经导管主动脉瓣置换术,也称TAVR手术。该手术是采用腔内导管技术,将人工瓣膜装载入导管系统,通过外周血管或心尖途径,将人工瓣膜输送到主动脉瓣位置释放,置换病变瓣膜的手术方式。该技术是针对高龄、高危主动脉瓣疾病患者的一种微创介入治疗方案,避免了传统主动脉瓣置换手术需要开胸、体外循环、心脏停搏等危险因素,大大降低了手术风险。TAVR手术分为两种入路:经心尖入路TAVR(图4-8-3)和经皮入路TAVR(图4-8-4)。

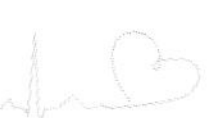

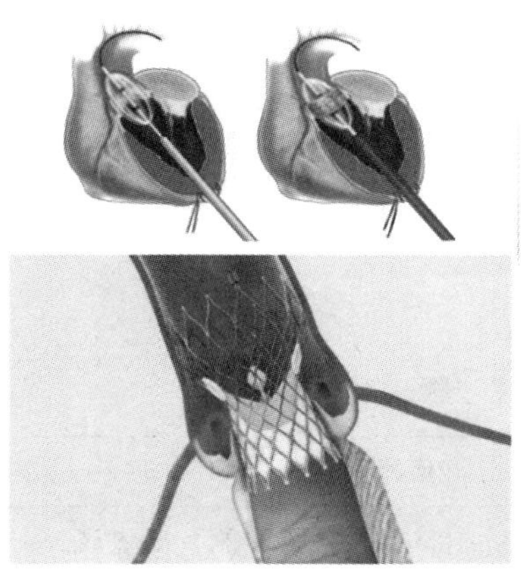

图4-8-3　经心尖入路TAVR

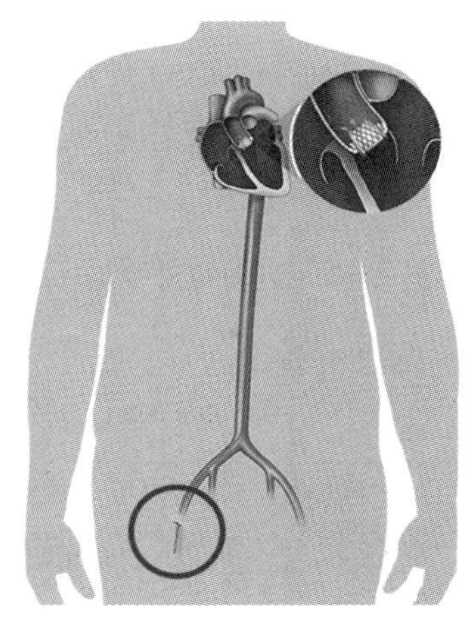

图4-8-4　经皮入路TAVR

（二）手术适应证

（1）高龄患者，病史长、心功能较差患者，有糖尿病、肺功能不全、肾功能不全、消化道疾病等合并症患者。

（2）再次心脏手术患者首选TAVR手术置换主动脉瓣。

（3）不能耐受外科手术治疗或外科手术风险较大的高危患者。

（三）术前准备

1. 患者准备

仰卧位，背部整体垫高5～10cm后，再将左侧胸部垫高5～10cm，左上肢取叉腰位，右上肢贴于身体并妥善固定，粘贴高频电刀负极板，留置尿管，保证各种管道的通畅。

2. 手术用物准备

按照体外循环下瓣膜置换准备。

（1）器械：成人体外器械、冰体盆、微创胸撑、股动脉转流、体外静切、洗瓣盆（宽盆）。

（2）敷料：双夹大×4、大孔×1、体孔×1、手术衣×2。

（3）一次性用物：成人套针，4、7、10号线，11、23号刀片，吸引器管，液状石蜡，成人阻断管（各种型号乳胶、硅胶导管剪断制成），显影纱布，一次性冲洗器，A-P膜，敷贴，胸腔引流管，单极电刀，电刀清洁片，灯柄，吸针板，10mL注射器，20mL注射器，手套若干。

（4）介入用物：碘克沙醇、冰盐水、穿刺针、导丝、相应型号血管鞘管、球囊扩张系统、瓣膜输送系统、相应型号瓣膜。

（5）高值耗材：2-0涤纶线、3-0涤纶线、3-0 Prolene线、4-0 Prolene（小）线、5-0 Prolene（小）线、5-0 Prolene（大）线、6-0 Prolene（大）线、4-0吸收线、1-0吸收线。

（四）手术步骤与手术配合

具体见表4-8-3。

表4-8-3　经心尖主动脉瓣置换术步骤及手术配合

手术步骤	手术配合
1.体位	仰卧位，背部整体垫高5～10cm后，再将左侧胸部垫高5～10cm，左上肢取叉腰位，右上肢贴于身体
2.麻醉	气管插管全身麻醉
3.手术野皮肤消毒	1%活力碘消毒皮肤3次，上至下颌，下至膝部，两侧过腋中线
4.分离、暴露股动脉与股静脉（必要时）	备好乳突撑开器做切开准备，切开腹股沟皮肤乳突撑开器撑开，弯蚊式止血钳、血管游离钳游离出股动脉、股静脉，银夹夹闭分叉处血管，6-0 Prolene（大）线缝合股静脉荷包，束红短束管；5-0 Prolene（小）线缝合股动脉荷包，束红短束管备用
5.在X-ray下进行心尖定位	器械护士全程穿铅衣配合，心尖开胸前需要X线定位，记号笔标记心尖
6.心尖开胸暴露术野	用微创胸撑撑开（中号片），打湿纱布压肺暴露手术野，镊子、剪刀剪开心包，2-0涤纶线悬吊心包
7.心尖操作孔准备	3-0 Prolene穿毛毡片2根，垫片大小约1.3cm×0.8cm，缝成三角形荷包，缝合并束红长束管
8.介入操作	配合手术医生操作
9.超声检查	经食道超声检查瓣膜位置，有无瓣周漏
10.止血关胸、缝合腹股沟切口	9×28圆针10号丝线关闭肋间组织，1-0吸收线缝合肌肉及皮下组织，4-0吸收线缝皮。1-0吸收线缝合腹股沟肌肉及皮下组织，4-0吸收线缝皮

四、经皮主动脉瓣置换术

（一）解剖

经导管主动脉瓣置换术，也称TAVR手术。该手术是采用腔内导管技术，将人工瓣膜装载入导管系统，通过外周血管或心尖途径，将人工瓣膜输送到主动脉瓣位置

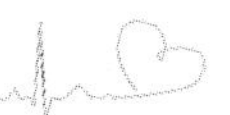

释放，置换病变瓣膜的手术方式。该技术是针对高龄、高危主动脉瓣疾病患者的一种微创介入治疗方案，避免了传统主动脉瓣置换手术需要开胸、体外循环、心脏停搏等危险因素，大大降低了手术风险。TAVR手术分为两种入路：经心尖入路TAVR和经皮入路TAVR。

（二）手术适应证

（1）高龄患者，病史长、心功能较差患者，有糖尿病、肺功能不全、肾功能不全、消化道疾病等合并症患者。

（2）再次心脏手术患者首选TAVR手术置换主动脉瓣。

（3）不能耐受外科手术治疗或外科手术风险较大的高危患者。

（三）术前用物

1.患者准备

仰卧位，双上肢置于身体两侧并妥善固定，粘贴高频电刀负极板，留置尿管，保证各种管道的通畅。

2.手术用物准备

按照体外循环下瓣膜置换准备。

（1）器械：成人体外器械、冰体盆、股动脉转流、洗瓣盆（窄盆）。

（2）敷料：双夹大×4、大孔×1、体孔×1、手术衣×2。

（3）一次性用物：成人套针，4、7、10号线，11、23号刀片，吸引器管，液状石蜡，成人阻断管（各种型号乳胶、硅胶导管剪断制成），显影纱布，一次性冲洗器，A-P膜，敷贴，单极电刀，电刀清洁片，灯柄，纱布块，吸针板，10mL注射器，20mL注射器，手套若干。

（4）介入用物：碘克沙醇、冰盐水、穿刺针、导丝、相应型号血管鞘管、球囊扩张系统、瓣膜输送系统，相应型号瓣膜。

（5）高值耗材：2-0涤纶线、3-0涤纶线、3-0 Prolene线、4-0 Prolene（小）线、5-0 Prolene（小）线、5-0 Prolene（大）线、6-0 Prolene（大）线、4-0吸收线、1-0吸收线。

（四）手术步骤与手术配合

具体见表4-8-4。

表4-8-4　经皮主动脉瓣置换术步骤及手术配合

手术步骤	手术配合
1.体位	仰卧位，双上肢置于身体两侧

续表

手术步骤	手术配合
2.麻醉	气管插管全身麻醉
3.手术野皮肤消毒	1%活力碘消毒皮肤3次,上至下颌,下至膝部,两侧过腋中线
4.分离、暴露股动脉与股静脉	切开腹股沟皮肤乳突撑开器撑开,弯蚊式止血钳、血管游离钳游离出股动脉、股静脉,银夹夹闭分叉处血管,6-0 Prolene(大)线缝合股静脉荷包,束红短束管,5-0 Prolene(小)线缝合股动脉荷包,束红短束管备用
5.介入操作	
6.超声检查	经食道超声检查瓣膜位置、有无瓣周漏
7.拔出导管导丝,缝合血管	拔出导管、血管鞘,荷包线打结
8.止血缝合伤口	1-0吸收线缝合肌肉及皮下组织 ,4-0 吸收线缝皮

五、经导管三尖瓣置换术

(一)解剖

右房室口,由致密结缔组织构成的纤维支架环上附着有3个三角形瓣膜,称三尖瓣或右房室瓣。三尖瓣如同一个“单向活门”,保证血液循环由右心房流向右心室。

(二)手术适应证

经明确诊断,有明显三尖瓣关闭不全、右心功能不全者。

(三)术前准备

1. 患者准备

仰卧位,背部整体垫高5~10cm后,再将右侧胸部垫高5~10cm,右上肢取叉腰位,左上肢贴于身体并妥善固定,粘贴高频电刀负极板,留置尿管,保证各种管道的通畅。

2. 手术用物准备

(1)器械:成人体外、冰体盆、微创胸撑、股动脉转流、洗瓣盆(宽盆)。

(2)敷料:双夹大×4、大孔×1、体孔×1、手术衣×2。

(3)一次性用物:成人套,4、7、10号线,11、23号刀片,吸引器管,液状石蜡,成人阻断管(各种型号乳胶、硅胶导管剪断制成),显影纱布,一次性冲洗器,A-P膜,敷

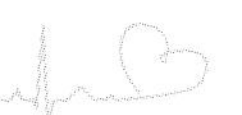

贴，胸腔引流管，伸缩电刀，电刀清洁片，灯柄，吸针板，10mL注射器，20mL注射器，手套若干。

（4）介入用物：碘克沙醇、冰盐水、穿刺针、导丝、相应型号血管鞘管、球囊扩张系统、瓣膜输送系统、相应型号瓣膜。

（5）高值耗材：2–0涤纶线、3–0涤纶线、3–0 Prolene线、4–0 Prolene（小）线、5–0 Prolene（小）线、5–0 Prolene（大）线、6–0 Prolene（大）线、骨蜡、4–0 吸收线、1–0 吸收线。

（四）手术步骤与手术配合

具体见表4–8–5。

表4–8–5　经导管三尖瓣置换术步骤及手术配合

手术步骤	手术配合
1.体位	仰卧位，背部整体垫高5～10cm后，再将右侧胸部垫高5～10cm，右上肢取叉腰位，左上肢贴于身体
2.麻醉	气管插管全身麻醉
3.手术野皮肤消毒	1%活力碘消毒皮肤3次，上至下颌，下至膝部，两侧过腋中线
4.分离、暴露股动脉与股静脉（必要时）	备好乳突撑开器，做切开准备，切开腹股沟皮肤，将乳突撑开器撑开，弯蚊式止血钳、血管游离钳游离出股动脉、股静脉，银夹夹闭分叉处血管，6–0 Prolene（大）线缝合股静脉荷包，束红短束管；5–0 Prolene（小）线缝合股动脉荷包，束红短束管备用
5.在X线下进行右房穿刺点定位	洗手护士全程穿铅衣配合，备记号笔标记右房穿刺点
6.在标记部位开胸	用胸撑撑开（中号片），打湿纱布压肺，暴露手术野，镊子、剪刀剪开心包，2–0涤纶线悬吊心包
7.缝右房穿刺荷包	3–0 Prolene穿毛毡片2根，补片大小约1.3cm×0.8cm，缝成三角形荷包，缝合并束红长束管
8.介入操作（图4–8–5）	配合手术医生操作
9.超声检查	经食道超声检查瓣膜位置、有无瓣周漏
10.止血关胸，缝合腹股沟切口	9×28圆针10号丝线关闭肋间组织，1–0吸收线缝合肌肉及皮下组织，4–0吸收线缝皮。1–0吸收线缝合腹股沟肌肉及皮下组织，4–0吸收线缝皮

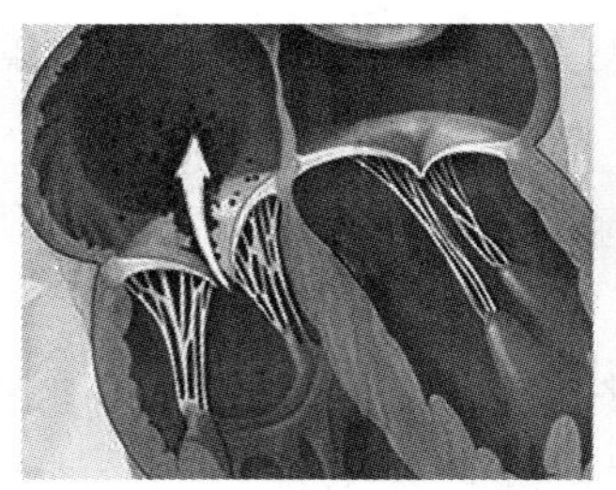
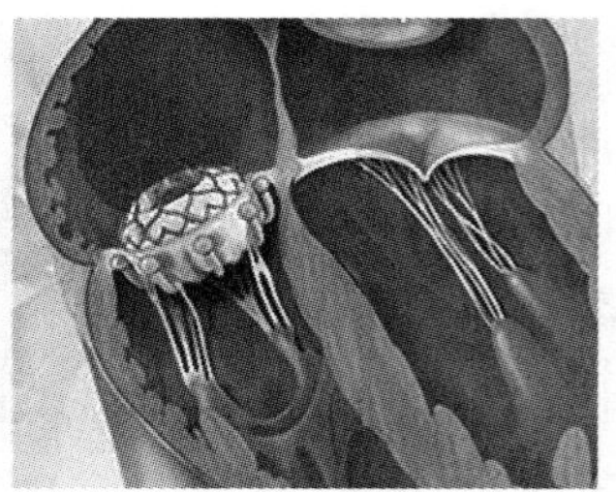

图4-8-5　经导管三尖瓣置换术

六、经导管肺动脉瓣置换术（TPVR）

（一）解剖

肺动脉瓣位于右心室和肺动脉之间，抑制进入肺动脉的血流反流至右心室 。对于法洛四联症等复杂先天性心脏病而言，由于跨环补片修复技术的广泛应用，患者术后远期常常出现严重肺动脉瓣反流等合并症，晚期可导致进行性右心室扩张、三尖瓣反流、右心室功能障碍和死亡。经导管肺动脉瓣置换术（TPVR）目前已经被认为是这类患者的首选治疗方式，对于解剖条件合适者，其可替代外科手术。后天性分支肺动脉狭窄也是复杂先天性心脏病术后的常见远期并发症，除吻合口瘢痕收缩外，局部血管牵拉扭曲、局部内皮过度增生也是病因。分支狭窄甚至闭塞可导致肺动脉压增高、患侧肺缺血及反复肺炎，同时加重了肺动脉扩张和肺动脉瓣反流，极大地影响患者的心肺功能、生存质量及预期寿命。近年来，随着支架置入技术的改进、符合儿童肺动脉特点的新型支架的开发，支架置入术已成为肺动脉狭窄（尤其是分支狭窄）的首选治疗措施。

（二）手术适应证

多用于法洛四联症跨环补片修补术后的肺动脉瓣关闭不全。

（三）术前准备

1. 患者准备

仰卧位，双上肢置于身体两侧并妥善固定，留置尿管，保证各种管道的通畅。

2. 手术用物准备

（1）器械：静脉切开包、洗瓣盆（窄盆）、一次性介入包。

（2）敷料：双夹大×4、大孔×1、体孔×1、手术衣×2。

（3）一次性用物：11号刀片、显影纱布、10mL注射器、20mL注射器、手套若干。

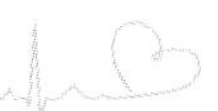

（4）介入用物：碘克沙醇、冰盐水、穿刺针、导丝、相应型号血管鞘管、球囊扩张系统、瓣膜输送系统。

（四）手术步骤与手术配合

具体见表4-8-6。

表4-8-6　经导管肺动脉瓣置换术步骤及手术配合

手术步骤	手术配合
1.体位	仰卧位，双上肢置于身体两侧
2.麻醉	气管插管全身麻醉
3.手术野皮肤消毒	1%活力碘消毒皮肤3次，上至下颌，下至膝部，两侧过腋中线
4.穿刺股动脉	根据患者选择适当的穿刺针穿刺股动脉
5.介入操作	配合手术医生操作
6.检查肺动脉瓣	重复造影显示肺动脉瓣无返流、无瓣周漏
7.拔出导管、导丝、血管鞘，加压包扎	
8.安返病房	

七、房间隔分流器置入术

（一）解剖

房间隔分流器（图4-8-6）置入术是近年来国际上心力衰竭器械治疗的新兴技术。通过限定房间隔的造口直径，可有效降低患者左心房压力，缓解肺淤血及呼吸困难，同时不显著增加右心负荷及降低心排量，也不引起反常栓塞。

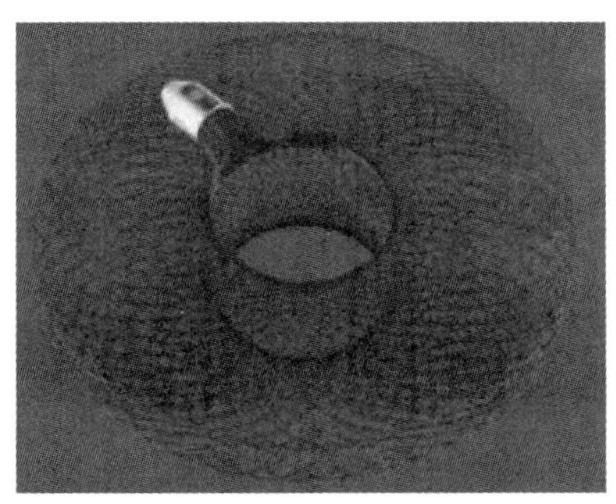

图4-8-6　房间隔分流器

（二）手术适应证

（1）单纯左心衰。

（2）非冠心病和其他瓣膜疾病所致的心衰。

（三）术前准备

1. 患者准备

仰卧位，双上肢置于身体两侧并妥善固定，留置尿管，保证各种管道的通畅。

2. 手术用物准备

（1）器械：静脉切开包、一次性介入包。
（2）敷料：双夹大×2、手术衣×2。
（3）一次性用物：11号刀片、显影纱布、10mL注射器、20mL注射器、手套若干。
（4）介入用物：穿刺针、导丝、相应型号血管鞘、球囊扩张器、房间隔穿刺系统。

（四）手术步骤与手术配合

具体见表4-8-7。

表4-8-7　房间隔分流器置入术步骤及手术配合

手术步骤	手术配合
1.体位	仰卧位，双上肢置于身体两侧
2.麻醉	局麻
3.手术切口	腹股沟
4.手术野皮肤消毒	使用1%活力碘消毒皮肤3次，上至肚脐，下至膝盖。铺巾后切口用一次性中单覆盖
5.局麻下穿刺股动脉	局部浸润麻醉下右股动脉穿刺14F血管鞘
6.超声引导下操作（图4-8-7）	超声引导下送专用导丝引导房间隔穿刺系统进入右心房。使用穿刺针通过穿刺系统穿刺房间隔进入左心房，沿导丝置入球囊，扩张房间隔交通，反复回撤递送，确保口径大小合适
7.拔出导管按压穿刺部位	拔出导管血管鞘，按压穿刺部位10min以上，弹力绷带包扎伤口

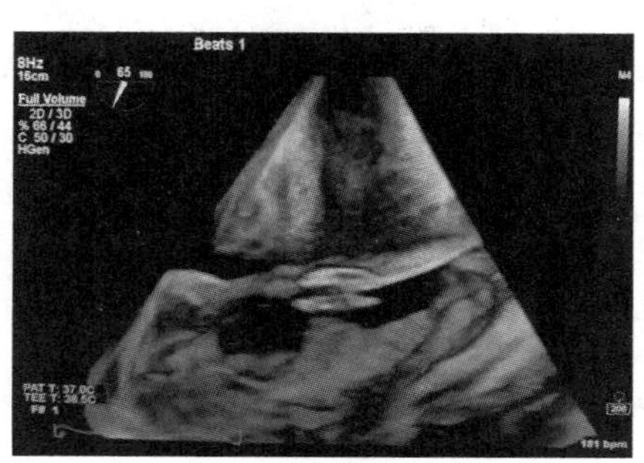

图4-8-7　超声引导下房间隔分流器置入术

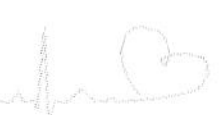

第九节　终末期心肺疾病专科手术配合

一、心脏移植术——双腔静脉法

（一）解剖

心脏移植主要是针对晚期充血性心力衰竭和严重冠状动脉疾病进行的外科移植手术（图4-9-1），是将已判定为脑死亡并配型成功的人类心脏完整取出，植入所需受体胸腔内的同种异体移植手术。

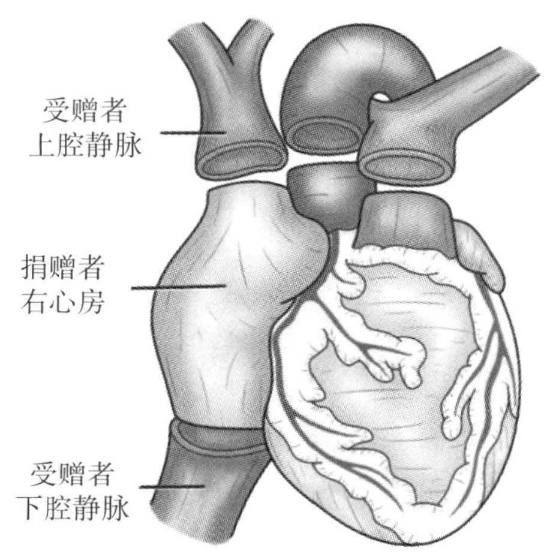

图4-9-1　心脏移植手术

（二）手术适应证

（1）终末期心力衰竭，经系统的内科治疗或常规外科手术均无法治愈。如果不进行心脏移植，预测寿命达到1年的可能性小于50%。

（2）其他脏器（肝、肾、肺等）无不可逆性损伤。

（3）患者及其家属能理解与积极配合移植手术治疗。

（4）适合心脏移植的常见病症：①晚期原发性心肌病，包括扩张型、肥厚型及限制型心肌病；②无法手术和采取其他措施治疗的冠心病；③无法用换瓣手术治疗的终末期多瓣膜病；④无法用纠治手术根治的复杂先天性心脏病，如左心室发育不良等；⑤其他难以手术治疗的心脏外伤、心脏肿瘤等；⑥心脏移植后，移植心脏广泛性冠状动脉硬化、心肌纤维化等。

（三）术前准备

1. 患者准备

仰卧位，背部垫高5～10cm，双上肢置于身体两侧并妥善固定，粘贴高频电刀负极板，留置尿管，保证各种管道的通畅。

2. 手术用物准备

（1）器械：成人体外器械、冰体盆、胸骨锯、心脏移植小件、搭桥、修心盘、盆小件，备股动脉转流小件。

（2）敷料：双夹大×4、大孔×1、体孔×1、手术衣×2。

（3）一次性用物：纱布块，手套若干，吸引管，符合制冰机尺寸的一次性医用保护套，一次性冲洗器，单极电刀，电刀擦，伸缩电刀，显影纱布，方垫，长垫，成人阻断管（各种型号乳胶、硅胶导管剪断制成），成人套针，4、7、10号线，11、23号刀片，10mL注射器，20mL注射器，无菌绷带，26号腹腔引流管，吸针板，A-P膜，敷贴，液状石蜡，骨蜡，3层标本袋。

（4）体外循环用物：体外循环管道、动脉泵管、静脉引流管、心外吸引管、心内吸引管、停跳液泵管、Coseal胶、心脏表面临时起搏线，备牛心包补片、涤纶补片、大/小银夹、各种型号人工血管。

（5）高值耗材：2-0涤纶线、3-0涤纶线、4-0 Prolene（小）线、4-0 Prolene（大）线、5-0 Prolene（小）线、5-0 Prolene（大）线、6-0 Prolene（大）线。

（四）手术步骤与手术配合

具体见表4-9-1。

表4-9-1　心脏移植术手术步骤及手术配合

手术步骤	手术配合
1.体位	仰卧位，背部垫高5～10cm，双上肢置于身体两侧
2.麻醉	气管插管全身麻醉
3.手术野皮肤消毒	1%活力碘消毒皮肤3次，上至下颌，下至足踝，两侧过腋中线，最后消毒会阴部
4.固定体外循环管道	用组织钳将体外循环管道、停跳液泵管、心外吸引器、电刀妥善固定
5.开胸	23号刀片自胸骨切迹至剑突切开皮肤、皮下组织，电刀止血。剥离胸骨甲状肌的胸骨附着处及胸骨后的结缔组织，用直角血管钳分离锁骨间韧带与胸膜
6.纵向锯开胸骨	用胸骨锯锯开胸骨，骨蜡涂在骨髓腔，换圆电凝头止血
7.体内肝素化	肝素3.5mg/kg静脉注射，3min后测ACT值，ACT>480s可开始体外循环

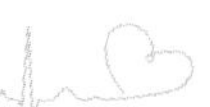

续表

手术步骤	手术配合
8.切开心包	用胸撑撑开胸骨，血管镊、解剖剪分离心包表面的疏松组织、胸腺及主动脉心包反折处
9.心脏探查	探查主动脉、肺动脉、左右心房、左右心室、上下腔静脉和肺静脉的大小，用血管镊、解剖剪剪开心包反折处，7×17 圆针穿4号丝线悬吊心包于胸壁上
10.缝升主动脉管荷包	2-0涤纶线一正一反缝双层荷包，束红短束管
11.剪体外循环管道	用2把长弯血管钳夹住体外循环管道静脉端，用线剪剪断，暴露插管接口
12.升主动脉插管	用11号刀片在主动脉荷包内切一小口，插入主动脉管，束紧束管，用束带将主动脉管、束管一起绑扎固定，排气后连接体外循环管道
13.上腔静脉插管	用4-0 Prolene(小)线缝上腔静脉荷包束红长束管，11号刀片在荷包内开口，胆囊钳扩大切口后插入上腔静脉插管，7号线固定，排气后连接体外循环管道
14.下腔静脉插管	用4-0 Prolene(小)线缝下腔静脉荷包束红长束管，11号刀片在荷包内开口，胆囊钳扩大切口后插入下腔静脉插管，7号线固定，排气后连接体外循环管道
15.左房管插管	4-0 Prolene(小)线缝左房荷包，束红长管，弯蚊式止血钳固定，11号刀片在荷包内切一小口，胆囊钳扩大切口后插入左房管
16.腔静脉套带	用血管镊、解剖剪剪开上腔静脉与肺静脉隐窝处心包膜反折，游离钳游离上腔静脉，胆囊钳带打湿棉线穿过束白束管，中弯血管钳固定；用血管镊、游离钳游离右肺下静脉与下腔静脉隐窝处的鞘膜，胆囊钳带打湿棉线穿过，束白束管，中弯血管钳固定
17.降温、阻断	主动脉阻断钳阻断主动脉，心脏灌停跳液，冰屑冰盐水保护心肌
18.切除心脏	用镊子、剪刀、电刀于上腔静脉和右心房交界处切开右心房，沿房间沟向下至下腔静脉，保留部分右心房，以备与供心下腔静脉吻合，切口转向房间隔及左心房，并向左侧延伸。上腔静脉切口同时向左侧延伸，切开左房顶、左心耳与左肺静脉交界，切除左心房前壁。在主动脉窦上方切断升主动脉，在主肺动脉水平切断肺动脉，移除心脏，3-0涤纶线悬吊2-4针
19.修剪供心	供心到达手术室前，铺置无菌器械台，先用4℃冰生理盐水冲洗供心，然后拿到修心器械台修剪心脏多余组织，灌注UW液，用5-0 Prolene(大)线标记供体心脏左心房吻合口。最后，再次用4℃冰生理盐水冲洗心脏，将冰垫包裹心脏放入装有冰屑的碗中，转移至手术台上
20.左心房吻合(图4-9-2)	使用长针持和长镊子，采用4-0 Prolene(大)线吻合受者左上肺静脉水平的左心房袖口与供者左心耳基底部附近的左心房袖口，开始植入供心。将供心放至受者纵隔内，注意降温以免相邻胸腔组织的直接热转移。向下继续缝合至房间隔中下部。另一侧沿左心房顶向下吻合至房间隔。不断评估供、受者之间左心房大小的差异，以便适当折叠富余的组织，从而完成吻合

续表

手术步骤	手术配合
21. 主动脉吻合(图4-9-3)	采用4-0 Prolene(小)线以端端吻合方式进行吻合
22. 鼓肺排气,开放循环	取下主动脉阻断钳,长槽针插入主动脉根部灌注孔,头低脚高位心内排气,麻醉医师鼓肺,将冰盐水换成温盐水
23. 上、下腔静脉吻合	将心脏调整至接近正常解剖位置,依次连续端端吻合下腔静脉、上腔静脉。采用外翻缝合方式使心内膜间相互对合,减少血栓形成。4-0 Prolene(大)线或4-0 Prolene(小)线吻合下腔静脉,6-0 Prolene(大)吻合上腔静脉
24. 肺动脉吻合	5-0 Prolene(大)线从血管内后壁开始端端吻合供、受者肺动脉,最后缝线,在前壁外面系紧打结
25. 主动脉根部测压	用2-0涤纶线缝主动脉根部测压荷包,束红短束管,将主动脉根部灌注管插入主动脉,测量主动脉根部压力
26. 体外循环终止	见成人体外循环终止手术配合
27. 缝心脏表面临时起搏线	
28. 常规关胸	止血后用钢丝将胸骨拉拢,用钢丝剪剪断钢丝,用1-0吸收缝线缝合肌肉,用4-0吸收缝线皮下美容缝合

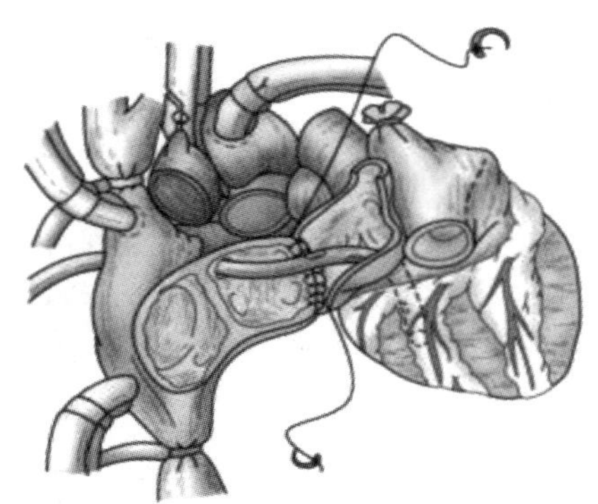

图4-9-2　左心房吻合

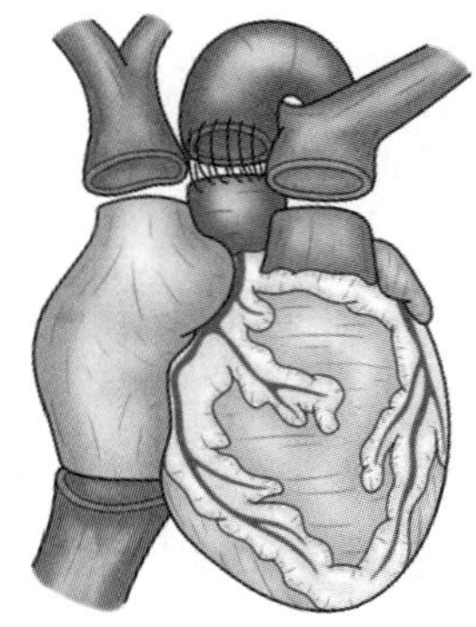

图4-9-3　主动脉吻合

(五) 术后护理

(1) 擦净切口周围血迹,协助医生粘贴敷料。

(2) 协助医生清理手术铺巾,检查负极板周围皮肤以及受压部位皮肤情况。

(3) 检查患者交接单、手术安全核查单、手术器械清点单以及3S术中压疮高危因素评估表的准确性及完整性。

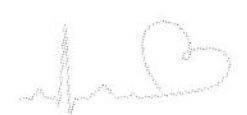

（4）妥善安置患者的各种管道，保证各管道通畅。清点患者的血制品和药品，防止遗漏。

（5）注意患者的保暖及隐私保护。

（6）协助医生安全转运患者，与ICU护士交班。

二、左心辅助装置植入术（LVAD）

（一）解剖

左心辅助是将左心房或左心室血流引入辅助泵体，经泵体驱动血流进入主动脉，完全替代左心泵血功能。经左心辅助后，左心室室内张力可降低80%，心肌氧需求降低40%，是纠正顽固性心衰和心脏移植前的一种理想治疗手段（图4-9-4）。

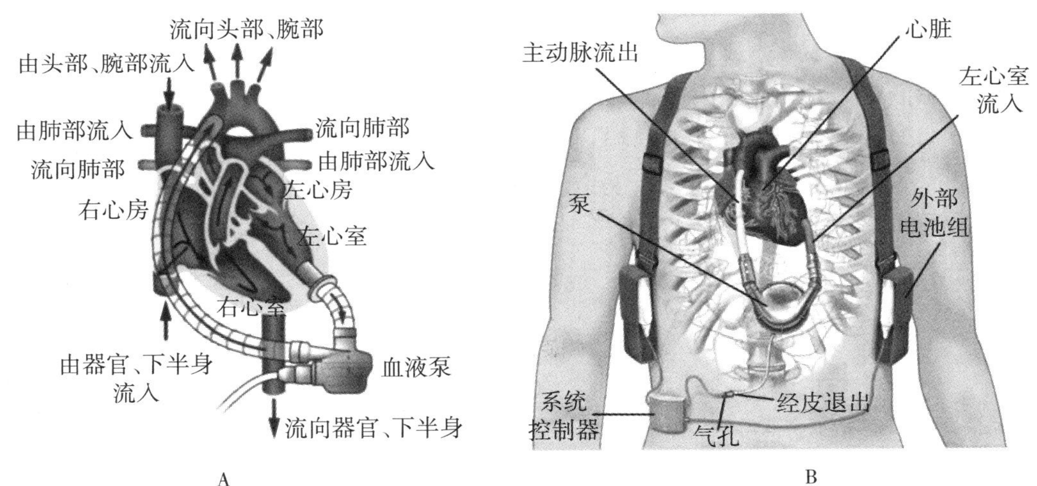

图4-9-4　左心辅助装置植入术
A.左心辅助装置工作原理；B.左心辅助装置植入术后

（二）手术适应证

对于非心脏移植患者，在以过渡治疗为目的的情况下，左心辅助装置使用的指征是在已完成满意的畸形或病变手术矫正，代谢紊乱和心电生理异常已控制在较满意水平的前提下，心脏前后负荷调整及正性肌力药物应用无效，经主动脉球囊反搏（IABP）使用禁忌或无效时。

（三）术前准备

1. 患者准备

仰卧位，背部垫高5～10cm，双上肢置于身体两侧并妥善固定，粘贴高频电刀负极板，留置尿管，保证各种管道的通畅。

2. 手术用物准备

（1）器械：成人体外器械、冰体盆、胃包、搭桥、侧壁钳，备移植小件、圈线器。

（2）敷料：双夹大×4、大孔×1、体孔×1、手术衣×2。

（3）一次性用物：成人套针，4、7、10号线，11、23号刀片，吸引器管，液状石蜡，成人阻断管（各种型号乳胶、硅胶导管剪断制成），显影纱布，长垫，方垫，一次性冲洗器，A-P膜，敷贴，26号血浆管，单极电刀，伸缩电刀，电刀清洁片，灯柄，纱布块，吸针板，10mL注射器，20mL注射器，50mL注射器，手套若干，腔镜套，记号笔。

（4）体外循环用物：体外循环管道、动脉泵管、静脉引流管、心外吸引管、心内吸引管、停跳液泵管、Coseal胶、毛毡片、大/小银夹。

（5）高值耗材：2-0涤纶线、3-0涤纶线、3-0 Prolene（大）线、4-0 Prolene（小）线、5-0 Prolene（小）线、5-0 Prolene（大）线、骨蜡、4-0吸收线、1-0吸收线。

（四）手术步骤与手术配合

具体见表4-9-2。

表4-9-2　左心辅助装置植入术步骤及手术配合

手术步骤	手术配合
1.体位	仰卧位，背部垫高5～10cm，双上肢置于身体两侧
2.麻醉	气管插管全身麻醉
3.手术野皮肤消毒	1%活力碘消毒皮肤3次，上至下颌，下至足踝，两侧过腋中线，最后消毒会阴部
4.试运转离心泵	单独铺置无菌器械台，台上连接体外端线缆，50mL空针抽取灭菌水排气，灌洗。盆内装1U/mL（即1/5支肝素）兑2 500mL盐水的肝素盐水，试运转离心泵，妥善固定离心泵，将离心泵头部置于肝素水内，后用湿肝素盐水纱布包裹
5.开胸	23号刀片自胸骨切迹至剑突下3～5cm切开皮肤、皮下组织，电刀止血
6.剥离胸骨甲状肌的胸骨附着处及胸骨后的结缔组织	用直角血管钳分离锁骨间韧带与胸膜，直、有齿血管钳和电刀切除剑突

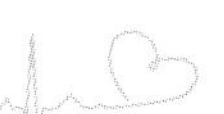

续表

手术步骤	手术配合
7.纵向锯开胸骨	用胸骨锯锯开胸骨，将骨蜡涂抹骨髓腔，换圆头电刀止血
8.悬吊心包	用体外胸撑撑开胸骨，血管镊、解剖剪分离心包表面的疏松组织，胸腺及主动脉心包反折处用血管镊、解剖剪剪开心包至反折处，7×17圆针穿4号丝线悬吊心包于胸壁上
9.心脏探查	探查主动脉、肺动脉、左右心房、左右心室、上下腔 静脉和肺静脉的大小
10.常规建立体外循环	见成人体外循环建立手术配合
11.根据患者情况看是否需要对瓣膜进行置换或修整	见二尖瓣置换手术配合
12.确定心室连接器安装位置	确定心室连接器的安装位置，保证血泵安装后入口与室间隔平行并正对二尖瓣，用记号笔按照缝合环做标记
13.心尖部位固定缝合环	冷水垫垫高心尖（备长垫×4、方垫×3），3-0 Prolene（大）线穿毛毡片12针（补片大小约1.1cm×0.5cm），分别用弯蚊式止血钳、橡皮钳固定，然后逐针上缝合环
14.心尖开口，血泵连接心室连接器	在缝合环底座安装缝合环夹持器，11号刀片、心尖开孔刀在心尖开孔，剪刀修剪多余组织，保证心尖内光滑。血泵插入心室，确保血泵与缝合环完全贴合，确保血泵不会从心室脱开。心室内充血，进行初步排气，用中弯橡皮钳钳夹人工血管
15.制备囊袋	使用电刀、镊子制备腹直肌后囊袋，用9×28圆针穿7号线固定
16.制作隧道	平右侧锁骨中线做driveline隧道，将左心室辅助装置线缆从隧道穿过，不固定
17.吻合人工血管主动脉端	侧壁钳钳夹升主动脉，行LVAD流出管道-升主动脉端侧吻合，剪刀修剪人工血管至合适长度，5-0 Prolene（小）线做端侧吻合
18.启动血泵、血泵排气	启动血泵，根据患者心率、血压情况调节转速，松开侧壁钳，将人工血管远端钳夹，提高人工血管中部，在最高处用10mL注射器针头插入排气
19.辅助检查	心脏超声辅助检测LVAD效果，以及主动脉和左心室内空气情况
20.体外循环终止	完成排气后，松开人工血管上的中弯橡皮钳，降低体外循环流量，调节血泵转速，最终体外循环终止
21.常规关胸	止血后用钢丝将胸骨拉拢，1-0吸收缝线缝合肌肉及皮下组织，4-0吸收线缝皮

三、Extra-VAD植入术

（一）解剖

短期体外心室辅助装置（ex-tracorporeal VAD，Extra-VAD）是利用机器泵功能从左房或左室将氧和血引出来直接泵入主动脉，可缓解患者心排量减少、血压下降、组织灌注不足的症状，可以进行短期不超过30天机械辅助。引流插管通过右侧第4肋间切口从左心房缝合固定，灌注插管通过人工血管与右侧锁骨下切口的腋动脉端侧吻合（图4-9-5）。

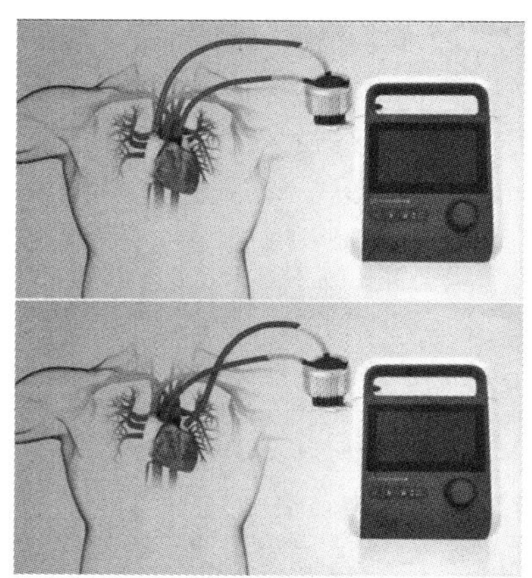

图4-9-5　短期体外心室辅助装置

我国自主研发的首个全磁悬浮中短期体外心室辅助系统Figure3 MP-EX System

（二）手术适应证

对于单心室心衰、肺功能良好且在最佳药物治疗和行冠状动脉血管再通术等非药物治疗措施无效的患者，可以延长终末期心脏病患者的生命，等待匹配供体，桥接心脏移植。

（三）术前准备

1. 患者准备

仰卧位，右侧胸部垫高5～10cm，右上肢叉腰位，左上肢贴于身体并妥善固定，粘贴高频电刀负极板，粘贴除颤板，留置尿管，保证各种管道的通畅。

2. 手术用物准备

（1）器械：成人体外器械、冰体盆、微创小切口器械、移植小件、股动脉转流小件、

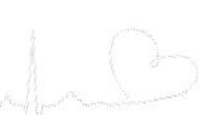

搭桥，备阻断钳小件。

（2）敷料：双夹大×4、大孔×1、体孔×1、手术衣×2。

（3）一次性用物：成人套针，4、7、10号线，11、23号刀片，吸引器管，符合制冰机尺寸的一次性医用保护套，液状石蜡，成人阻断管（各种型号乳胶、硅胶导管剪断制成），显影纱布，长垫，方垫，一次性冲洗器，A-P膜，敷贴，26号血浆管，单极电刀，伸缩电刀，电刀清洁片，灯柄，纱布块，吸针板，10mL注射器，20mL注射器，50mL注射器，手套若干，记号笔，腔镜套。

（4）体外循环用物：体外循环管道、动脉泵管、静脉引流管、心外吸引管、心内吸引管、血液回收机、毛毡片、大/小银夹、人工血管、穿刺针、导丝。

（5）高值耗材：2-0涤纶线、3-0涤纶线、4-0 Prolene（小）线、4-0 Prolene（大）线、5-0 Prolene（小）线、5-0 Prolene（大）线、骨蜡、4-0吸收线、1-0吸收线。

（四）手术步骤与手术配合

具体见表4-9-3。

表4-9-3　Extra-VAD植入术步骤及手术配合

手术步骤	手术配合
1.预充体外管道	小号器械桌铺置无菌器械台，供体外循环灌注师预充体外循环管道备用，将成人体外包里2把弯长血管钳、1把剪刀上台
2.体位	仰卧位，右侧胸部垫高5～10cm，右上肢取叉腰位，左上肢贴于身体
3.麻醉	双腔气管插管全身麻醉
4.手术野皮肤消毒	1%活力碘消毒皮肤3次，上至下颌，下至足踝，两侧过腋中线，最后消毒会阴部
5.分离腋动脉	于平右侧锁骨拐角处（约为中外1/3处）切开皮肤，游离皮下组织至肌肉层，电刀切开肌肉层，乳突牵开器撑开肌肉层；触摸肱动脉搏动，游离腋静脉，腋动脉位于腋静脉后方偏上，静脉钩向右下方牵拉胸小肌，游离脂肪层可见腋动脉，动静脉分支均用银夹夹闭，使用电刀切断；游离出部分腋动脉后用直角血管钳牵引细橡皮筋，上下牵拉，游离出尽可能长的腋动脉，10号丝线套红短束管
6.右侧第4肋间切口	于患者右侧第4肋间做侧胸切口，微创胸撑撑开切口，进入胸腔后，用湿显影纱布按压肺脏充分暴露心脏，用可伸缩电刀充分游离左右心房及心室，2-0涤纶编织线悬吊心包8针，充分暴露手术野。于心尖平房间隔水平处用4-0 Prolene（小）线穿毛毡片正反两针缝荷包并束红长束管

续表

手术步骤	手术配合
7.插入引流插管	食道超声引导下用16号穿刺针穿刺荷包,在导丝引导下将静脉插管插入左心房(常规使用的静脉插管为28号),7号丝线固定,排气并连接体外心室装置循环管道
8.插入灌注插管	准备儿童阻断钳2把,阻断腋动脉,11号刀片或冠脉尖刀做梭形切口,5-0 Prolene(小)线将8号人工血管与腋动脉端侧吻合,确认吻合口无出血后,嘱体外循环灌注师体外心室装置循环管道排气,开始转流
9.调节Extra-VAD转速和流量	根据患者血压、心率调节转速和流量,ACT时间维持在140～160s
10.止血关胸	患者生命体征及循环稳定后,关闭手术切口,1-0吸收线缝合肌层,4-0吸收线皮内缝合

四、心肺联合移植术

(一)解剖

心肺移植是心脏和肺的疾病在终末期的治疗手段。当患者因心肺疾病而预期生存不超过2年时,可考虑心肺联合移植。

(二)手术适应证

心肺移植适用于患有心脏和肺部疾病的终末期疾病患者。复杂的先天性心脏缺陷但不适合常规修复的患者和艾森曼格综合征患者(即房室管缺损、大血管转位和动脉干)被认为是心肺联合移植的最佳适应证。继发于肺动脉高压的不可逆的右心衰竭患者也可能需要全心肺替代。囊性纤维化和终末期支气管扩张患者心脏功能受损时需要进行心肺移植。

(三)术前准备

1. 患者准备

仰卧位,背部垫高5～10cm,双上肢置于身体两侧并妥善固定,粘贴高频电刀负极板,留置尿管,保证各种管道的通畅。

2. 手术用物准备

(1)器械:成人体外器械、冰体盆、胸骨锯、心脏移植小件、搭桥、修心盘、肺移植小件、盆小件,备股动脉转流小件、阻肺钳小件。

(2)敷料:双夹大×4、大孔×1、体孔×1、手术衣×3。

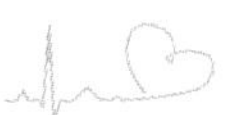

（3）一次性用物：纱布块，手套若干，吸引管，符合制冰机尺寸的一次性医用保护套，一次性冲洗器，单极电刀，电刀擦，伸缩电刀，显影纱布，方垫，长垫，成人阻断管（各种型号乳胶、硅胶导管剪断制成），成人套针，4、7、10号线，11、23号刀片，10mL注射器，20mL注射器，无菌绷带，12号红尿管，14号红尿管，26号腹腔引流管，吸针板，A-P膜，敷贴，液状石蜡，骨蜡，3层标本袋、手套若干。

（4）体外循环用物：体外循环管道、动脉泵管、静脉引流管、心外吸引管、心内吸引管、停跳液泵管、血液回收机、牛心包补片、毛毡片、大/小银夹。

（5）高值耗材：2-0涤纶线、3-0涤纶线、4-0 Prolene（小）线、4-0 Prolene（大）线、5-0 Prolene（小）线、5-0 Prolene（大）线、6-0 Prolene（大）线、骨蜡、4-0吸收线、1-0吸收线。获取供体时需备切缝器。

（四）手术步骤与手术配合

具体见表4-9-4。

表4-9-4　心肺移植术步骤及手术配合

手术步骤	手术配合
1.体位	仰卧位，背部垫高5～10cm，双上肢置于身体两侧
2.麻醉	气管插管全身麻醉
3.开胸建立体外循环	同心脏移植
4.切除心肺	于隆突上2个气管环处切断气管，主动脉瓣上切断主动脉，保留两侧膈神经及部分心包，移除患者心、肺，电刀、金剪刀、组织钳、边剪边悬吊（3-0涤纶线悬吊心包），切断或者剪断气管时用1/8块显影纱布消毒，消毒6～8块（或使用无菌医用棉签），用过的刀片或剪刀不再上台，胸腔及纵膈止血
5.修剪供体心肺	供体心肺到达手术室前，铺置无菌器械台，先用4℃冰生理盐水冲洗供体心肺，然后拿到修心肺器械台修剪心肺多余组织，灌注UW液。最后，再次用4℃冰生理盐水冲洗心肺，将冰垫包裹心肺放入装有冰屑的盆中转移至手术台上
6.气管吻合	修剪受体气管，4-0 PDS线吻合供、受体气管膜部
7.主动脉吻合	采用4-0 Prolene（小）线端端吻合方式进行吻合，供、受体主动脉备4-0 Prolene（小）线穿毛毡片间断缝
8.鼓肺排气，开放循环	取下主动脉阻断钳，长槽针插入停跳液孔，头低脚高位心内排气，麻醉医师鼓肺，将冰盐水换成温盐水
9.上、下腔静脉吻合	将心脏调整至接近正常解剖位置，依次连续端-端吻合下腔静脉、上腔静脉。采用外翻缝合方式使心内膜间相互对合，减少血栓形成。5-0 Prolene吻合下腔静脉，6-0 Prolene吻合上腔静脉

续表

手术步骤	手术配合
10. 主动脉根部测压	用2-0涤纶线缝主动脉根部测压荷包，束红短束管，停跳液针测量主动脉根部压力
11. 体外循环终止	见成人体外循环终止手术配合
12. 常规关胸	止血后用钢丝将胸骨拉拢，用钢丝剪剪断钢丝，用1-0吸收缝线缝合肌肉，用4-0吸收缝线皮下美容缝合

五、心肝联合移植术

（一）解剖

心肝联合移植（heart-liver transplantation，CHLT）已经成为治疗终末期心肝疾病安全有效的手段，最早移植患者已存活5年以上，手术技术趋于成熟，移植器官缺血时间和手术时间在不断缩短。

（二）手术适应证

心肝联合移植适应证主要包括各种终末期心脏病继发肝功能衰竭、原发心脏病合并肝脏疾患、原发肝病合并心脏病、代谢性肝病肝功能衰竭继发心功能衰竭等。原发病为各种终末期心脏病，包括心脏淀粉样变性、原发性扩张性心肌病、先天性心脏病、缺血性心肌病（冠状动脉疾病）、酒精性扩张性心肌病、其他扩张性心肌病、限制型心肌病、肥厚型心肌病、心瓣膜病、糖原贮积症、结节病等。其中淀粉样变性、原发性扩张性心肌病、先天性心脏病占CHLT的50%以上。原发病为各种终末期肝病，包括淀粉样变、心脏性肝硬化、慢性病毒性肝炎、隐源性肝硬化、酒精性肝硬化、急性肝功能衰竭、原发性胆汁性肝硬化、原发性硬化性胆管炎、胆道闭锁症、血红蛋白沉着症、其他代谢性疾病、Budd-chiari综合征等。

（三）术前准备

1. 患者准备

仰卧位，背部垫高5～10cm，双上肢置于身体两侧并妥善固定，粘贴高频电刀负极板，留置尿管，保证各种管道的通畅。

2. 手术用物准备

（1）器械：成人体外、冰体盆、脾肾包、胸骨锯、心脏移植小件、搭桥、修心盘、肝

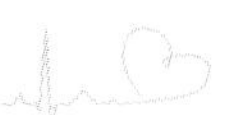

移植小件、肝移植大拉钩、肝门小件14样、盆小件、股动脉转流。

（2）敷料：双夹大×4、大孔×1、体孔×1、手术衣×3。

（3）一次性用物：纱布块，手套若干，吸引管，符合制冰机尺寸的一次性医用保护套，一次性冲洗器，单极电刀，伸缩电刀，电刀清洁片，显影纱布，方垫，长垫，成人阻断管（各种型号乳胶、硅胶导管剪断制成），成人套针，4、7、10号线，11、23号刀片，10mL注射器，20mL注射器，无菌绷带，12号红色尿管，14号红色尿管，26号腹腔引流管，成人吸针板，A-P膜，敷贴，液状石蜡，输血器，3层标本袋。

（4）体外循环用物：体外循环管道、动脉泵管、静脉引流管、心外吸引管、心内吸引管、停跳液泵管、血液回收机、牛心包补片、涤纶补片、毛毡片、大/小银夹、各种型号人工血管。

（5）高值耗材：2-0涤纶线、3-0涤纶线、4-0 Prolene（小）线、4-0 Prolene（大）线、5-0 Prolene（小）线、5-0 Prolene（大）线、6-0 Prolene（大）线、骨蜡、4-0吸收线、1-0吸收线。

（四）手术步骤与手术配合

具体见表4-9-5。

表4-9-5　心肝联合移植术步骤及手术配合

手术步骤	手术配合
1.体位	仰卧位，背部垫高5～10cm，双上肢置于身体两侧
2.麻醉	气管插管全身麻醉
3.手术野皮肤消毒	1%活力碘消毒皮肤3次，上至下颌，下至足踝，两侧至腋后线，最后消毒会阴部
4.固定体外循环管道	用组织钳将体外循环管道、停跳液泵管、心外吸引器、电刀妥善固定
5.开胸	23号刀片自胸骨切迹至剑突下切开皮肤、皮下组织，电刀止血。剥离胸骨甲状肌的胸骨附着处及胸骨后的结缔组织，用直角血管钳分离锁骨间韧带与胸膜，直、有齿血管钳夹持剑突，电刀切除剑突
6.右侧腹股沟游离股动脉、股静脉	镊子剪刀分离股动静脉，笔式显微针持、显微镊镊夹6-0 Prolene（大）线缝动脉、静脉荷包，束红短束管
7.纵向锯开胸骨	用胸骨锯劈开胸骨，将骨蜡涂在骨髓腔，换圆电凝头止血
8.体内肝素化	肝素3.5mg/kg静脉注射，3min后测ACT值，ACT>480s可开始体外循环
9.切开心包	用体外胸撑撑开胸骨，血管镊、解剖剪分离心包表面的疏松组织、胸腺及主动脉心包反折处
10.心脏探查	探查主动脉、肺动脉、左右心房、左右心室、上下腔静脉和肺静脉的大小。用血管镊、解剖剪剪开心包反折处，7×17圆针穿4号丝线悬吊心包于胸壁上

续表

手术步骤	手术配合
11.升主动脉插管荷包缝合	2-0涤纶线正反两针缝双层荷包，束红短束管
12.主动脉插管	11号刀片在主动脉荷包内切一小口，插入主动脉管，束紧束管，用束带将主动脉管、束管一起绑扎固定，排气后连接体外循环管道
13.股静脉插管	依次用穿刺针、导丝，股静脉插管，带线结扎，拔出内芯，中直橡皮钳夹管，排水接体外循环管道，10×28三角针穿7号线固定
14.上腔静脉插管	用4-0 Prolene(小)线缝上腔静脉荷包束红长束管，弯蚊式止血钳固定，11号刀片在荷包内开口，胆囊钳扩大切口后插入上腔静脉插管，7号线固定，排气后连接体外循环管道
15.左房管插管	4-0 Prolene(小)线缝左房荷包，束红长管，弯蚊式止血钳固定，11号刀片在荷包内切一小口，胆囊钳扩大切口后插入左房管，连接体外循环管道
16.腔静脉套带	用血管镊、解剖剪剪开上腔静脉与肺静脉隐窝处心包膜反折，游离钳游离上腔静脉，胆囊钳带棉线穿过束白束管，中弯血管钳固定；用血管镊、游离钳游离右肺下静脉与下腔静脉隐窝处的鞘膜，胆囊钳带棉线穿过，束白束管，中弯血管钳固定
17.降温、阻断	主动脉阻断钳阻断主动脉，心脏灌停跳液，冰屑保护心肌
18.切除心脏	用镊子、剪刀、电刀于上腔静脉和右心房交界处切开右心房，沿房间沟向下至下腔静脉，保留部分右心房，以备与供心下腔静脉吻合，切口转向房间隔及左心房，并向左侧延伸。上腔静脉切口同时向左侧延伸，切开左房顶、左心耳与左肺静脉交界，切除左心房前壁。在主动脉窦上方切断升主动脉，在主肺动脉水平切断肺动脉，移除心脏
19.修剪供心	供心到达手术室前，铺置无菌器械台，先用4℃冰生理盐水冲洗供心，然后拿到修心器械台修剪心脏多余组织，灌注UW液，用5-0 Prolene(大)线标记供体心脏左心房吻合口。最后，再次用4℃冰生理盐水冲洗心脏，将冰垫包裹心脏放入装有冰屑的碗中，转移至手术台上
20.采用双腔静脉法移植供心	详见心脏移植手术配合
21.供心植入后供肝植入	心脏植入复跳后再灌注期间体外循环辅助下进行供肝植入
22.腹部“人”字形切口	上至剑突，下至髂前上棘
23.游离病肝	离断肝周各韧带，3-0 Prolene线(大)/4-0 Prolene线(小)缝扎止血，游离门静脉、下腔静脉、胆总管，暴露肝门，阻断钳依次阻断肝门、肝上下腔静脉以及肝下下腔静脉，切除病肝
24.植入供肝	冰方垫垫在腹腔，将供肝修剪后放在腹腔，输血器连接白蛋白排气后连接供肝
25.下腔静脉吻合	3-0 Prolene线(小)依次吻合肝上下腔静脉、肝下下腔静脉
26.门静脉吻合	5-0 Prolene线(大)吻合门静脉
27.肝动脉吻合	6-0 Prolene线/7-0 Prolene线吻合肝动脉

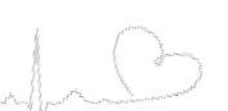

续表

手术步骤	手术配合
28.胆总管吻合	6-0 PDS/7-0 PDS吻合胆总管
29.体外循环终止	见成人体外循环终止手术配合
30.常规关胸	止血后用钢丝将胸骨拉拢,用钢丝剪剪断钢丝,1-0吸收缝线缝合肌肉,4-0吸收缝线皮下美容缝合
31.常规关腹	止血后,1-0 PDS线缝合肌肉,4-0吸收缝线皮下美容缝合

六、机械循环辅助治疗桥接心脏移植手术护理

在最佳药物治疗和行冠脉再通术等非药物治疗措施无效后,心源性休克患者可短期应用机械循环辅助(mechanical circulatory support,MCS)治疗,借此维持血流动力学稳定,保证脏器有效灌注,改善心功能和降低心脏负荷。目前有多种短期MCS技术可用于心源性休克的桥梁过渡,包括外周MCS装置[如主动脉内球囊反搏装置(intra-aortic balloon pump,IABP)]、Impella、Tandem Heart、静脉-动脉体外膜肺氧合(veno-arterial extra corporeal membrane oxygenation,VA-ECMO)以及短期心外辅助装置(extra-corporeal-VAD,Extra-VAD)等。

现以Extra-VAD桥接心脏移植为例介绍机械辅助装置桥接心脏移植的手术护理要点:

(1)手术医生、麻醉医生、体外循环灌注师、超声医生和手术室护士组成的手术团队于术前一天讨论确定手术方案、体外循环方案及应急处理措施等。

(2)Extra-VAD系统采用主动反馈控制系统精确控制驱动系统,从而产生使转子悬浮的电磁力,这是该系统的唯一动力系统。因此,当电力或控制系统故障时,无法通过手摇装置正常运行。手术团队需要提前设定患者转运方案,确保专人专责,手术患者转运前务必保证系统电力充足、控制系统正常运转。转运要点如下。①患者交接。麻醉准备工作就绪后,麻醉医生携带氧气枕和呼吸气囊,巡回护士携带患者交接单至心脏大血管外科ICU与ICU护士双人核查,核查内容主要包括患者基本信息、手术药品及清单、影像学资料、动静脉管道等的交接。②患者转运。提前了解患者转运路径,提前安排电梯等待,评估手术电梯容量并制订好手术推床和Extra-VAD设备的摆放及人员的站位。③管道管理。检查Extra-VAD的灌注管和引流插管、气管插管、深静脉置管、尿管的固定是否妥当,确保所有管道通畅无牵拉,置管处无活动性出血。Extra-VAD引流管道和泵入管道内壁没有肝素生物涂层,因此在转运前后需要检查ACT时间,保证ACT时间为160～180s。④转运前确认设备电池储备充足,转运过程中1人负责Extra-VAD管道保护;1人负责Extra-VAD设备;2人负责推床并密切监测患者的生命体征，时刻注意Extra-VAD参数的稳定，观察管道内动静脉血颜色是否正常。⑤手术间转运。患者在手术间换床时，提前安排人员站位和机器摆放，保证换床过程快速衔接，将风险降至最低。巡回护士妥善固定输液管路，保证外周静脉通畅，麻醉医师负责便携式呼吸机和监护仪，体外循环灌注师负责Extra-VAD管路，避免牵拉并妥善固定于手术床旁。麻醉医生评估患者病情，生命体征平稳后方可换床。麻醉医生站在患者头部一侧，负责患者头肩颈，观察患者生命体征并确保人工气道的正常通气；体外循环灌注师2名，其中1名站于床尾负责患者下肢的固定，观察Extra-VAD设备各参数，保证正常流量和转速，另1名维持Extra-VAD管路稳定通畅，避免管路受压打折；2名手术医生分别站于患者左右两侧，负责患者腰部及臀部的搬运；巡回护士站于输液一侧，负责输液管路的通畅，采用过床板将患者从转运床转运至手术床。

(3) 术中消毒范围上至下颌下至双下肢包括Extra-VAD管道区域；铺巾后对携带的外来器械再次用1%活力碘消毒，并贴上手术贴膜，注重手术中器械清洁污染分类处理，做好洁污分类和手术隔离，减少术后感染的风险因素。术中单独放置取出的手术敷料及物品，与Extra-VAD携带器械清点单核对，清点无误后交由台下巡回护士再次清点核对与保管。接触了术中外来器械及切口周围、可疑污染物品的手术物品均视为污染，不可再使用。术中进行了污染区操作的手术医生需更换无菌手套后，方可再进行后续的手术操作，减少可疑污染。巡回护士根据手术时间每4h及时追加一次抗生素。

(4) 心脏移植手术体外循环建立后停止Extra-VAD仪器工作，体外循环停止且稳定后撤除Extra-VAD管道。

七、供心获取的准备与处理

据2018年世界卫生组织报道，心血管疾病已经成为人类头号杀手，占全球总死亡人数的31%，已达到3.3亿人。各种因素导致重要脏器和组织灌注不足，心脏泵功能严重衰退，对于终末期心脏衰竭患者来说，虽然各种针对心力衰竭药物治疗方案不断优化，心室辅助装置在国内已开始面世，但从远期疗效来看，同种异体心脏移植仍然是治疗各种难治性心力衰竭的最佳选择。目前，心脏移植供者主要选择脑死亡器官捐献（donation after brain death，DBD）供者和脑-心双死亡器官捐献（donation after brain death awaiting cardiac death，DBCD）供者。我国心脏移植供者采用DBD供者，DBD脑死亡鉴定要求至少2名临床医生（其中1名为神经内科医生）同时独立判定且意见一致。

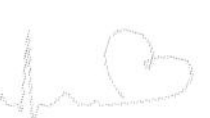

在决定供心是否采用前需要评估两方面问题：供心的质量问题和供-受体匹配问题。国内常用理想供心选择标准：①年龄不超过50周岁；②心脏超声显示心脏运动无异常表现；③左心室射血分数（left ventricular ejection fraction，LVEF）>50%；④瓣膜结构功能良好；⑤正性肌力药物多巴胺<15μg/（kg·min）；⑥供体与受体体质量比为0.7～1.5；⑦冷缺血时间<4h，热缺血时间＜6 min；⑧无活动性感染；⑨血清学检查患者没有乙型肝炎、丙型肝炎、艾滋病等疾病；⑩心电图正常或者轻微的ST-T改变，没有心脏传导异常。国际心肺移植学会（ISHLT）认为从供体年龄角度来讲，＜45岁的供体的心脏耐受力强，最宜选择；45～55岁供体的心脏在缺血时间≤4h条件下，建议应用于情况稳定、合并外科情况少的受者；>55岁的供体心脏，不建议选用或仅用于挽救生命或边缘受者等特殊情况（Ⅱa类推荐，B级证据）。心肌冷缺血时间应<4h。在年轻供体、心脏功能正常、未使用正性肌力药物支持等条件下，可考虑使用缺血时间4～6h的供心。

供-受体匹配供心质量并非决定预后的唯一关键因素，供受体的匹配程度同样应该重视。采用体质量指数（body mass index，BMI）决定供-受体匹配程度。一般供体与受体体质量比是0.7～1.5。如果女性供体移植给男性受者，则女性供者体质量不低于男性受者体质量。对于儿童心脏移植，考虑到供心缺乏，体质量比可不太过于局限。

（一）出发前准备

器官获取组织（organ procurement organizations，OPO）将心脏移植受者信息上传至CORTS分配系统，系统根据受者时间、地域、紧急状态（受者携带IABP、ECMO、VAD等）进行供体分配。受体分配到供体后，心脏大血管外科派出取心医师2～3名，携带取心用物，分秒必争，尽快到达取心地点。

手术室护士准备外出取心箱（行李箱、器械、一次性用物等），常规准备3套备用，由1名手术室护士准备齐全后签名，于手术室规定位置放置；接到出发通知后，手术室心外专科小组立即指派另外1名护士再次核对所有物品是否齐全，检查有效期，放入满电状态的电池2块，与外出取心医生做好交接。

体外循环医师常规准备2套灌注液、管道、灌注针等备用，接到出发通知后，立即将其和保温转运箱交于取心医生，取心医生在冰箱内拿取足够的软包装无菌冰生理盐水（冰块状）放入保温转运箱中。2名取心医生共同携带用品齐全的外出取心箱和保温转运箱出发。

（二）术中护理措施

在器官捐献协调员的见证下，再次确认患者信息无误。取仰卧位，常规消毒铺巾，在场所有工作人员向捐献者默哀致敬，拍照存档。主动脉根部缝合心肌保存液灌注针荷包，阻断升主动脉后，灌注HTK/UW液，剪开左肺静脉和下腔静脉并予大量无菌生理盐水冰屑置于心脏表面降温，使心脏停搏。将上腔静脉在右心房以上4cm处切断，下腔静脉于其根部切断。依次横断左、右肺静脉，在无名动脉起始部横断主动脉，肺动脉在分叉处横断，取出心脏。取下的心脏用生理盐水冲洗至心脏内没有血液，将心脏置于第一层器官储存袋内，用HTK/UW液1000mL灌注，灌注后扎紧袋口，在袋口外继续包装2层器官保护袋，中间层保护袋内盛装冰屑冰泥，外层保护袋内盛装小号冰块，3层保护袋分别扎紧后置入无菌加盖带冰容器内，密封容器盖，保证转运过程中容器密闭，最后将容器放入保温转运箱内进行转运。

供心到达受者手术室后，巡回护士打开容器盖，手术医生取出心脏后，先用0~4℃冰生理盐水冲洗心脏，然后修剪心脏多余组织，灌注UW液，用5-0 Prolene线标记供体心脏左心房吻合口，标记完后，再次用0~4℃冰生理盐水冲洗心脏，将冰垫包裹心脏，放入装有冰屑的碗中，转移至手术台上。

（三）术后处理

器官获取手术，清点器械无误后，缝合手术切口。清理供者遗体，整理供者仪容仪表。器官捐献协调员通知殡仪馆家属处理善后事宜。

取心箱回院后，器械护士术后清点取心箱中器械，补齐取心箱中一次性物品，在取心箱外面标注有效期以及缺少的物品。供心修整结束后，巡回护士清理修心盘，将供体心脏上携带的阻断钳归还至取心器械中。

（四）市内获取，供心储存袋的制备

1. 用物准备

器械桌、无菌中单、手术衣、手套、冰桶、盆、锤子、剪刀、生理盐水冰块、医用膜（防水渗透）2个、AP膜、3层标本袋（大）及皮筋3个、绷带（图4-9-6）。

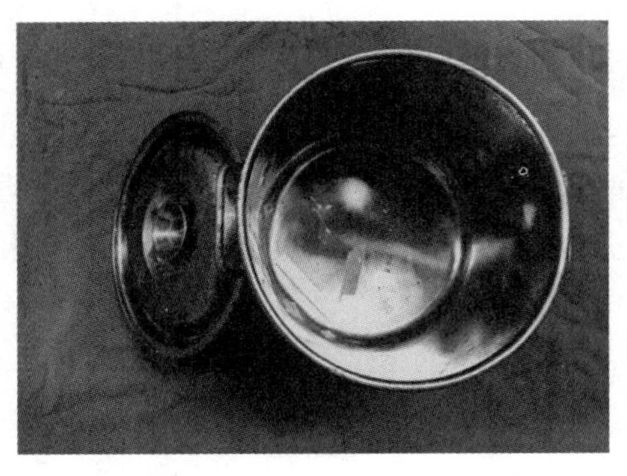

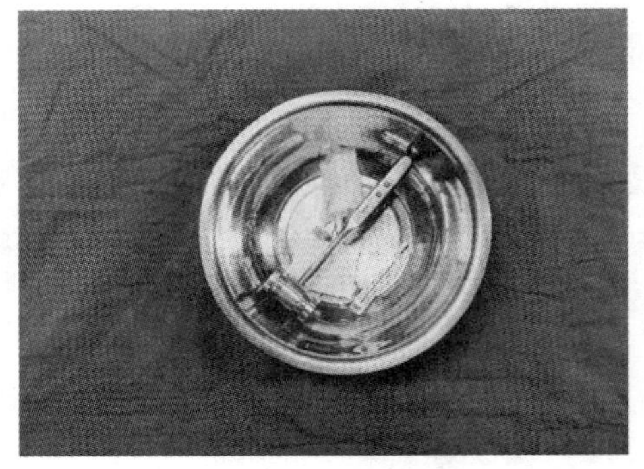

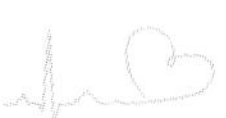

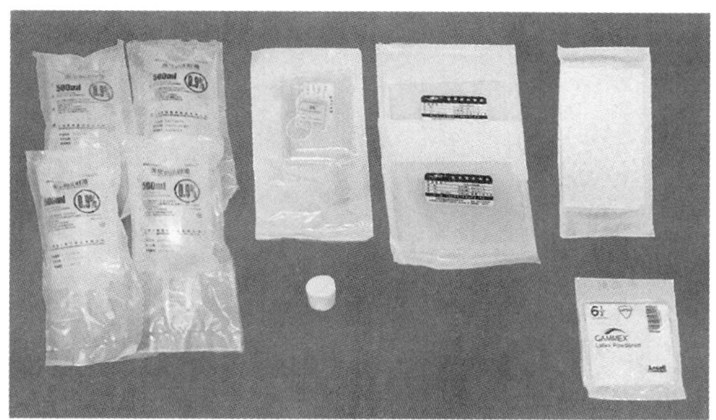

图4-9-6　市内获取供心用物准备

2. 供心的储存

(1)用中单铺置无菌器械台，上铺医用膜以防止液体渗透，操作者穿无菌手术衣，戴无菌手套(图4-9-7)；

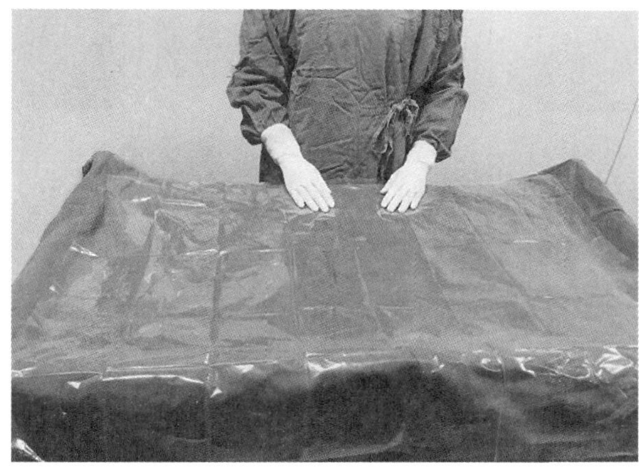

图4-9-7　铺置无菌器械台

(2)将生理盐水冰块剪开包装袋，敲碎成冰块状盛于盆内(图4-9-8)。

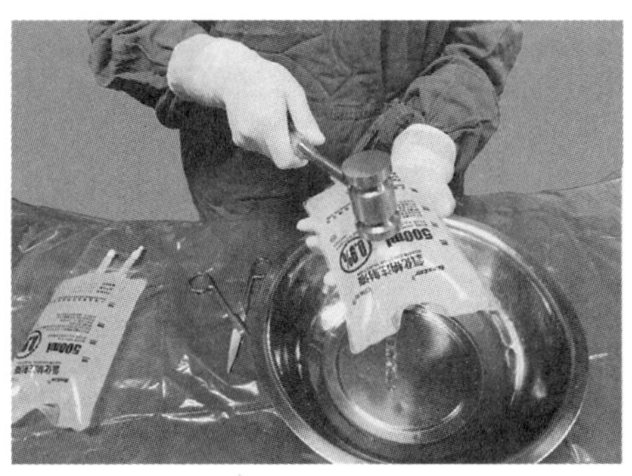

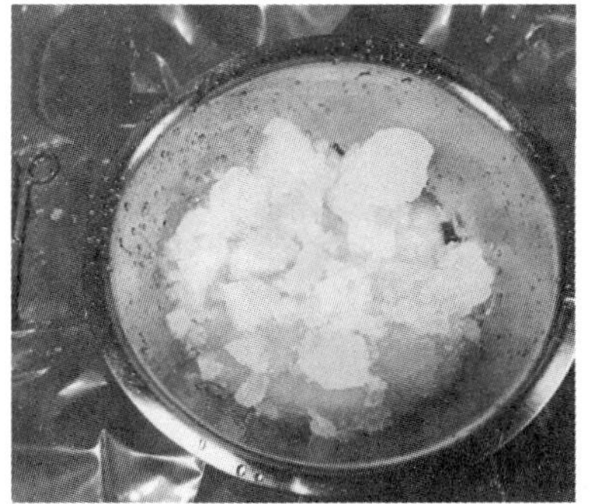

图4-9-8　敲碎冰块

（3）第一层标本袋内空置，预留以供后期盛装供心和停跳液；第二层标本袋内盛装冰泥和冰屑；第三层标本袋内盛装中等大小冰块。3层标本袋分层各自结扎皮筋，保证密封性（图4-9-9）。

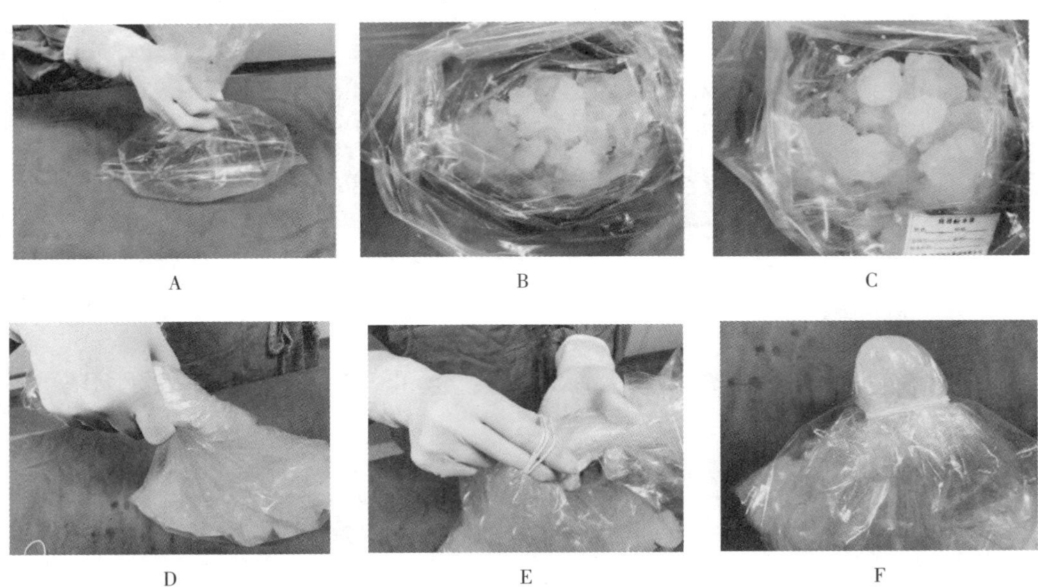

A　　B　　C

D　　E　　F

图4-9-9　封装无菌三层标本袋

A.第一层标本袋；B.第二层标本袋；C.第三层标本袋；D.封扎第一层标本袋；E.封扎第二层标本袋；F.封扎第三层标本袋

（4）将系好的标本袋放置于无菌冰桶中，标本袋周围放置若干大块的无菌冰盐水冰块保冰，盖上盖后，粘贴A-P膜固定桶盖。带锁扣的冰桶不需要粘贴A-P膜（图4-9-10）。

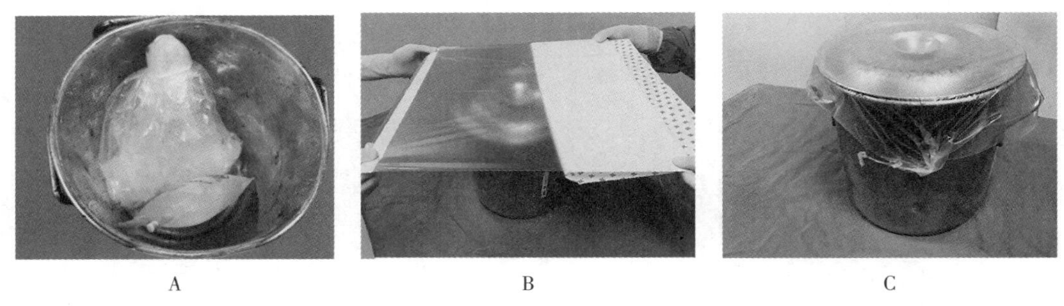

A　　B　　C

图4-9-10　封装标本袋

A.标本袋放入无菌桶内；B.A-P膜密封无菌桶盖；C.密封完成

（5）医用膜折叠至合适大小，覆盖冰桶桶盖，再用绷带加固，防止供心倾倒（图4-9-11）。完成封装后示意图如图4-9-12所示。

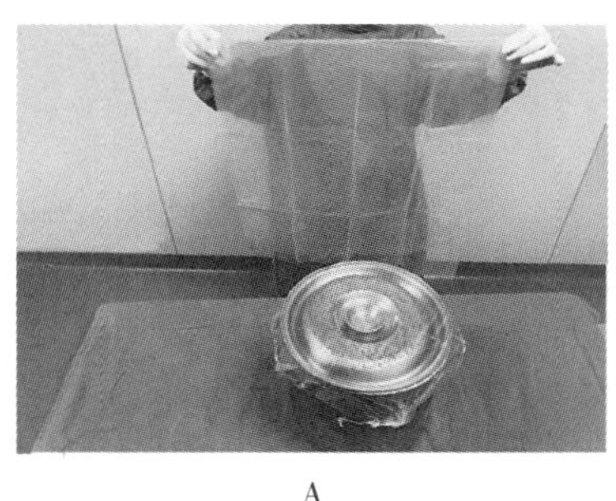

A

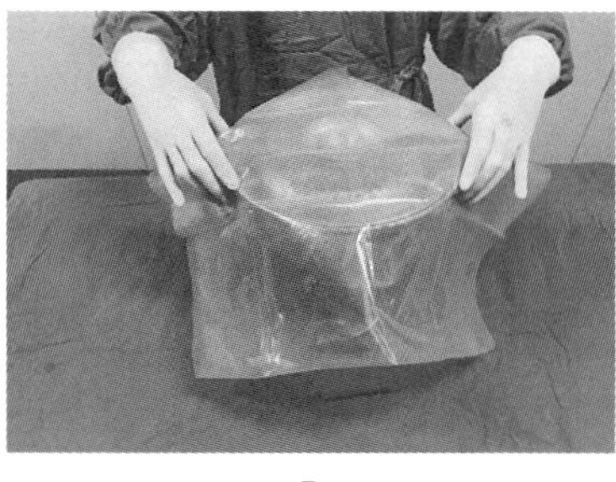

B

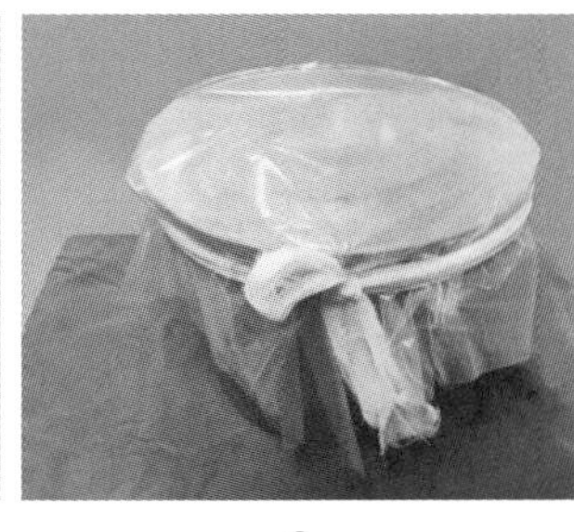

C

图4-9-11　固定冰桶

A.无菌桶外覆盖无菌透明膜；B.覆盖完成无菌透明膜；C.覆盖完成无菌透明膜

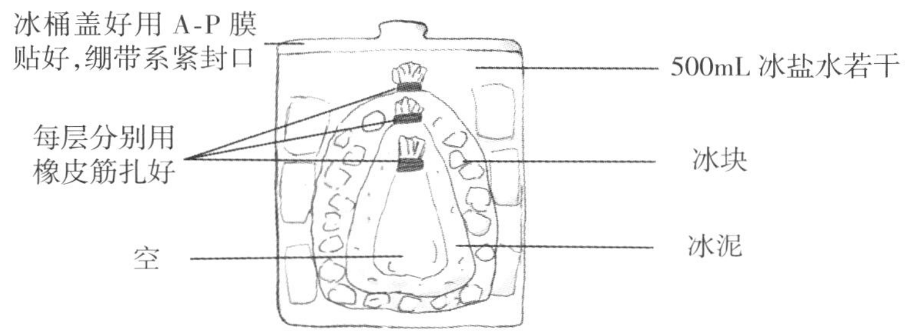

图4-9-12　封装完成无菌标本袋示意图

(6)将准备好的冰桶置于保温转运箱内，周围放置若干大块的无菌冰盐水冰块保冰。取心医师携带保温转运箱至指定医院，巡回护士逐层打开桶盖后，内部由取心医师按无菌操作储存供心，供心入最内层标本袋后，再用之前的步骤还原，3层储存袋分层扎紧并放入冰桶内，再用保温转运箱运送回心脏移植受者手术医院(图4-9-13)。

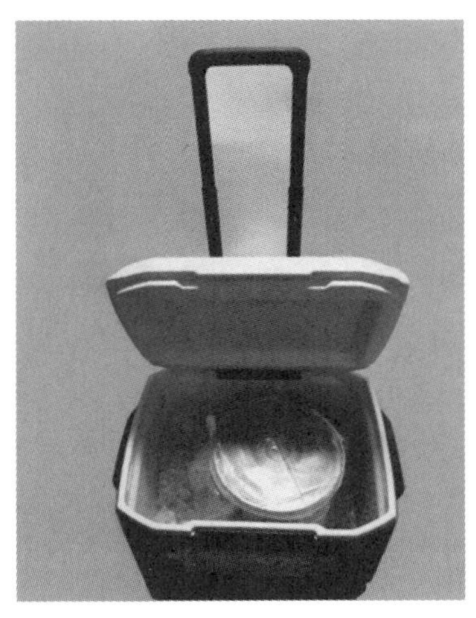

图4-9-13　供体运输

第五章　心脏大血管外科专科仪器设备

第一节　体外循环机

一、概述

体外循环(Cardio-Pulmonary Bypass，CPB)是指用一种特殊装置暂时代替人的心脏和肺脏工作，进行血液循环及气体交换的技术。其装置分别称为人工心和人工肺，亦统称人工心肺、人工心肺装置或体外循环装置。一个体外循环基本装置包括体外循环机、膜肺、变温水箱、储血罐和超滤器五部分，其中体外循环机是核心。

体外循环机(Cardio-Pulmonary Bypass Unit)是体外循环手术中最重要的组成部分，它是该手术的核心设备，为心脏二尖瓣、主动脉瓣换瓣手术，心房、室间隔修补术，冠脉搭桥等手术提供人工心肺循环辅助，直接关系到手术的成功与否及手术效果。它是由一组泵组成的、可以驱动血流按预定方向和速度流动的机械设备，在体外循环中起到暂时代替心脏泵血功能、驱动停搏液的功能以及吸引心腔及术野血液的功能(图5-1-1)。

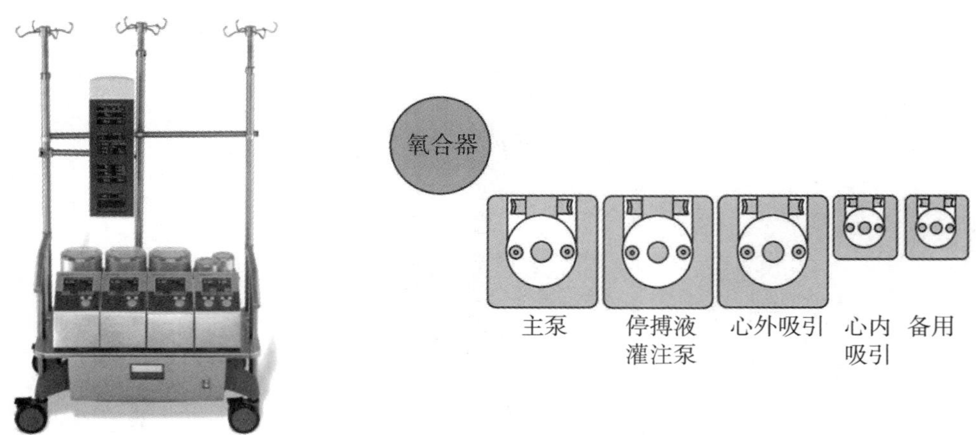

图5-1-1　体外循环机

图5-1-2　体外循环机结构和配件

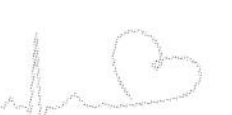

二、结构和配件

体外循环机由4～6个独立使用的血泵以及一系列附属装置如记录、调控、监测报警、安全保障等共同组成（图5-1-2）。4～6个泵头中，应有一个作为主泵，其他泵头可以作为副泵和心脏停搏液灌注泵。主泵头的作用是提供体外循环灌注的动力，其配置可以是与其他泵一样的滚压泵，也可以是离心泵。副泵的主要作用是负压吸引，其配置一般为单头的稳压泵，心脏停搏液灌注泵最好是配置为双头滚压泵，可以用于心肌保护或器官灌注。

（一）滚压泵

1. 设计原理

滚压泵需要将一段泵管置于弧形泵槽内，泵旋转臂的设计要求是在任何时候总有一个滚压头挤压泵管。通过挤压充满血液的泵管，血液随泵头的运动向前推进，从而形成持续血流。

2. 流量调节

泵流量决定于每分钟泵头的转速（RPM）和每转泵的排空容积（*SV*）。容积的多少由泵管的大小和泵头挤压长短而决定。

3. 结构

双头泵是最普遍的体外循环血泵，它由210°的半圆形泵槽和两个分别置于180°旋转臂末端的泵头组成。当一个泵头结束对泵管的挤压时，另一个则已经开始下一次对泵管的挤压。由于两个泵头中的一个始终与泵管接触，双头泵可产生持续无搏动的血流。

（二）离心泵

1. 设计原理

围绕固定点做圆周运动的物体受离心力的作用，有向圆的切线方向运动的倾向。正是根据离心力原理设计了离心泵。离心泵设计有非闭塞型和后负荷依赖型。

2. 结构

离心泵包括内置磁铁、锥体形叶轮和有两个开口的透明塑料室，三者依靠特殊技术紧密结合。

3. 工作流程

内置磁铁在电机的带动下，使锥形叶轮高速旋转，带动液体流动，叶轮旋转速度越快，液体产生的离心力也越大，液体在离心力的作用下在离心泵侧壁形成压力，从侧壁开口流出；同时在离心泵中央形成低压区，液体即可随叶轮转动进入离心杯，从而产生有效的血液灌流。

4. 驱动方式

离心杯既可以通过电动磁铁控制，也可以在断电情况下通过手动方式使之高速转动。

5. 离心泵与滚压泵比较（表5-1-1）

表5-1-1　离心泵与滚压泵比较

项目	离心泵	滚压泵
流量	和转速、压力成非线性正相关	和转速成线性正相关
类型	开放、限压	闭合、限量
血液破坏	较轻	较重
微栓产生	不易	可以
意外排气	不能	可以
远端阻塞	管道压力增加有限	泵管压力增高至崩裂
长期灌注	适合	不适合
机动性能	良好	较差
血液倒流	转速不够时可发生	不会发生

三、工作原理

体外循环机是一种由泵驱动血液，按设定速度流动的机械设备。根据在体外循环手术中的不同需求，可分为主泵和从泵：主泵用来代替心脏供血功能，保证脏器的灌注；从泵主要用于心脏停搏液的灌注、心内吸引及心外吸引。

体外循环机是心脏手术中的关键设备，自1953年Gibbon首例体外循环下心内直视手术成功开始，体外循环机的发展极大促进了心脏手术的开展，理想体外循环机应该具备以下特点。

（1）克服500mmHg阻力的同时，能够提供7L/ min的流量。

（2）泵驱动过程中最大限度地减少对血液成分的损害。

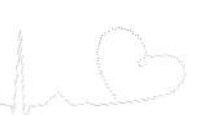

（3）与血流不接触的前提下为血液提供动力，保证血流量。

（4）可根据需要精确调节泵流量。

（5）配有内置电源和手摇驱动装置，以防突然断电或其他意外。

（6）配备相应的监测模块，如时间、温度、平面、压力等。

四、操作步骤

体外循环机的准备如下。

1. 滚压泵的准备

检查滚压泵泵头运转情况：开启各种开关，空转各泵头。检查有无噪声或异常声响，熟悉调节旋钮的调节幅度。有的滚压泵调节旋钮有粗调和微调之分，要注意区别。

2. 电源系统的准备

体外循环机的电源必须提供专用线路。有条件的单位可应用带有不间断电源或稳压电源等保护装置的体外循环机。检查电源连接线、插座等是否牢靠、稳固，是否接触不良或电压不匹配，是否有接地线保护等。手术室内最好有双路电源供电，在一路电源故障时及时启动另一路。

3. 体外循环前的准备

（1）氧合器、回收室、动脉微栓过滤器及管道等。在打开包装之前应注意外包装是否完好无损、消毒是否过期。开包后应进一步检查有无破损或开裂。

（2）在无菌技术操作下，铺设无菌工作台，按手术室常规，戴无菌手套，在无菌条件下安装体外循环消毒物品。

（3）按要求连接和安装管道。在连接管道同时注意检查泵管、管道等是否完好。

（4）连接管道时注意各接口务必牢靠，接头应光滑，呈流线型，减少涡流或湍流对血液的破坏，必要时接头处用线绳或电缆扎带实施外固定。

（5）无菌安装台上物品诸如动静脉插管、心内及心外吸引管、停搏液灌注针等物品，应保持无菌状态送到无菌器械台上，无菌杂项包内的管道钳等物品送到台下，循环管道未完全与台上连接部位应以无菌帽盖好，避免污染。

（6）安放氧合器、回流室以及整个循环回路处于体外循环机的适当位置，注意勿扭曲。动脉泵管、动脉微栓滤器等出入口方向勿装反。

（7）预充排气前可适当给予CO_2预充，以利于排气。但CO_2不可预充过多，否则会导致CO_2析出，形成气泡。

总之，循环回路的连接各单位均有不同之处，但总的原则为安全简便、接头少及循环路径短。

五、注意事项

（1）检查体外循环机电源插座是否牢靠、电线有无破损等。

（2）打开体外循环机，检查备用电源电量储备情况及机器运转情况有无异常。

（3）检查血泵泵槽有无异物。

（4）检测压力系统有无异常。

（5）检测测温系统有无异常。

（6）检查泵转动方向是否正确。

（7）检查管道夹尺寸、机器设定的管道尺寸以及患者体重是否配套。

（8）体外循环机需要定期维护和保养电池。

（9）体外循环结束后应保持机器整齐干净。

第二节　变温水箱系统

一、概述

变温水箱是体外循环心脏手术过程中，在满足手术要求并保证患者安全的前提下，主动控制患者体温的一种设备（图5-2-1）。体外循环建立后，一方面，机体循环由搏动灌注变为平流灌注，机体重要脏器血液灌注减少，可导致组织缺血缺氧；另一方面，在某些复杂先天性心脏病及主动脉瘤手术过程中，为保证术野清晰，甚至需要降低灌注流量或停循环。因此，在此过程中，需要通过变温水箱主动降低患者体温，降低机体代谢率，以保证患者安全。体外循环中，患者的体温处于被动调节状态，正常的体温自主调节机制暂时不发挥作用。对于体外循环医师而言，应熟悉正常机体的体温调节、低温的病理生理及变温水箱功能特点，以便根据需要控制患者的低温程度及复温速度，从而保证患者的安全。

二、结构和配件

变温水箱的目的是以最快的速度将血液加热或是降低到所要求的温度，为EC-

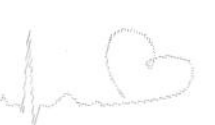

MO患者顺利恢复提供条件。通常情况下,根据变温水箱性能和功能的不同,可将变温水箱分为普通变温水箱和全自动变温水箱。

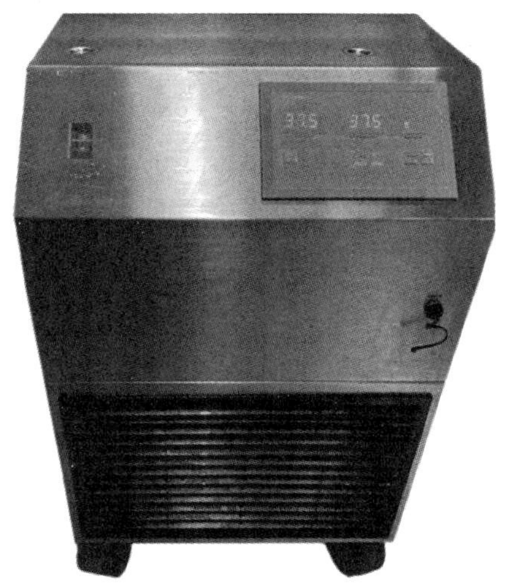

图5-2-1　变温水箱

1. 普通变温水箱

普通变温水箱具有最简单的加温和泵水的作用,只是单一地把各个温度的水泵至热交换器内,不具有自动降温、复温功能。通常情况下,该水箱与温度控制器相连。根据需要设置不同的温度档位,当升高至某个设定温度时,泵会自动停止并暂停加热,报警灯亮。普通变温箱不能制冰制冷,只能向水箱内放置冰块达到降温的目的。其变温能力有限,变温速度取决于放置冰块的数量,往往很难快速到达预设温度。一旦放置冰水过快过多,便会引发ECMO患者寒战或是室颤。但其水箱体积小,转运方便,仍有少量ECMO中心在短时间的转运时会用到此类变温水箱。

STOCKERT SHILEY水箱Ⅱ、Ⅲ型分别代表电子控温机械操作和电子控温电子操作的特点——操作简单,一目了然,而且变温效果实在,具有自动回吸功能,是目前普遍使用的变温水箱。

STOCKERT 3T为目前市场上主流的STOCKERT水箱,该水箱具备两路温控和三路通路设计,可同时接氧合器、变温毯和停搏液灌注装置。该设备操作简单方便,并可通过有线方式与体外循环机连接,通过S5或C5的控制面板来控制水温变化。

STOCKERT Ⅲ型由2套水循环系统、1个水桶、1套制冷系统、1套加温系统、2个温度传感器、3个泵、1个液平面探头组成。STOCKERT 3T型由3套水循环系统、3个水桶、2套制冷系统、2套加温系统、6个温度传感器、5个泵、2个液平面探头组成。

2. 全自动变温水箱

全自动变温水箱是在普通变温水箱的基础上，在计算机系统的智能控制下使其具有自动加热、制冷、温控报警等诸多功能。有些水箱采用密闭的双水循环系统，可将水直接泵至超低温毯和热交换器。当温度过高时，自动停止加热工作，制冷部分启动，通过改变冷热水混合比例以达到所需要的温度。当其用于心肌保护液冷却时，可在控制系统的作用下，迅速将温度降至最低1.5℃。当用于降温时，无须加入冰水，也可快速达到所需的温度。其降温速度为40℃→30℃耗时1.5min、30℃→20℃耗时1.9min、20℃→10℃耗时2.3min、10℃→5℃耗时1.5min，并且具有温控报警系统，可根据温度变化快速精准地调整冷热水的混合比例。

外科手术过程中一般使用变温水箱的降温功能来减少器官的损伤，但在ECMO的使用过程中，大多应用的是升温的功能。变温水箱的最终目的是在可控的范围，快速精准地升温或是降温，让机体尽量时刻保持恒温的状态。

三、工作原理

变温水箱与人工心肺机一起应用于体外循环手术，使用三路水循环对氧合器、变温毯或停搏液灌注装置中的血液进行控制性冷却或加热3～41℃。

四、操作步骤(图5-2-2)

(1) 操作人员必须在使用机器前完整阅读操作手册并熟悉机器性能。

(2) 开动机器前应确认变温水箱水平放置并轮子已锁。

(3) 只能使用去石灰质水(不能使用蒸馏水和去离子水)填充水箱。

(4) 每次操作前检查水箱水位，只有水量充分才能运行水箱，即高于最小水位(条形显示中仅一格)。

(5) 当橘黄色LED灯闪烁时，提示水平面不够，应立即蓄水。当红色LED灯闪烁时，提示水平面已到最低值，水循环泵会停止工作，应立即蓄水，并手动启动机器。

(6) 不要使用自动关闭管道接头设置。自动关闭管道接头设置应处于开放状态，否则将减少水流量。

(7) 通风口和风扇通风良好，如通风不足将使水箱产热过多。

(8) 在第一次使用水箱进行预充之前，注意水箱控制面板上水位的显示和与热交换设备连接的部分(如氧合器、变温毯) 有无渗漏以免影响水箱的水位。

(9) 每周至少清空水箱一次，防止水箱内生长细菌和藻类物质。

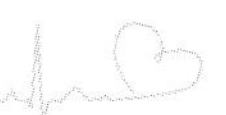

(10)常规核准实际温度，为常规核准患者血液温度和停搏液温度、独立于变温水箱的测量系统(如人工心肺机)。

STOCKERT 变温水箱的操作流程

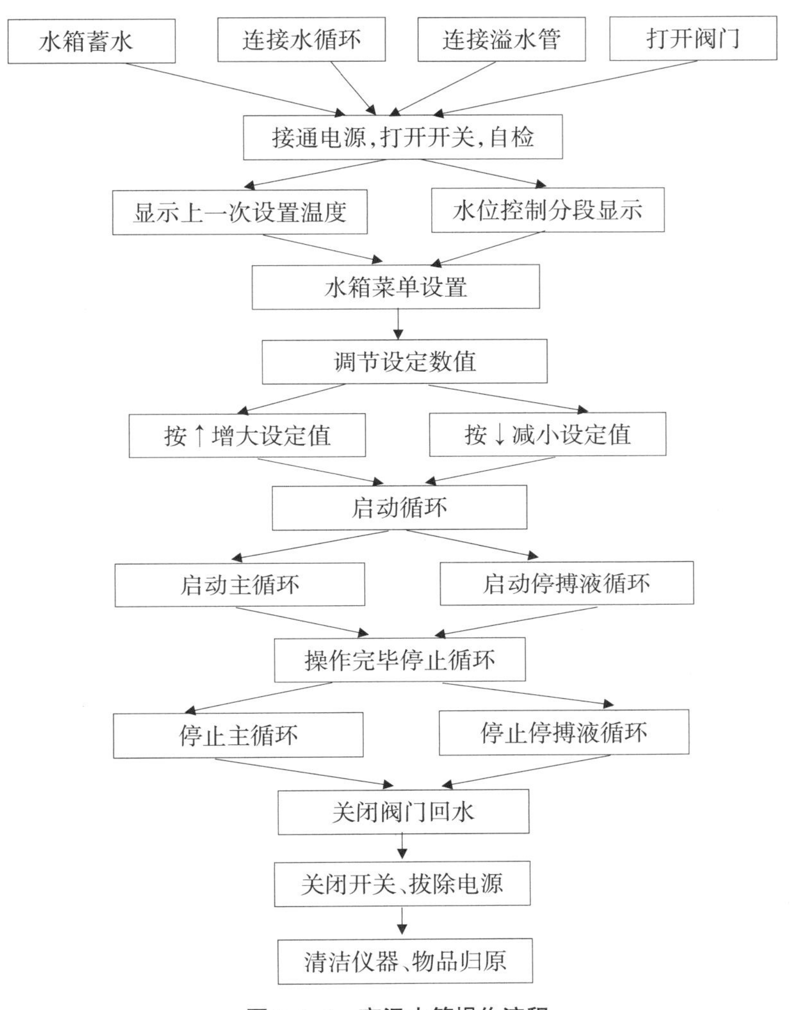

图5-2-2　变温水箱操作流程

(11)开动机器前应检查所有连线、管道、接头及其他附件的连接是否正确，有无渗漏及功能是否正常，如有异常立即排查。

(12)确认管道无扭曲或打结，管道扭曲或打结将减少水流量且可能引起危险(如可能绊倒人或使管道与接头的连接崩开)。

(13)进行维护和清洁工作前应切断水箱电源。

五、注意事项

低温是体外循环的常规方法之一。低温可降低机体的氧耗,保证手术的顺利进行。因此,变温水箱也是体外循环必不可少的基本设施之一。使用之前仔细阅读使用说明书或操作常规,分清是全自动变温水箱还是普通变温水箱。有些变温水箱对水质有严格的要求,要使用规定的水,否则会严重缩短水箱的使用寿命。

1. 检查变温水箱内的水量

看其是否在安全范围之内,水量过多则可能溢出水箱,污染手术室;过少则可能烧干,造成设备短路失火。不同品牌的水箱有不同的水量显示方法,要注意辨别。

2. 变温水箱的电路

变温水箱是体外循环中用电负荷较大的电气设备,最好与体外循环机分别使用不同的电路或电源插板,以防电量负荷过大,引起电源短路。

3. 检查变温水箱的工作状态

打开电源开关,调节全自动变温水箱水温至降温状态,过一段时间后,再调节水温至升温状态,检查全自动变温水箱制冷及加热系统是否正常、普通变温水箱的升温系统是否正常,检查冷热交换开关是否处于良好转换状态。

4. 检查温度指示系统

系统温度应与实际温度相符合,特别要注意温度指示在正常范围,但实际的温度已超过了正常的温度上限。即超温报警系统应灵敏且可靠,有条件时附加血温监测,无条件时凭经验用手去感觉温度的高低。

5. 连接

将变温水箱连接于变温毯,或变温水箱自身出水口与入水口短路,检查水压及流速等是否正常。

第三节　主动脉内球囊反搏泵

一、概述

主动脉内球囊反搏泵(intra-aortic baloon pulsation,IABP)(图 5-3-1)是目前应用

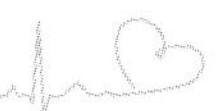

最为广泛的左心辅助循环方法，其优良的血流动力学效应具有药物治疗不可替代的优越性，通过增加冠状动脉灌注压来改善心肌供氧；降低主动脉收缩压（后负荷），减少心脏做功；改善了那些心功能受到损害患者的前向性血流，提高了心排血量。在排气时主动脉压力骤然下降，同时产生类似负压的吸引作用，使得主动脉瓣迅速开启。在主动脉压力降低的同时左心室也获得一个比在没有反搏时更低的压力，使左心室工作负荷减轻，心肌氧需求减少。本装置广泛应用于各种疾病引起的急性左心功能衰竭和冠状动脉供血不足。

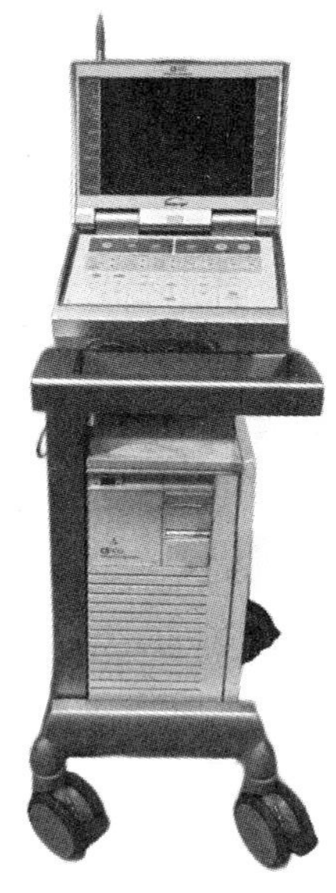

图5-3-1　主动脉内球囊反搏

二、结构和配件

IABP装置主要包括气囊导管和反搏机器两部分。

气囊导管为一次性，导管末端连一聚氨酯材料做成的气囊。临床上需要根据患者的情况选择管径、容积大小合适的气囊导管。原则上宁小勿大，容积应大于每搏心排量的50%，成人一般选用8.5～9.0F，容积40～60mL的导管，小儿根据体重而定，选用5mL、9mL的；气囊充气时应阻塞主动脉管腔的90%～95%。

反搏机器则包括压力驱动系统、监测设备、电源、气源贮备系统。该机器已实现电脑化控制，具备自动选择触发方式、自动选择反搏时相、自动监测漏气、自动补气、提示故障和检查项目等功能。在正确选择导管和正确置入的前提下，机器可以保证连续、有效和安全运作，只需医师根据患者病情需要调整反搏频率和反搏压幅度即可。

新型的反搏机器均带有微型电子计算机，其自动追踪及自动控制能力大为加强，反搏疗效显著提高，操作程序亦更为简化。以 Datascope S98XT 型反搏泵为例，压力驱动系统为一真空驱动机，触发装置除常规的心电图 R 波、动脉压、机内频率触发外，还有两种使用起搏器时的特殊触发模式供选择，以保证正确地跟踪心室收缩。机内配有蓄电池，运送患者途中仍能继续工作。气体采用氦气，取其质轻而流动快之优点。但从生理和安全角度考虑，氦气不如二氧化碳，二氧化碳万一泄漏能很快被吸收。而 Arrow-Kontron KAAT ⅡPLUS 型反搏泵还具有房颤和峰波（PEAK）两种触发模式，能供房颤快速和心电图有两个高大波形（如除 R 波外还有 1 个高大 T 波）的患者使用。

三、工作原理

心脏舒张期，气囊迅速充气，主动脉舒张压升高，冠状动脉血流量增加，心肌供氧增加；心脏收缩前，气囊迅速排气，主动脉压力下降，心脏后负荷下降，心肌耗氧量下降（图 5-3-2）。

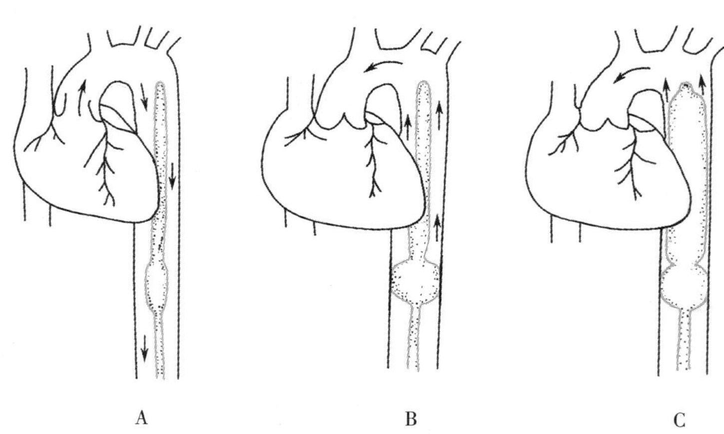

图 5-3-2 IABP 作用原理

A. 心脏收缩期，气囊排气；B. 心脏舒张早期；C. 心脏舒张中晚期

四、操作步骤

1. 准备

（1）物品准备：反搏机器、气囊导管、压力传感器和其他物品（压力袋、肝素盐

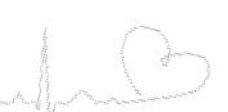

水、利多卡因等)。

(2)备皮:范围包括双侧腹股沟、大腿上1/3处。

2. 置入

常规消毒,局麻,穿刺股动脉成功后,置入鞘管。在X线定位下插入导管,调整植入长度(球囊上端距锁骨下动脉开口1～2cm,下端在肾动脉开口以上),妥善固定。

3. 接反搏机器

连接主动脉气囊反搏机器,正确调整反搏时相、反搏频率,达到理想的效果。

五、注意事项

反搏机器种类不同,操作规程也不同,但一般要注意几方面。

1. 监测动脉压与波形

使用单腔球囊反搏导管时应行桡动脉置管测压法,使用双腔球囊反搏导管时接测压管即可监测动脉血压与波形。根据动脉压力波形调整反搏时相。

2. 监测心电图

反搏一般通过心电图触发,应选择T波低平、R波明显的导联触发反搏。反搏中监测心电图还可观察心脏节律的变化。

3. 调整反搏时相

准确的反搏时相是辅助循环成功的关键。通过心电图触发反搏应使球囊在T波顶部时充气,于QRS波前即刻放气。通过动脉压力波触发反搏时应在主动脉瓣关闭出现重搏切迹时球囊充气,主动脉瓣开放前即刻放气。球囊充气过早,主动脉瓣尚未关闭,充气的球囊阻碍心脏的排空,使心脏后负荷增加,心肌氧耗增加。球囊充气延迟,舒张压升高不明显,冠脉血流增加不明显,反而使辅助循环的效果降低。球囊放气过早的情形与充气延迟相似,球囊放气延迟的情形与充气过早相似。调节反搏时相应控制球囊在心脏舒张期充气,在心脏收缩前放气。

第四节　体外膜肺氧合机

一、概述

体外膜肺氧合（extracorporeal mebrane oxygenation，ECMO）是指通过长时间的体外循环，对一些呼吸或循环衰竭患者进行有效的呼吸和循环支持，使心肺得以充分休息，为心功能和肺功能的恢复赢得宝贵的时间（图5-4-1）。ECMO是以体外循环系统为其基本设备，采用体外循环技术进行操作和管理的一种辅助治疗手段。

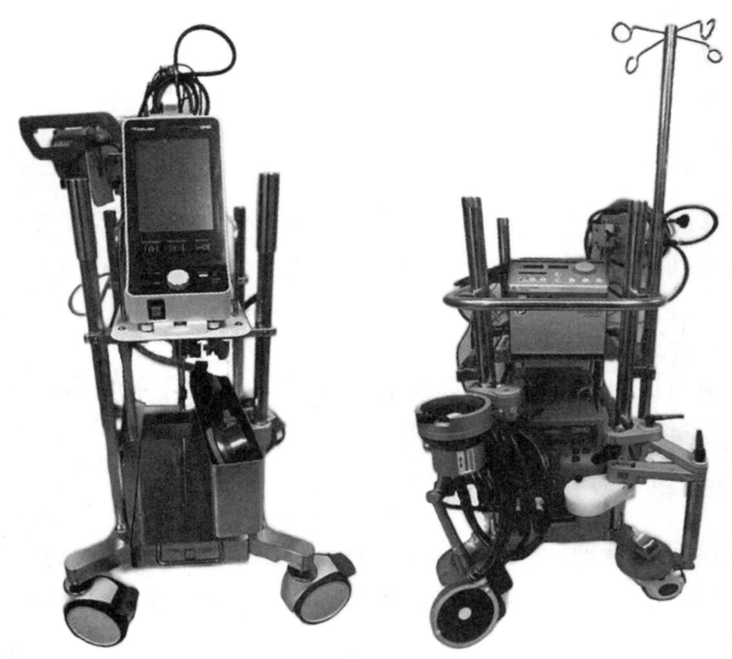

图5-4-1　体外膜肺氧合机

二、结构和配件

ECMO的实施需要一整套的基本设施，这些设施包括氧合器、血泵、插管和管道、恒温水箱、空氧混合调节器、温度仪、时间显示仪、应急电源以及ACT、连续SO_2/HCT等监测仪器。ECMO系统的组合力求集中、灵活、简单，体积要小，容易在床边操作，而且便于移动。

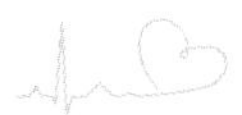

（1）氧合器。氧合器的选择应符合以下条件：气体交换性能好，能进行长时间转流，预充量少，血液破坏少，操作简单。无孔型硅胶膜式氧合器使用时间较长（>1周），有孔型中空纤维膜式氧合器使用时间较短（<1周）。

（2）血泵。血泵主要有滚压泵和离心泵。滚压泵在长时间转流中血液破坏严重，容易产生微栓，意外时容易进气或出现泵管破裂，不适合长时间的ECMO。离心泵可根据静脉回流量及动脉阻力自动调节灌注量。儿童及新生儿因灌注流量较低，对其可考虑使用滚压泵，选择硅胶泵管。

（3）插管。可选择心脏大血管（右房、主动脉、上下腔静脉）插管或深动、静脉（股动、静脉和颈内静脉）插管。心脏手术后的ECMO可继续采用主动脉、右房或上下腔静脉插管，呼吸功能不全多采用股动、静脉或颈内静脉插管。涂抹技术插管可使用时间更长，效果更好。

（4）循环管道系统。ECMO系统是由管道连接形成的一个整体。根据插管的规格和膜式氧合器的型号，选择合适的转流管道和接头，常用的管道内径为3/8和1/4英寸，管道的长度不应过长，以减少预充量。肝素表面涂抹的管道的生物相容性好，适合于长时间的ECMO。

（5）监测系统。ECMO实施过程中应进行必要和准确的各种监测，以确保ECMO安全使用：①平均动脉压（MAP）监测；②中心静脉压（CVP）监测；③心电图（ECG）监测；④激活凝血时间（ACT）监测；⑤血气；⑥连续SO_2/HCT监测；⑦电解质监测；⑧尿量监测。

（6）变温水箱。

三、工作原理

（1）膜式氧合器在体外将静脉血氧合为动脉血，有效改善低氧血症，并排出二氧化碳。

（2）降低肺动脉压力，减少心脏负荷，并部分替代心脏的泵血功能，提供有效的循环支持。

（3）避免长期机械通气带来的气压伤以及长期吸入高浓度氧所致的氧中毒。

（4）合并肾功能不全时，可加用超滤器对水、电解质进行控制性调节，减轻肾脏负担。

四、操作步骤

（1）实施地点：ICU或手术室。（因需要将患者送ICU，可配备应急电源）

（2）装机：将ECMO管道系统无菌连接并固定好，台上用品无菌操作并洗手后交予护士。体外循环管道预充排气，按计划配制预充液。

（3）ECMO置管方式：切开或经皮穿刺插管。

（4）ECMO灌注流量：ECMO初期用全流量，以使心脏或肺脏得到充分休息，而后，视心肺功能恢复的情况采用逐渐降低流量的方法，直至脱离ECMO。

（5）呼吸机的控制：单用ECMO效果不佳时，可联合应用呼吸机进行辅助呼吸，呼吸频率5～10次/min，通气量7～10mL/kg，氧浓度<50%。如采用低频正压通气，呼气末正压（PEEP）20cmH_2O（1cmH_2O = 98Pa），气道峰压20～30cmH_2O，平均气道压（24±4）cmH_2O，呼吸频率4～6次/min，潮气量100～200mL（或大于500mL），定期膨胀肺，以防止发生肺不张或肺炎。①V-A ECMO，$FiO_2$0.21，气道压力20cmH_2O，呼吸频率5～10次/min；②V-V ECMO，$FiO_2$0.4，气道压力30mmH_2O，PEEP至少8cmH_2O。

（6）患者管理：ECMO期间始终保持患者处于麻醉状态，应用镇静、镇痛及肌松药，以保证患者安静地接受治疗，避免发生躁动而将管道拔出；减少对患者的精神刺激。

（7）ECMO期间的紧急处理：钳夹静脉回流管；开放管路桥；钳夹灌注管道；将呼吸机设置增加到全支持；停止气体进入膜式氧合器；修补或替换故障部位；预测是否需要重新开始ECMO。

（8）长时间ECMO中空纤维膜式氧合器可出现血浆渗漏、气体交换障碍、栓塞等情况，严重时应及时更换膜式氧合器，更换膜式氧合器的方法应在事先考虑，循环管道上留有通道与接头及自身排气管，以便在最短的时间内完成膜式氧合器的更换。

五、注意事项

（1）一组专门人员负责ECMO的系统调试、运行管理及紧急情况处理。

（2）ECMO刚开始的15min应尽量提高灌注流量，机体缺氧改善后，根据心率、血压、中心静脉压等调整最适合的流量，并根据血气结果调整酸碱、电解质平衡。心、肺功能恢复后逐渐降低流量，直至脱离使用ECMO。灌注流量以全身流量的50%为佳，氧债多时可适当增加流量。流量过大易破坏血液。ECMO期间血压可偏低，特别是在ECMO初期。辅助过程中ECMO平均动脉压维持在6.6～7.9kPa（或50～

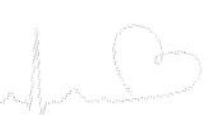

60mmHg)即可。组织灌注的情况主要根据静脉血气、经皮血氧饱和度来评估。

（3）低频低压呼吸机辅助呼吸：常采用呼吸频率5～10次/min，通气量7～10mL/kg，吸入氧浓度21%～40%，峰值压力2.0～2.4kPa，根据实际情况调整。定期膨肺，以防止肺不张和肺炎。氧供和氧耗的比值一般情况维持在4∶1。如果动脉血氧合完全、机体的代谢正常，最佳的静脉血氧饱和度应为±70%。氧供明显减少时，氧耗量也会下降，并伴有酸中毒、低血压等。定时监测患者血气情况，PaO_2维持在10.6～15.9kPa（或80～120mmHg），$PaCO_2$维持在4.6～5.9kPa（或35～45mmHg）。

（4）抗凝治疗：ECMO全程使用肝素抗凝。肝素首剂（插管前）100IU/kg；辅助开始后每小时追加5～30IU/kg，使ACT维持在140～160s（中空纤维氧合器）或180～220s（硅胶氧合器）。适当应用止血类药物，如氨基己酸、抑肽酶，以减少出血。

（5）补充血容量，维持水、电解质平衡。

（6）应用广谱抗菌药物预防感染。注意无菌操作及清洁。

（7）ECMO辅助期间尽量减少血管活性药物用量，以使心脏得到充分休息。同时禁用脂性药物，如异丙酚、脂肪乳等，以避免膜式氧合器血浆渗漏的发生。

（8）注意泵、管的维护：离心泵底座有时因发热易出现血栓。当离心泵转数与流量不相符、出现血红蛋白尿等情况时，提示可能有血栓形成，此时可用听诊器听到泵运转声音异常。静脉管路引流不畅时，管道会出现抖动；管道内负压过高（＞-30mmHg）时易溶血。管路必须固定牢固，避免滑脱和扭折；对负压管道系统进行操作时，必须先停泵。若长时间行ECMO辅助，当膜式氧合器出现血浆渗漏、气体交换不良、栓塞或患者出现严重血红蛋白尿时，应及时更换膜式氧合器。更换氧合器和管道应事先设计好流程，循环管道上应预留有排气的循环通路。

（9）ECMO为短期心、肺辅助手段，一般支持4～5d后要考虑更换膜式氧合器和管道。随辅助时间延长，并发症增加。

（10）ECMO期间出现特殊情况，需要停止循环紧急处理：首先用钳夹动、静脉管路，开放管路桥；接着将呼吸机设置增加至全支持；排除和更换故障部位；快速评估是否需要重新开始ECMO支持。

第五节　房颤射频消融系统

一、概述

房颤射频消融系统（cardioblate surgical ablation system）是提供消融能源即射频电流的仪器，目前一般采用频率为500kHz的射频电流，波形为连续性非调制正弦波

（图5-5-1）。射频消融仪能以可调整的功率输出或温度控制输出两种不同方式工作，放电采用顺计时或倒计时方式。

常用射频消融仪的性能特征：①输出电流频率为500kHz；②最大输出功率为50～100W；③功率输出控制为1～100W，每次最小增幅为1W；④温度控制40～95℃，每次最小增幅为1℃；⑤阻抗自动切断值为上限250～300Ω，下限40～50Ω；⑥自动转换开关；⑦功率输出过大或温度超过上限的保护电路；⑧数字显示放电时间、功率、阻抗、温度及放电次数等；⑨功率、阻抗和温度的模拟信号输出口；⑩功率、阻抗和温度的ASCⅡ数据输出口。

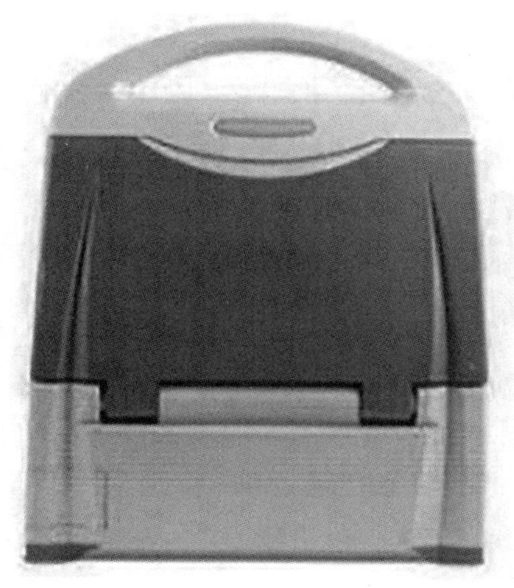

A

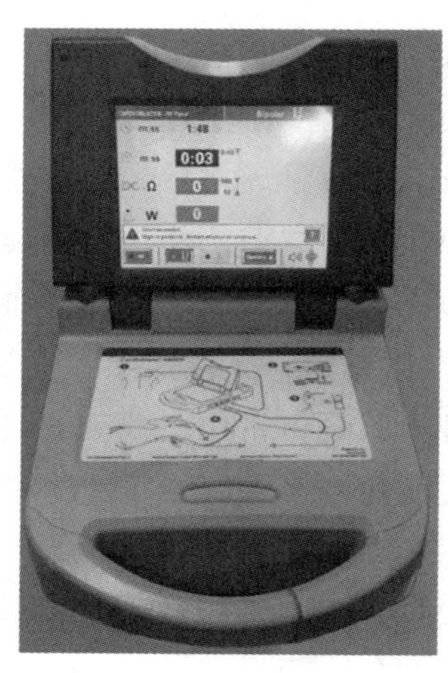

B

图5-5-1　房颤射频消融仪

A.房颤射频消融仪外观；B.房颤射频消融仪打开后

二、结构和配件

系统由射频发生器（含主机、电源线、脚踏开关）、BP2外科消融笔套盒（含双消融钳和单消融笔）、LP外科消融笔套盒（含双消融钳和单消融笔）、单加长型消融笔组成。消融笔和消融钳均为一次性。

三、工作原理

射频仪以功率输出方式或温度控制输出方式工作。放电时间多采用累计总计时或单次顺计时。放电时，输出功率、阻抗、电极头温度及放电时间显示在射频仪的显示器上，并可通过温度、阻抗和功率信号输出端与多导生理记录仪的直流信号输

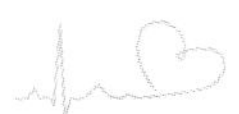

入相连通道，与心电信号同步显示和记录。

四、操作步骤

（1）开启电源，机器自检，检查机器是否处于功能状态。

（2）连接负极板线，将负极板粘贴于患者左侧背部。

（3）连接脚踏，将其置于手术操作者脚边。

（4）加压袋内放置袋装生理盐水，将从手术台上递来的输液器插头连接在袋装生理盐水上，输液器管道和活塞部分置于手术台上避免污染，以便于术者自行调节滴速；给加压袋充气加压。

（5）单极或双极消融笔上手术台后，操作者将输液器连接至消融笔，将连接头递于台下巡回护士，巡回护士连接于机器上单极或双极接口。

（6）手术医生使用前检验是否能正常使用，巡回护士遵医嘱调节各参数大小或切换单双极模式。

（7）使用结束后，拔除各接头连接处，关机，拔除电源。消融笔术后按一次性使用医疗废物处理。

五、注意事项

（1）拟开展房颤射频消融手术的医院应具备心导管检查的基本条件和心脏起搏与心电生理基础。

（2）至少配备C臂心脏血管X线电视透视造影装置，并有专业维修人员。

（3）有性能可靠的多导生理记录仪，且有抗射频干扰能力。

（4）射频消融仪应为国家正式鉴定的产品，漏电流$<10\mu A$。

（5）具备2台以上性能可靠的心脏直流电复律除颤器，专人保管，定期充电，术前测试，形成制度。

（6）应具备临时起搏、冠脉急症与心脏复苏抢救的必需药品和设备。

（7）应配备专用地线并保证各种电气设备安全使用。

（8）工作人员应佩戴可靠的铅衣、颈围、屏蔽眼镜与X线照射剂量针，并定期测量剂量。

（9）有合理存放铅衣的场所与悬挂方法，定期透视检查，以保证无放射线穿透现象。

（10）建立每例患者每次操作X线照射量登记制度。

第六节　活化凝血时间自动监测仪

一、概述

临床上常用活化凝血时间(activated clotting time，ACT)自动监测仪来测量ACT，有硅藻土法和白陶土法，后者在体外循环中不受抑肽酶的影响(图5-6-1)。正常值70～130s。由于肝素受效价、个体差异、温度和给药方法等影响，在体外循环时为确保肝素血管内给药并确保肝素达到足够的抗凝效果，必须常规进行抗凝监测。ACT是当前监测肝素抗凝作用的最好指标，该监测能准确反映肝素的抗凝效果，简便易行，快速可靠，是目前监测肝素抗凝效果的金标准。

临床上常用的ACT自动监测仪很多，如Hemochron设备、Gem PCI Plus监测仪、Hemotec凝血监测系统和中国科仪ACT监测仪等。该仪器可用于心脏手术血液体外循环时ACT的测定，在搭桥手术、ICU/CCU、ECMO、血滤、血管造型术患者的溶栓以及肝素治疗时的ACT的测定。通过ACT的测定，可以确定血液所需肝素抗凝及鱼精蛋白拮抗的计量，是确保心脏等手术安全和成功的有效手段之一。

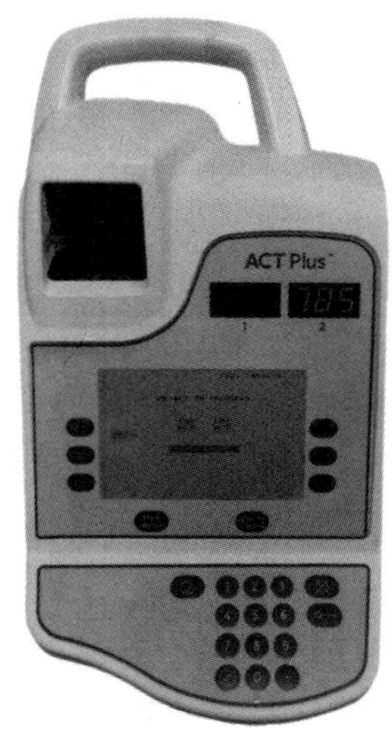

图5-6-1　活化凝血时间自动监测仪

二、结构和配件

ACT自动监测仪包括主机、一次性测试药筒、电源线等组成。一次性测试药筒

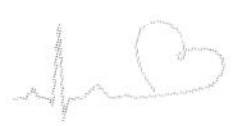

包括试剂室、反应室和杵组件。一次性测试药筒配合测定通用型、高量程ACT、低量程ACT、再钙化ACT和高量程肝素酶。

三、工作原理

ACT监测是心血管外科体外循环手术或术后循环辅助以及血液滤过治疗等，对凝血状态和抗凝效果进行监测最常用和有效的指标之一。用试管ACT监测仪手动监测时，要充分将血液与试管中的药剂混匀。当机器发出监测完成提示报警时，要及时将试管取出，核对血液凝固状况。如凝血不彻底，启动机器继续测定，直到血液完全凝固为止，并把时间相累加。

抗凝治疗常用的ACT控制标准如下。

IABP辅助：150～180s；血液滤过：150～200s。

心室辅助装置：180～220s；ECMO：180～250s。

血栓预防性治疗：150～180s。

四、操作步骤

（1）连接电源，开机自检（手术开始前30min开机预热）。

（2）抽取静脉血或机血标本2mL，注入单个ACT试管中。

（3）将ACT试管（血标本）放入卡槽内。

（4）待ACT试管（血标本）自动弹出。

（5）及时准确地记录数据。

（6）将ACT自动监测仪擦拭干净，物归原位。

五、注意事项

（1）管道维护于每日开机做测试前进行，关机前再进行一次。

（2）维护加样针，清洁加样针外壁，避免交叉感染影响测试结果。

（3）每日清洁样品架，擦拭仪器操作平台，倾倒废物。

（4）工程师每半年对机器进行一次检测维护，确保正常使用。

第七节　血气分析仪

一、概述

血气分析仪(blood gas analyzer)是指利用电极在较短时间内对动脉中的酸碱度(pH)、二氧化碳分压(PCO_2)和氧分压(PO_2)、血电解质(Na^+、K^+、Ca^{2+})、血细胞比容(HCT)等相关指标进行测定的仪器(图5-7-1)。具有自动定标、自动进样、自动检测及故障自诊断等功能,具备简便、分析速度快、准确度高等特点。

血气分析能反映机体的呼吸和代谢功能。随着医学的发展,血气分析已成为危重症患者监测的重要内容之一,其结果对医生的诊断、治疗起着直接的作用。正确留取和处置标本在减少或消除偶然误差、保证血气分析结果的可靠性方面起着不可忽视的作用。

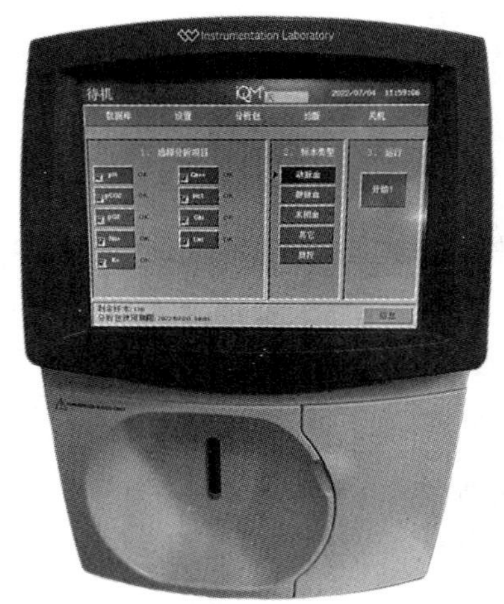

图5-7-1　血气分析仪

二、结构和配件

主要由电极系统、管路系统和电路系统三大部分组成。

1. 电极系统

电极测量系统包括pH测量电极、PCO_2测量电极、PO_2测量电极。①pH测量电极是一种玻璃电极,由Ag-AgCl电极和适量缓冲溶液组成,主要利用膜电位测定溶液

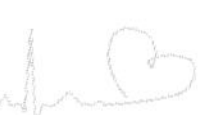

中 H^+浓度，参比电极为甘汞电极，其作用是为pH电极提供参照电势；②PCO_2测量电极主要结构是气敏电极，关键在于电极顶端的CO_2分子单透性渗透膜，通过测定pH的变化值，再通过对数变换得到PCO_2数值；③PO_2测量电极是基于电解氧的原理，由Pt-Ag电极构成，在气体渗透膜选择作用下，外施加一定电压，血液内O_2在Pt阴极处被还原，同时形成一个稳定的电解电流，通过测定该电流变化来测定血样中的PO_2含量。

2. 管路系统

是为完成自动定标、自动测量、自动冲洗等功能而设置的关键部分。

3. 电路系统

主要是针对仪器测量信号的放大和模数转换，进行显示和结果打印。近年来，血气分析仪的发展多体现在电路系统的升级上，在电脑程序的执行下完成自动化分析过程。

三、工作原理

在管路系统的负压抽吸作用下，血样被吸入毛细血管，与毛细血管壁上的pH参比、pH、PO_2、PCO_2四支电极接触，电极将测量所得的各项参数转换为各自的电信号，这些电信号经放大、模数转换后送达仪器的微机，经运算处理后显示并打印出测量结果，以此完成整个检测过程。

四、操作步骤

（1）核对患者床号、姓名、病历号和腕带。

（2）按操作规程使用动脉血气针抽取患者动脉血样1.5mL，采血后立即测定。

（3）将动脉血标本颠倒混匀不少于5次，双手搓动混匀不少于5次。

（4）在待机状态下，选择血液样品类型，选择动脉血。

（5）显示准备样本，等待时，准备好检测样本。

（6）将针头取下，将注射器内第一滴血推出，如发现有凝块，则将该血样放弃，重新抽取血液样本。

（7）将仪器的取样针插入注射器口，选择“是”键，仪器开始吸样，当听到“嘀嘀”声后移开样本注射器口。

（8）出现患者信息界面，按患者ID号键，输入患者的病历号。

(9) 等候分析结果,测定完成后仪器自动显示和打印结果。

五、注意事项

(1) 标本需要尽快排尽气体及气泡后,用橡皮塞堵住,以隔绝空气,双手搓动注射器,使标本充分混匀。使用注射器连接头皮针采集标本时,在标本充满头皮针后,断开注射器,排尽空气继续采集,尽可能避免气体进入标本。

(2) 肝素化的空针一定要排尽剩余肝素,使用1mL注射器虽节约了患儿的血液,但极易引起血液稀释,影响结果。

(3) 吸样针针尖触及注射器活塞后,稍后退,以免堵塞吸样针,听到移除指令后,迅速移除标本。根据对话框输入数据及患者体温。

(4) 血液处于高凝状态的患者和抽血不顺利的标本做血气分析时极易堵管,怀疑已产生凝块的标本不做检测。做检测前可将血标本滴一滴于一面吸水性强的纸上,观察其扩散速度,当扩散不好时,则有可能堵管,检测时应慎重。

(5) GEM Premier 3000 血气分析仪在断电情况下,其所配备的蓄电池可以维持60min,但在此期间不能做检测。超过此时间须按正常程序关机,否则将导致分析包报废。再次通电后须重新启动蓄电池上的供电开关,否则无法接通电源。

(6) 仪器的其他故障原因比较复杂,这里不做过多分析,可联系厂家代表进行维护。

第八节　血液回收机

一、概述

回收式自体输血(salvaged blood transfusion,SBT)是使用严格的无菌操作技术和适当的血液回收装置,将患者在术中或创伤后流失在手术野或体腔内无污染的血液回收,经抗凝、过滤、洗涤和浓缩等处理后,术中或术后再回输给患者的一种自体输血方法。回收式自体输血分为洗涤式术中回收式和非洗涤式术中回收式两种。

通过一定的机械吸引和血液回收装置(图5-8-1),把患者的术中失血、体腔积血、手术后引流血液收集起来,然后用高科技手段对血液进行回收、过滤、分离、清洗、净化、选择后再回输给患者。不但解决了血源问题,而且避免了异体输血带来的各种危害。

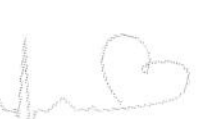

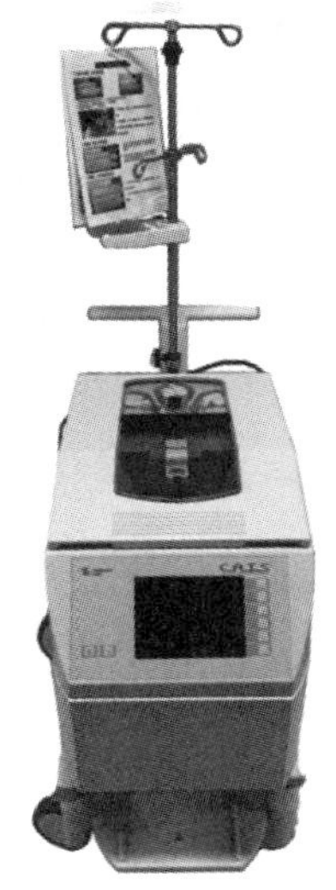

图 5-8-1　血液回收机

二、结构和配件

包括有主机、控制操作屏幕板、离心系统、显示器、电控制管道夹、滚压式调速器、超声波气泡探头、光电血层探测器等装置。

三、工作原理(图 5-8-2)

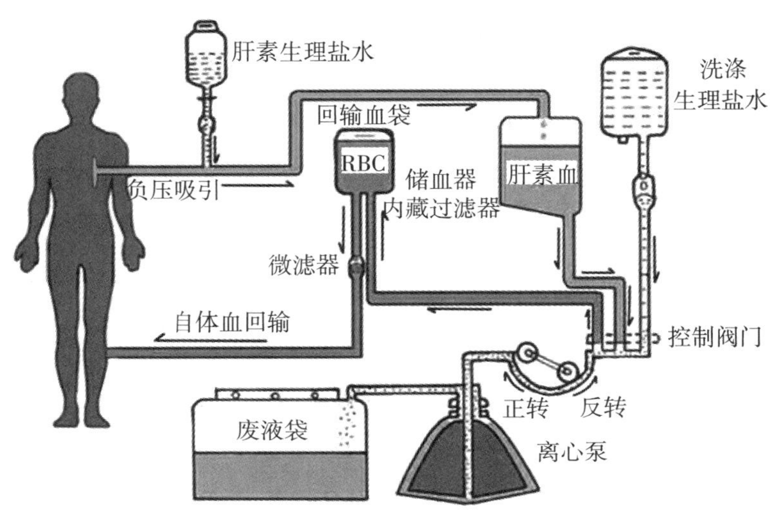

图 5-8-2　洗涤式血液回收机工作原理

1. 吸引血液抗凝

术中吸引的血液流入吸引管道与缓慢注入的肝素生理盐水混合后进入贮血器。肝素生理盐水的配制：生理盐水500mL加入肝素2～4mL（或12500～25000U）。抗凝剂滴入量与吸入血量的比例为（1∶5）～（1∶7）。抗凝剂滴速视回收血量决定，一般为20～80滴/min。

2. 过滤

贮血器内设有滤过装置，网眼规格为20～140μm，能够去除骨渣、破碎组织和大于血细胞的杂质。当进入贮血器的血量达到传感器预定标准后，机器开始自动处理血液。

3. 血细胞分离

贮血器血液进入离心泵，离心泵旋转。高速旋转后，比重高的红细胞在外侧，比重低的血浆等成分在内侧，红细胞与血浆分离。由于血液不断地流入和分离，外侧红细胞层容积逐渐增大，分离到内侧的血浆或上清液不断从中心口溢出送入废液袋。当传感器检测离心泵内红细胞比值达到50%左右时，机器自动关闭阀门，阻止贮血器血液进入离心泵。同时，生理盐水洗涤液流入，离心泵的阀门开启，清洗程序开始。

4. 红细胞洗涤

进入离心泵的生理盐水洗涤液流入并穿越红细胞层后形成上清液不断从离心泵的排出口溢出，送入废液袋。废液中含有肝素、游离血红蛋白、激活因子（血小板、凝血因子）和血浆等成分，最终制成RCC。

5. 增强式洗涤

由光学传感器监测废液合格后即停止洗涤，如果废弃液透明度不足，机器自动追加生理盐水洗涤液，直至管道透明。

6. 血液回输

结束洗涤时离心泵停止旋转，阀门切换，离心杯逆转，将洗涤后的血液送入输血袋。回输血液时，RCC通过附带微滤（20～40μm）装置的输血器输注给患者。

四、操作步骤

（1）装机：开机自检通过后，安装贮血器、离心泵及管路系统。

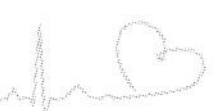

（2）管路的预充：接抗凝液及洗涤液，用抗凝液预充吸引管路和贮血器。

（3）自体血的回收、洗涤与保存：术中出血时用吸引器吸头将自体血吸至贮血器；当自体血达到一定量后自动转入洗涤程序，洗涤至废液管流出液澄清，必要时改用手控操作；将洗涤充分的红细胞泵入回收袋保存。

（4）自体血的回输：根据患者出血情况及Hb水平决定回输时机，自体血室温可保存6h，4±2℃冷藏保存不超过24h。

（5）病程记录：由操作者完成，内容包括开始回收时间、回收血量、保存温度、保存时间、回输时间及监护情况等。

五、注意事项

（1）血液回收中的洗涤盐水应使用可用于静脉注射的生理盐水及林格氏液。2000mL以下的出血选择生理盐水冲洗，2000mL以上的出血选择林格氏液冲洗。可以有更好的电解质，防止因大量输注生理盐水导致的高氯。

（2）如最后一杯不满整杯，可以将浓缩红细胞袋内的洗涤红细胞回输一部分至离心杯中，以增加杯中的红细胞容量，达到压积后再进行洗涤。

（3）贮血器内回收血液不得停滞6h以上，洗涤红细胞应在6h内回输给患者。当贮血器内的血液质量差或行骨科手术时，每次洗涤盐水量至少应为1500mL，并使用滤器。如血液中脂肪含量较高，洗涤溶液量至少应为2000mL，每次洗涤后的红细胞应静置10～20min再回输患者，回输时应使用滤器。

（4）洗涤好的红细胞进行两次回输之间，必须夹紧回输袋与患者之间的滑动夹，不可夹紧回输袋与机器之间蓝色管路上的滑动夹，以免造成管路压力增高而溶血。

（5）手术过程中应特别强调：术者使用的吸引头短、粗、内壁光滑，能降低管内负压，提早对回收血液的抗凝。避免使用干纱布止血，使用过的带血纱布应浸泡在含有抗凝剂的生理盐水中清洗，避免手拧或挤压。以上可有效降低对红细胞的损伤，提高对出血的回收利用率；否则，红细胞丢失或破坏严重。

第九节　冠状动脉瞬时血流量测定仪

一、概述

瞬时流量测定（trans-time flow meter，TTFM）是目前术中瞬时测定桥血管血流量、判定桥血管是否通畅最准确的方法，该法操作方便、简单，可反复使用，准确性高。

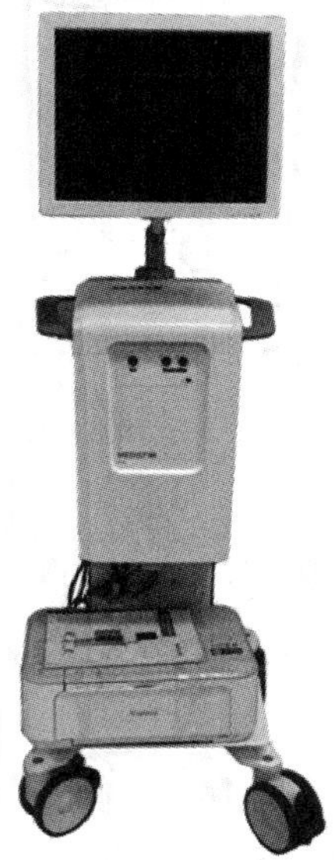

图5-9-1　冠状动脉瞬时血流量测定仪

二、结构和配件(图5-9-1)

主机、带有打印机的设备台车、触摸式LCD显示器、2～4mm超声探头。

三、工作原理

根据超声波穿过血管截面后在传送时间上改变的函数关系,直接计算移植血管血流各参数。

TTFM的主要参数:血流量、血流量波形图及搏动指数。

1. 血流量

桥血管流量为每分钟通过桥血管截面的血流量大小,单位为mL/min。桥血管流量的大小与桥血管吻合口的通畅、桥血管直径、靶血管直径、靶血管分布区域存活心肌的多少以及靶血管竞争血流的大小等诸多因素有关。血流量大(如LIMA-LAD>20mL/min),桥血管吻合质量好,桥通畅,但血流量中等或偏小,就应结合桥血流量波形图、搏动指数以及靶血管直径和竞争血流等综合分析。

2. 血流量波形图

典型的血流量波形图表现为舒张期血流及收缩期血流。结合心电图,收缩期时

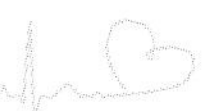

间为QRS波到T波结束，舒张期时间为T波结束到下一个心电图Q波开始。与冠状动脉灌注情况相同，桥血流灌注主要是舒张期正向血流量灌注，而在收缩期根据桥血管搭桥部位不同，收缩期波形也有所不同。到LAD桥血管收缩期，血流由于受到心脏收缩期心肌挤压、室壁张力及心室壁血容量张力传导，多表现为反向灌注血流。而回旋支及右冠状动脉桥血管的收缩期血流多表现为小高尖（血流量少）正向波形。

3. 搏动指数（pulsing index，PI）

（收缩期血流－舒张期血流）/平均血流，PI范围是1～5。任何吻合技术的错误均可导致PI的明显增加，PI越低，其吻合口通畅性越高。研判时，搏动指数也需要结合血流量波形图、血流量等指标综合考虑。

四、操作步骤

（1）连接电源，开机自检。
（2）连接心电（ECG）电缆。
（3）选择尺寸大小合适的探头，应紧密贴合血管，不宜过大或过小。
（4）测量前，将探头放置于灭菌生理盐水，确保ACI背景为绿色。
（5）将被测血管置于探头测量窗内，并保持探头稳定地垂直于血管。
（6）如可能，探头位置尽可能接近吻合口处。
（7）获得稳定状态的流量曲线至少需要7s，待血流曲线平稳后点击保存。
（8）观察MAP，确保MAP≥60mmHg时测量。
（9）给予鱼精蛋白后和关胸前可再次测量。

五、注意事项

（1）TTFM判定需要结合波形图、PI、血流量及桥血管的直径、靶血管远端直径、所供区域大小以及是否有心肌梗死等诸多因素综合分析。

（2）TTFM对于严重的吻合口狭窄（狭窄超过血管桥直径50%）具有较高的敏感性及特异性。如桥血管狭窄不严重，血流动力学改变不明显，则TTFM不能检查出异常。

（3）TTFM异常宜先检查桥血管有无扭曲、成角，桥血管是否过长或过短，是否合并痉挛，对于明显异常者可考虑重新吻合。对于可疑者需要综合判断，反复检查后再做决定。

第十节　无菌盐水制冰机

一、概述

无菌盐水制冰机（ice machine）制冰能力快速，为满足外科手术需要，特设计用于连续不断地产生一种柔软、无尖刺冰屑的冰泥。体外循环心脏手术中，使用无菌冰能够降低心脏表面温度，降低心肌耗氧量，达到保护心肌的作用。

二、结构和配件

主机、电源线、冰铲、制冰盆（图5-10-1）。

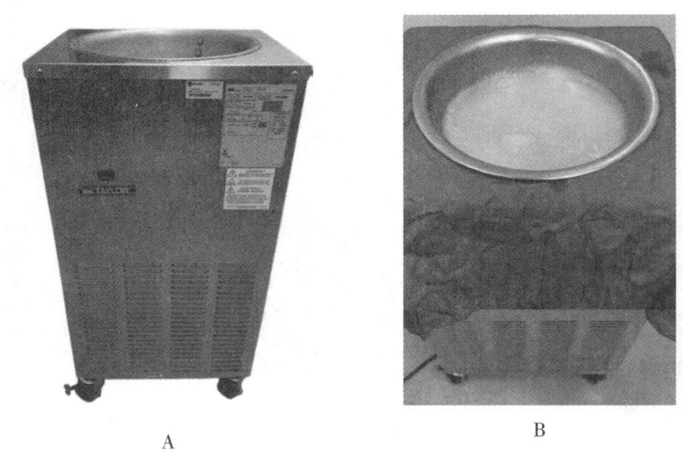

A　　B

图5-10-1　无菌盐水制冰机

A.制冰机外观；B.制冰机制成的冰泥

三、工作原理

操作时，在冰井中注入热传导介质（冷冻点可在-40℃，制冰温度可随操作人员设置改变），然后将所需的消毒溶液加入无菌制冰盆，并设置好控制开关。等温度下降到一定程度上，冰泥开始形成时，只简单地搅动制冰盆内无菌溶液。冰泥用完后如还需要，可用相同容量的预冷溶液重复以上步骤。

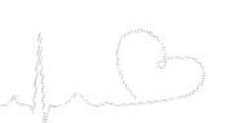

四、操作步骤

（1）提前10min开启机器，预先制冷。

（2）器械护士穿好无菌手术衣、戴好无菌手套后，铺置无菌台。①将符合制冰机尺寸的一次性医用无菌防护套（塑料材质）铺置于冰盆上方，四周下垂于制冰机平面30cm以上；②将冰盆孔巾铺置于防护套上；③将冰盆放入其中，稍微用力向下放置，使冰盆贴合于冰机凹槽内部；④向冰盆内倒入1000～1500mL 4℃冰盐水，心脏移植手术需要2500mL左右；⑤用无菌巾覆盖于冰盆表面，保温，使其制冰；⑥定时观察制冰情况，搅拌均匀，使其呈冰泥或冰屑状，避免形成大片的冰块；⑦主动脉阻断后，盛于碗中供手术医生使用，心脏移植手术需要另外在修心台上的盆中提前装好半盆冰泥、冰屑，以备修心医生使用。

五、注意事项

心脏手术属于感染控制风险较高的手术，冰屑的制作需要严格进行无菌操作，避免院内感染的发生。

第十一节　心脏除颤器

一、概述

心脏除颤器又名电复律仪（automated external defibrillator，AED），它是一种通过电击来抢救和治疗心律失常的医疗电子设备（图5-11-1）。其具有疗效高、作用快、操作简便以及与药物相比较为安全等优点，广泛应用于各级医疗单位。

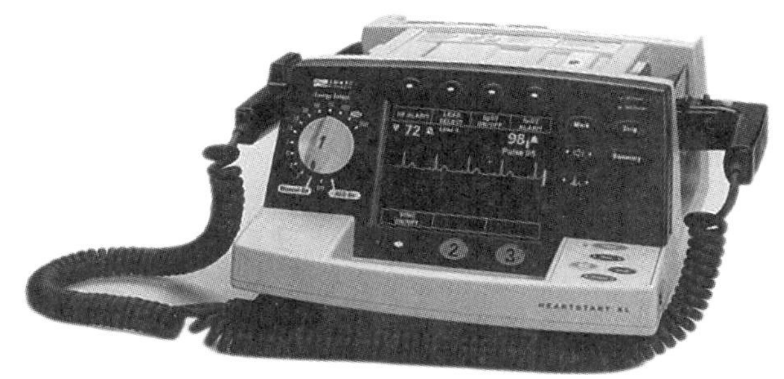

图5-11-1　心脏除颤器

按电极板放置位置分为两种。

(1) 体内除颤器(图5-11-2):这种除颤器是将电极放置在胸内直接接触心肌进行除颤。现代的体内除颤器是埋藏式的,它除了能够自动除颤,还能自动进行心电的监护、心律失常的判断、疗法的选择。

(2) 体外除颤器:这种除颤器是将电极放在胸外,间接接触心肌除颤。目前临床使用的除颤器大都属于这一类型。

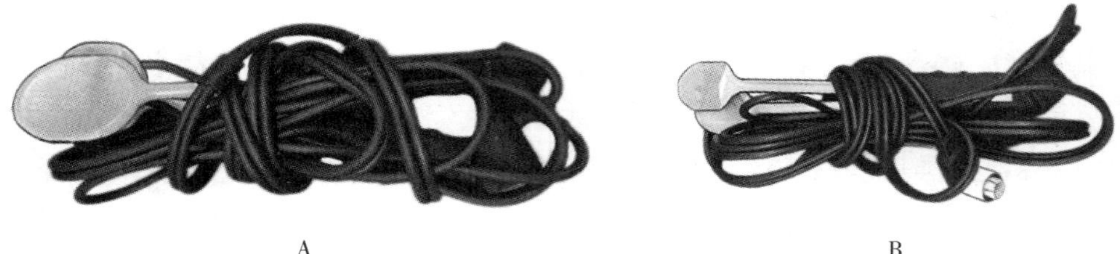

A　　B

图5-11-2　体内除颤器
A.成人体内除颤器；B.小儿体内除颤器

二、结构和配件

标准体外除颤器包括一个电源(特别是可以用交流电充电的直流电电池),用于心电监护的电缆,以及一对除颤电极。有时可以使用互换电极,包括单独的电极片(体外除颤或在心脏外科手术体内除颤),或黏附电极片(体外除颤)。

三、工作原理

除颤器实质上是一种高压直流电放电器,它的工作程序大致有两步,首先对一个内置电容快速充电,在5s时间内将12V直流电压直接转换成4000V以上的高电压,使电容能量达到360J;然后根据操作者的指令放电,通过除颤电极板的正极,将适当的电流注入患者体内并通过负极电极板构成回路,完成放电过程。该项操作可以反复进行。除颤器释放的强大的直流电脉冲使患者大部分心肌在瞬间同时除极,将患者心脏的所有电活动一概消除,导致心律失常的异常兴奋灶及折返环被完全“消灭”,此时患者的整个心肌在瞬间处于心电静止状态,自律性最高的窦房结将首先发出电流冲动并重新控制心脏整体搏动,从而达到治疗心律失常的目的。心脏除颤复律时作用于心脏的是一次瞬时高能脉冲,一般持续时间是4～10ms,电能在40～400J。

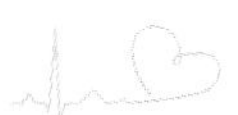

四、操作步骤

(1) 打开除颤仪,根据患者选择除颤能量充电。

(2) 充电完毕,将一个电极板置于锁骨下胸骨右上方,而另一个电极中心在乳头左侧腋中线上。

(3) 除颤器操作者应当压紧手持的电极板,嘱医护人员勿接触患者,操作者按下电钮放电除颤。必要时重复。

五、注意事项

(1) 严格按照要求做好用物、患者、操作者个人准备,保证操作顺畅进行。患者皮肤清洁,保持干燥。尽量避免在潮湿环境下操作。

(2) 按要求放置电极板,如果使用电极板盐水纱布,则浸湿以不滴水为宜,防止电能流失或灼伤皮肤。

(3) 放电过程中医护人员身体的任何部位均不要直接接触病床及患者,以防电击意外。

(4) 操作时电极板要与患者胸壁紧密接触,操作者的双手同时按下放电按钮,在放电结束之前不能松动,以保证低阻抗。

(5) 已安置永久起搏器患者进行心律转复或除颤应当注意不要将电极靠近起搏发生器,因为除颤会引起起搏器功能失常。

第十二节　微创心脏手术设备

一、概述

随着医疗技术水平发展,以及人们的健康意识不断增强,微创心脏外科技术形成一个新领域,因造成的损伤小、术后恢复快、瘢痕切口小等优势,被广泛应用于临床中。胸腔镜技术(video-assisted thoracic surgery, VATS)为当前临床广泛应用的微创手术方法,微创心脏手术因其具有能够与正中开胸手术相媲美的治疗效果,较低的死亡率以及术后并发症发病率,使心外科医生对微创瓣膜外科的关注与日俱增。

以微创瓣膜外科手术为例,微创瓣膜外科手术依据手术路径分为小切口瓣膜外科手术、胸腔镜辅助下瓣膜外科手术、全胸腔镜下瓣膜外科手术和机器人辅助下瓣膜外科手术。治疗病种从主动脉瓣或二尖瓣的单瓣置换/修复，逐渐发展到多个瓣膜同期置换/修复，不仅使更多患者受益，而且极大地推动了心脏瓣膜外科技术的发展。

二、结构和配件

常用胸腔镜手术设备：高精密度胸腔镜、冷光源系统、图像采集、显示系统，另外有其他系统包括负压抽吸、冲洗系统、电外科设备等。

1. 胸腔镜

胸腔镜由硬杆透镜系统和光源连接系统构成，其光学特性与显微镜类似，具有良好的局部放大功能(通常为2～5倍)。临床常用的30°胸腔镜可以清晰地显示局部解剖和病变特点，灵活运用30°镜头，胸腔内几乎无盲区。常用的胸腔镜为10mm(直径)规格，也有用于小儿和一些特殊手术的5mm(直径)规格。

2. 冷光源系统

冷光源系统由冷光源主机和纤维光缆组成。冷光源是在电场作用下产生电子碰撞激发荧光材料发光，主要为可见光，红外光成分较少，因此避免了热量积累相关的一系列问题。纤维光缆由数百根玻璃纤维组成，在光源传送过程中几乎无任何损失，但玻璃纤维易断裂，使用中应避免过度扭曲与打折。

3. 图像采集、显示系统

图像采集系统包括图像处理器和偶联器。目前临床常用16:9高清显示器或3D、4K技术显示器作为图像显示系统。

三、工作原理

微创心脏手术的目的就是减少对患者的伤害。为实现该目标，应尽可能缩短切口的长度，而传统外科方式不宜大范围缩短切口，因为过短则显露不清，易造成意外损害。 由于电视胸腔镜提供了更加良好的光源和视野，缓解由于长度缩短而带来的损伤，因此，其应用达到最大限度保障缩短切口的长度。

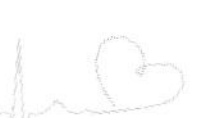

四、操作步骤

（1）建立静脉通道。
（2）协助麻醉。
（3）安置手术体位。
（4）消毒、铺巾。
（5）建立体外循环。
（6）放置Trocar、置入腔镜器械。
（7）胸腔镜下操作。
（8）关闭穿刺口。

五、注意事项

（1）护理人员根据手术医生要求选择合适体位摆放方法。摆放体位时，各种管道及连线如输液管、尿管、胸外除颤板连线、电刀负极板连线等需要妥善固定，连接处旋紧，不得扭曲、折叠。

（2）注意保护患者骶尾部、骨隆突处皮肤，可使用压疮贴粘贴在受压处，以防止术中获得性压力性损伤。

（3）腔镜机器放置在适宜的位置，保持合理的距离，屏幕角度正对主刀医生；插好腔镜机器电源线插头，检查并确保插头插电牢靠；连接摄像线、光源电缆线，再打开腔镜主机、光源、显示屏。

（4）使用3D腔镜时，提前为手术者准备3D眼镜，将手术间光线调暗。

（5）插拔摄像线连接机器端口时，直插直拔，勿左右晃动。

第十三节　高 频 电 刀

高频电刀（图5-13-1）是一种取代机械手术刀进行组织切割的电外科器械。它通过有效电极尖端产生的高频高压电流与机体接触时对组织进行加热，实现对机体组织的分离和凝固，从而达到切割和止血的目的。由于它频率高、有效面积小、电流密度大，使用中存在安全隐患。临床使用的高频电刀有两种主要的工作模式：单极和双极。

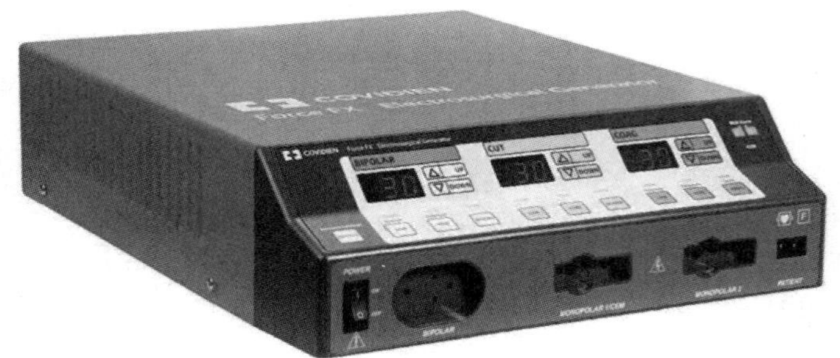

图5-13-1　高频电刀

（一）单极模式

1. 结构和配件

由主机、电刀笔、脚踏控制开关和回路电极（负极板）组成，分切割、电凝两种功能。

2. 工作原理

利用300～500Hz 高频电凝释放的热能和放电对组织进行切割、止血，电流在刀的刀尖形成高温、热量和放电，使接触的组织快速脱水、分解、蒸发、血液凝固，实现分解组织和凝血作用，达到切割止血的目的。

使用负极板可构成电流回路，利用其自身的大面积，使高频电流能够大幅度分散单位面积内所导向人体的电流密度，对人体组织产生的热效应很小。它只有一个电极发出电流到患者，另一个电极用负极板线连接患者，电流从产热器通过电刀主线到患者，通过患者机体到负极板返回机器。

3. 操作步骤

（1）连接电源线，接通电源，开机自检。

（2）根据医生习惯及手术需要，选择合适的输出模式和功率。

（3）连接负极板线路，将负极板粘贴于患者肌肉丰富的部位。

（4）连接电刀笔线路，使用脚踏开关的，将开关置于医生方便之处。

（5）术中根据手术需要及时调整模式及输出功率，并督促各级人员安全使用电刀。

（6）使用完毕，先关主机电源，再拔电源插头。

（7）拆除电刀线、极板线，揭除患者皮肤上的极板，并保持连线清洁。

（8）检查极板处皮肤及全身皮肤情况，并在高频电刀使用本上登记，如遇异常，加以鉴别，情节严重的须及时处理并上报护士长。

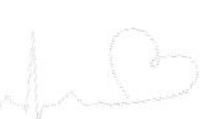

4. 注意事项

（1）负极板的安全使用。①负极板为一次性，重复使用会使接触电阻变大，增加电灼伤的概率；②粘贴于距离手术切口近、易于观察、干燥、无瘢痕、肌肉丰富且无突出骨骼的部位，避免毛发、多脂及瘢痕、骨突处，避免受压；远离心电监护的电极，如小腿和大腿内外侧、臀部、腰部、背部、腹部、上肢；③婴儿负极板的部位选择在大腿、背部、腹部及平坦肌肉区，15kg以下小儿应选择婴幼儿极板，儿童极板的有效面积是65cm^2，成人有效导电面积是129cm^2，一旦负极板接触面积减少，电阻增大反而不安全，容易发生外科损伤。负极板接触面积为50cm^{2}时，负极板温度为36℃，接触面积下降到130cm^2，温度上升至40℃。极板温度超过皮温6℃，可能灼伤。因而电极板面积一般大于65cm^2。

（2）防止旁路灼伤：①尽量避免电流环路中金属移植物，防止高频漏流加热而烫伤患者组织；②防止患者直接与金属床接触，可致形成除电极以外的低电阻道路，易发生旁路性电灼伤，因此患者与金属床之间要有4cm厚的绝缘层，肢体应有两层布单包裹，以保证患者的肢体不接触金属物；③心电图电极离手术部位15cm以上。

（3）电刀线的安全使用：①选择一次性的，手控电刀线易短路失灵，尤其是反复用一次性的手控刀笔，接触不良时勿使用；②术中不使用时，提醒医生将其放置入电刀安全防护套内。

（4）安全的环境：高频电刀在使用时会形成电弧，遇到易燃物会燃烧或爆炸，所以应避免在易燃、易爆的环境中使用。使用乙醇的患者，应待乙醇干后使用电刀笔。

（5）健全管理制度：准备高频电刀使用登记本，提高警惕，遵循操作规程，防止医疗事故的发生。

（6）做好自身防护：①正确固定电刀线，避免缠绕，使用电刀时，不要虚接触患者组织；②产生的烟雾及时吸净。

（7）正确调节输出量：如果高频电刀有效输出量不足，应检查负极板、电刀线、机器的完好程度，不能随意增大输出功率设定值。

（8）严格掌握禁忌证：安装永久起搏器的患者禁用（如必须使用，联系起搏器厂家调节起搏器在术中为防干扰模式，手术结束后再调回原来模式），体内有金属移植物的患者慎用。

（二）双极模式

1. 结构和配件

由主机、双极镊、脚踏控制线组成。一次性双极镊还有配套的冲洗系统进行冲水。

2. 工作原理

使用电子式射频电流发生器,双极镊与组织接触良好,电流在双极镊的两极之间通过。由于两极的电极之间已经形成回路,所以不需要使用负极板。双极技术指通过两个热极直接输入患者,电流只通过电灼镊两相邻电极之间的组织区域,不通过患者全身。50Hz的输出是双极电凝器的最大输出。它无切割功能,主要是凝血功能,速度慢,止血效果可靠,对周围组织影响极小,可以脚控或手控,使用脚控比较安全。

3. 操作步骤

(1)接通电源,开机自检。

(2)将脚踏置手术者方便之处。

(3)连接双极电凝线,手术台上连接双极镊,用湿盐水纱布检查双极功率。

(4)双极镊夹住组织或出血后,踩脚踏电凝止血,然后松开。

(5)擦净双极电凝线、电凝镊及脚踏开关上的污物及血迹。

4. 注意事项

(1)使用时不断用生理盐水冲洗,目的是保持组织湿润无张力,保持术野洁净。避免高湿影响周围的重要结构和组织,减少组织焦痂与电凝镊子的黏附。

(2)及时清除电凝镊上的焦痂,用湿纱布擦除,不可用刀片等锁器刮除,否则会损伤镊尖的涂层。

(3)在重要组织结构(如脑干、下丘脑)附近电凝时,电凝输出要尽量小。

(4)脚踏板用防水塑料袋包好,防止污染血液和冲洗液,导致电路短路或故障。

第十四节　复合手术室

一、概述

复合手术室(hybrid operation room),也称杂交手术间,是近年来发展比较快的一种手术室形式。是现代血管造影诊断技术和血管微创介入诊疗技术迅速发展的产物。手术室和DSA、CT、MRI检查室合并或比邻,并采用无缝衔接转接方式,把现代化影像诊断或介入治疗和外科手术室整合在一起。

DSA(digital subtraction angiography)是数字减影血管造影的英文缩写,基本原理是将注入造影剂前后拍摄的两帧X线图像经数字化输入图像计算机,通过减影、增

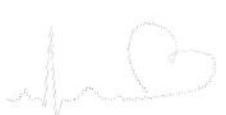

强和再成像过程把血管造影影像上的骨与软组织影像消除来获得清晰的纯血管影像，是电子计算机与常规X线血管造影相结合的一种检查方法。通俗讲就是将造影剂注入需要检查的血管中，使血管显露原形，然后通过系统处理，使血管显示更加清晰，便于医生诊断或进行手术。DSA手术间见图5-14-1。

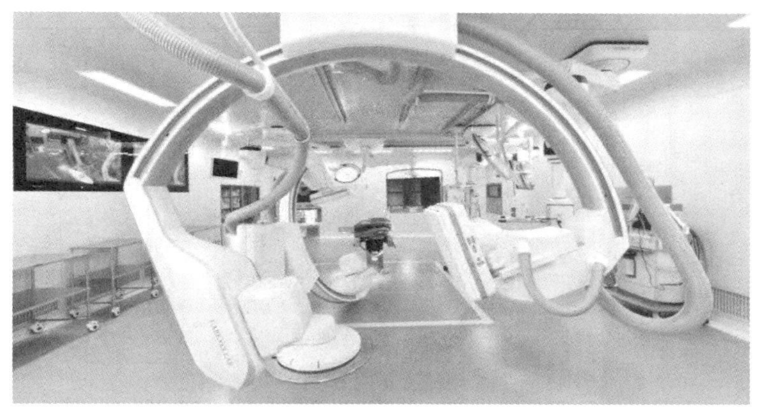

图5-14-1　DSA手术间

二、复合手术室设备的组成

（1）Artis的影像链分为两个工作核心（图5-14-2），将图像采集和后处理工作分开，开机3～5min即可采集图像。

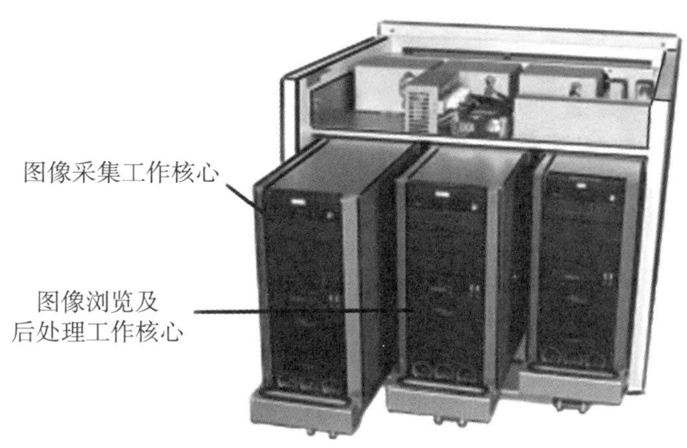

图5-14-2　影像链的两个工作核心

（2）设备控制室（图5-14-3）组成：平板、球管、电视显示系统、参考REF、三维重建显示、手术床控制台和脚闸。

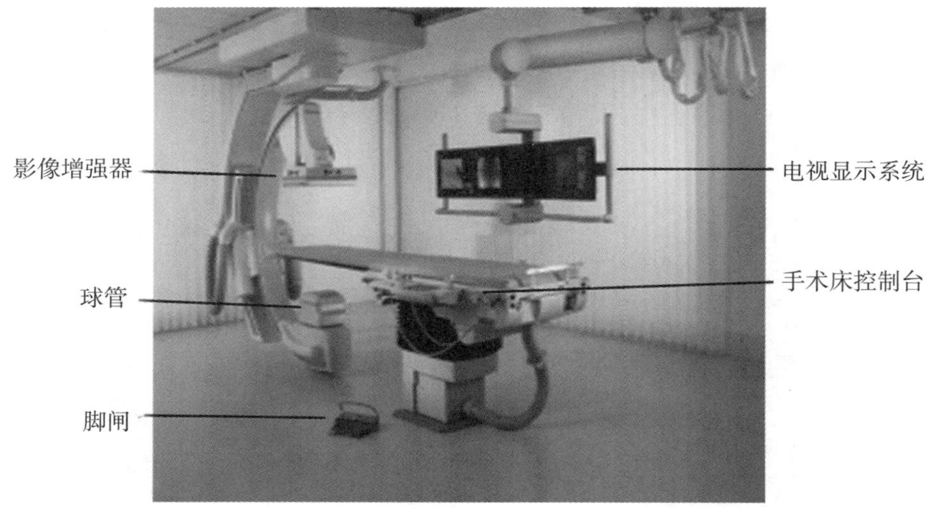

图5-14-3　控制室

(3)设备操作室(图5-14-4)组成:开关机刻录盒、IAS/IVS机箱、透视Live显示器、参考REF显示器和三维重建工作站。

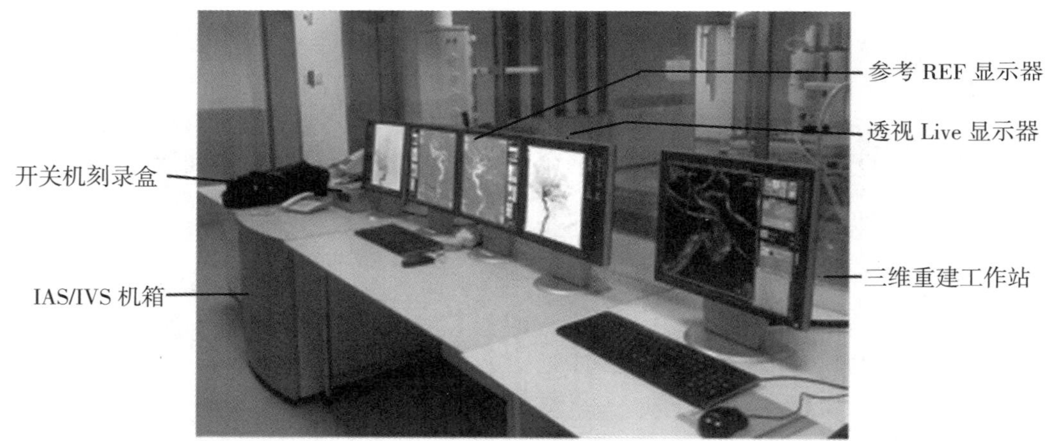

图5-14-4　操作室

(4)Mark 7 Arterion高压造影注射系统(图5-14-5):高压造影注射系统与Artis的影像链处于联动状态,在高压造影注射系统总电源和显示控制装置电源处于开机状态时,Artis的影像链开机后,高压造影注射系统即自动开机,若高压造影注射系统处于关机状态,则手动依次打开总电源和显示控制装置电源即可;当对Artis的影像链进行关机操作时,高压造影注射系统也随之关机。

(5)Artis的影像链开机:长按"开关机刻录盒"上的开机按钮3s,显示器亮提示开机成功,大约5~7min机器自检完成。

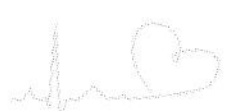

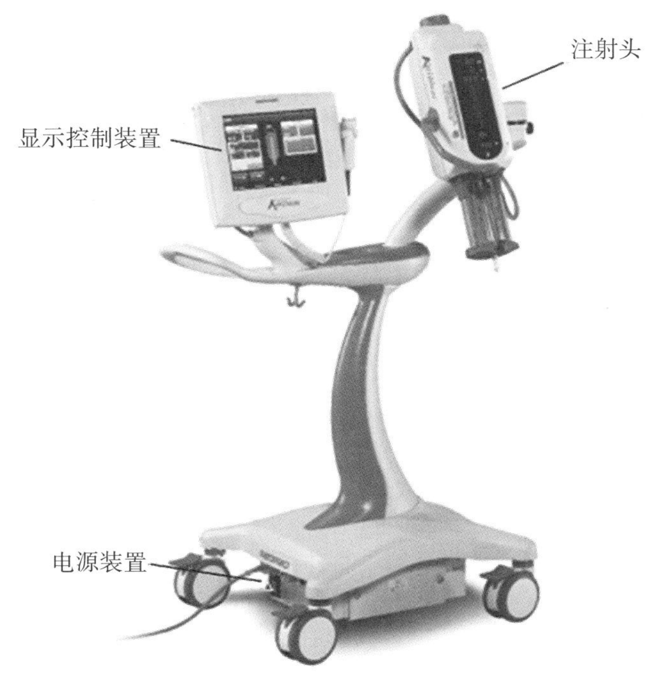

图5-14-5　高压造影注射系统

(6)3D工作站开机：按下主机箱上开机按钮，即可开机，大约5～7min机器自检完成即可。

(7)患者信息录入：点击“Examination”—按下符号键盘上的“Patient Registration”(患者登记)(Num 0)键—弹出窗口分别录入姓名(name)、住院号(Patient ID)、性别(Sex)、年龄(Age)、手术体位(Patient position)等完成后点击“Exam”(检查)—弹出对话窗口确认手术位置，点击“Confirm”(确认)，该患者登记完毕。

(8)关闭并保存患者资料：点击“PostProc”任务卡—点击左下角按钮(Close Patient关闭患者)—弹出窗口点击“Yes”。

(9)关闭系统：Artis的影像链和3D工作站的关机操作步骤都是同样的方法，点击屏幕上方隐蔽菜单，点击“Option”，勾选“End Setsion”，再勾选“Shutdown system”，点击“Yes”，约5min后系统自动关闭。

专科手术防护用具包括如下几种。

(1)个人常用防护用品：铅围裙、铅围脖、铅帽、铅眼镜和铅手套等。这是介入操作者常用的个人防护用品。

(2)常用的防护设施：床侧立地防护屏、悬吊铅胶帘、悬吊铅玻璃、床下吊帘、床上盖板、活动防护盾和多功能铅屏等。

第六章　心脏大血管外科专科耗材

第一节　一次性用物

一、成人心脏手术常规一次性用物

显影纱布×4，长垫×1，纱布块×2，成人套针×1，2-0涤纶线×4；3-0涤纶线×4，4号丝线×1，7号丝线×2，电刀×1，电刀清洁片×1，11号刀片×1，23号刀片×1，成人阻断管×1，14号红色尿管×1，26号引流管×2，吸引管×1，敷贴×1，A-P膜×1，符合制冰机尺寸的一次性医用保护套×1，一次性冲洗器×1，液状石蜡×1，灯柄×1，手套若干，见图6-1-1。

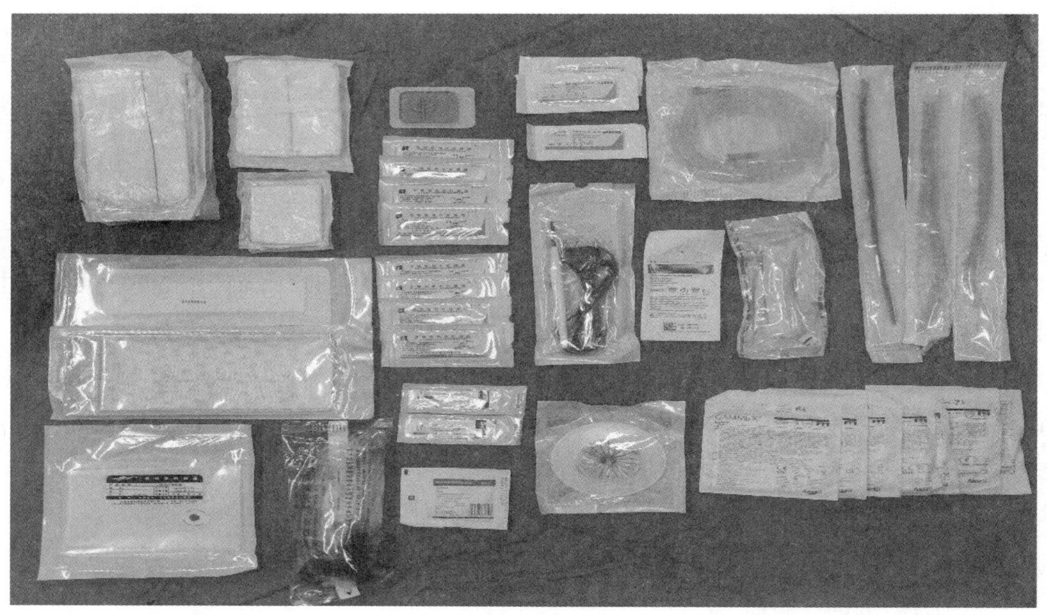

图6-1-1　成人心脏手术常规一次性用物

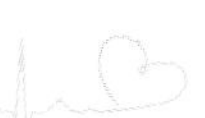

二、小儿心脏手术常规一次性用物

显影纱布×1，纱布块×1，小儿套针×1，4-0 涤纶线×2，1 号丝线×1，4 号丝线×1，7 号丝线×1，10 号丝线×1，电刀×1，电刀清洁片×1，11 号刀片×1，23 号刀片×1，小儿阻断管×1，8 号红色尿管×1，6 号硅胶管×1，18 号引流管×2，吸引管×1，敷贴×1，A-P 膜×1，符合制冰机尺寸的一次性医用保护套×1，一次性冲洗器×1，液化石蜡×1，灯柄×1，手套若干，见图 6-1-2。

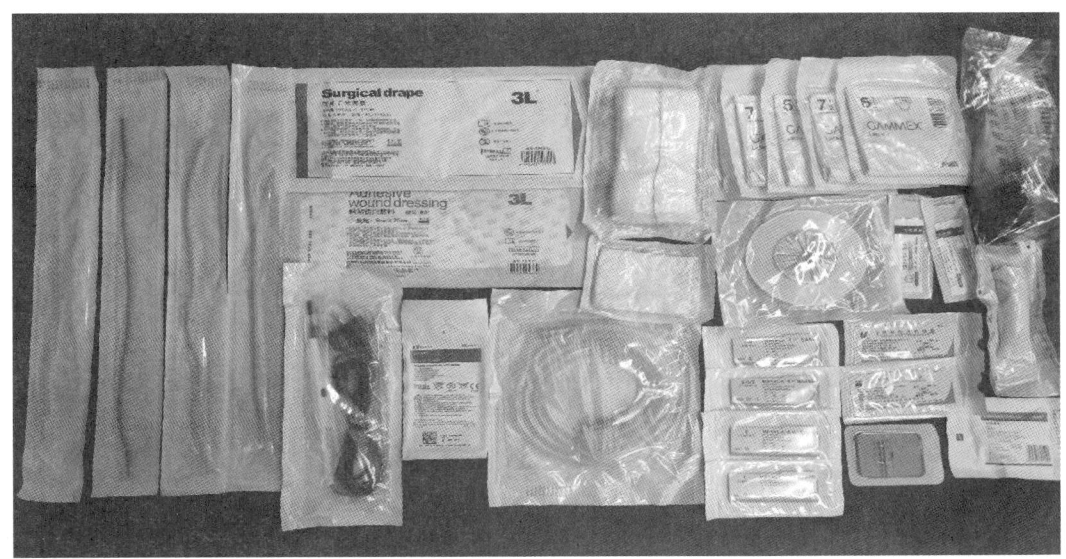

图6-1-2　小儿心脏手术常规一次性用物

三、成人阻断管及小儿阻断管（图6-1-3）

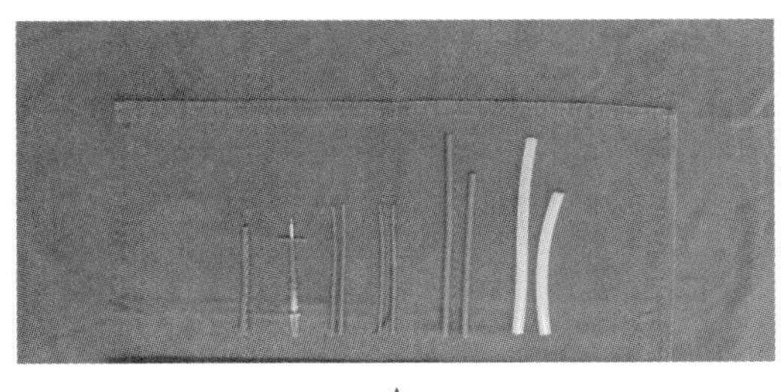

A

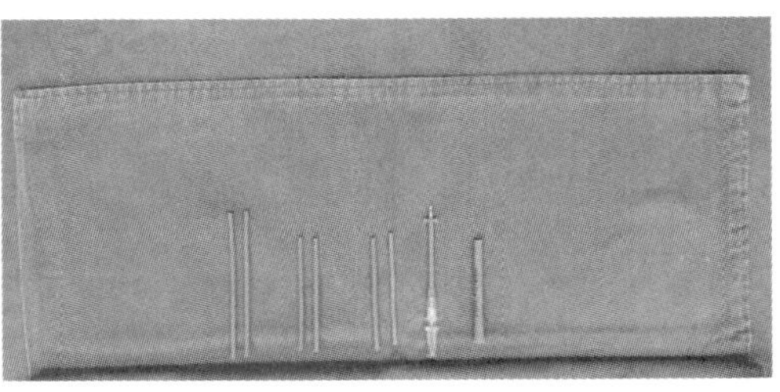

B

图6-1-3　成人阻断管及小儿阻断管

A. 成人阻断管；B. 小儿阻断管

第二节 各类缝线

心外使用的缝线：各种型号可吸收缝线、涤纶编织线、编织线、Prolene滑线、韧带线、起搏线、钢丝针类等。作用各不相同，保障了心脏外科手术顺利完成。

一、各种型号可吸收缝线

1. 可吸收缝线信息（图6-2-1）

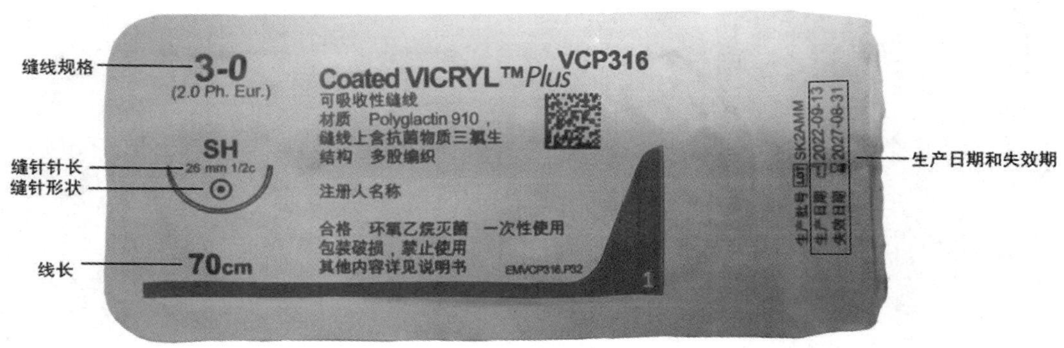

图6-2-1 可吸收缝线信息示例

2. 各类可吸收缝线型号

各类型号缝针如表6-2-1。

表6-2-1 各类吸收线线型号表

类别	规格	缝针枚数	缝针大小	缝针弧度	线长
可吸收缝线	1-0大圆针	1	40mm	1/2C	90cm
	1-0小圆针	1	27mm	1/2C	75cm
	2-0圆针	1	27mm	1/2C	70cm
	3-0圆针	1	26mm	1/2C	70cm
	4-0角针	1	19mm	3/8C	70cm
	5-0角针	1	12mm	3/8C	45cm

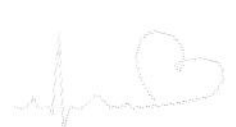

二、涤纶编织缝线

1.涤纶编织线信息(图6-2-2)

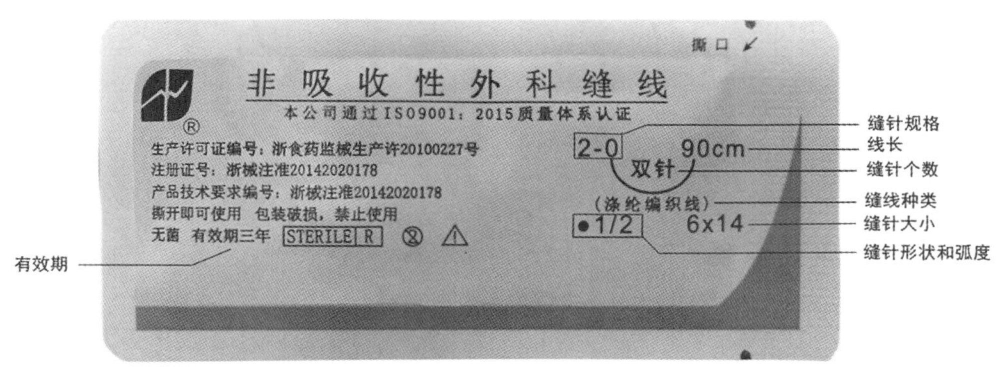

图6-2-2　涤纶编织缝线信息

2.各类涤纶编织线型号

各类型号缝针如表6-2-2。

表6-2-2　各类涤纶编织线型号表

类别	规格	缝针枚数	缝针大小	缝针弧度	线长	用途
涤纶编织线	2-0	2	6×14	1/2C	90cm	缝合主动脉荷包悬吊心包
	3-0	2	5×14	3/8C	90cm	缝合停跳液荷包吊线牵引
	4-0	2	4×12	3/8C	90cm	小儿手术吊线牵引

三、编织线

1.编织缝线信息(图6-2-3)

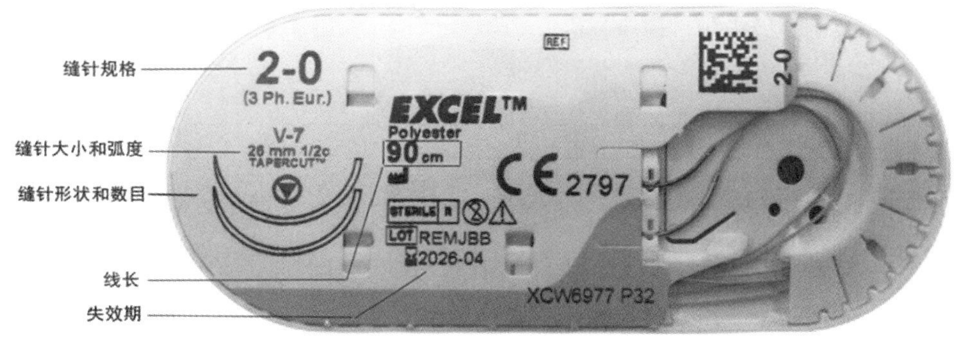

图6-2-3　编织缝线信息

2. 各类编织线型号表(6-2-3)

表6-2-3　各类编织线型号

类别	规格	缝针枚数	缝针大小	缝针弧度	线长	用途
编织线	4-0	2	17mm	1/2C	90cm	小儿手术缝主动脉荷包
	2-0(大)	2	26mm	1/2C	90cm	二尖瓣置换连续缝合
	2-0(小)	2	17mm	1/2C	90cm	二尖瓣、三尖瓣成形
	2-0带垫片(绿)	2	20mm	1/2C	75cm	二尖瓣置换间断缝合
	2-0带垫片(白)	2	20mm	1/2C	75cm	二尖瓣置换间断缝合
	2-0排	20	17mm	1/2C	75cm	主动脉瓣置换间断缝合

四、Prolene滑线

1.Prolene滑线信息(图6-2-4)

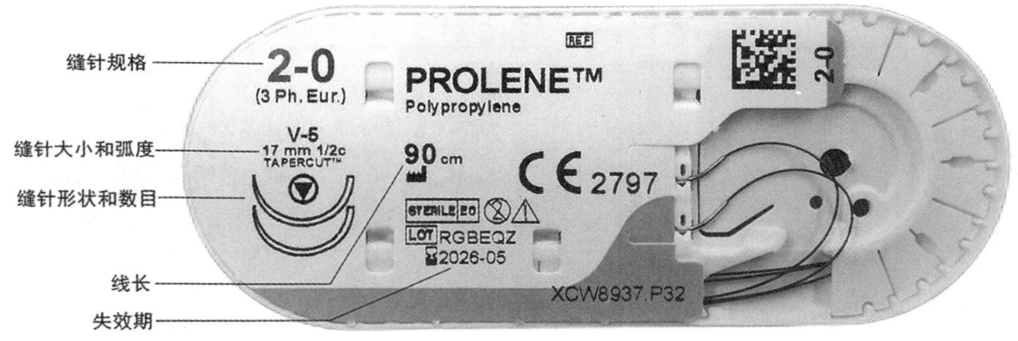

图6-2-4　Prolene滑线信息

2. 各类Prolene滑线型号(表6-2-4)

表6-2-4　各类Prolene滑线型号

规格	缝针枚数	缝针大小	缝针弧度	线长	用途
2-0(大)	2	26mm	1/2C	90cm	二尖瓣连续缝合
2-0(小)	2	17mm	1/2C	90cm	主动脉瓣连续缝合
3-0(大)	2	26mm	1/2C	90cm	缝合成人主动脉荷包、房间隔
4-0(大)	2	20mm	1/2C	90cm	用途广泛

续表

规格	缝针枚数	缝针大小	缝针弧度	线长	用途
4-0(小)	2	17mm	1/2c	90cm	用途广泛
5-0(大)	2	17mm	1/2c	90cm	用途广泛
5-0(小)	2	13mm	1/2c	75cm	用途广泛
6-0(大)	2	10mm	1/2c	75cm	小儿先心手术修补房、室缺
6-0(小)	2	12mm	3/8c	75cm	搭桥手术缝合主动脉端
7-0	2	8mm	3/8c	75cm	搭桥手术缝合血管桥与冠状动脉端
8-0	2	6.5mm	3/8c	60cm	搭桥手术缝合乳内动脉

第三节　各 类 管 道

体外循环转流中有很多插管，以保证体外循环转流的顺利完成(表6-3-1)。体外循环回类插管：①动脉插管；②静脉插管；③心内吸引管(左心吸引管)；④心外吸引管(右心吸引管)。

表6-3-1　体外插管分类

类别	型号	图片
插管类	普通动脉插管	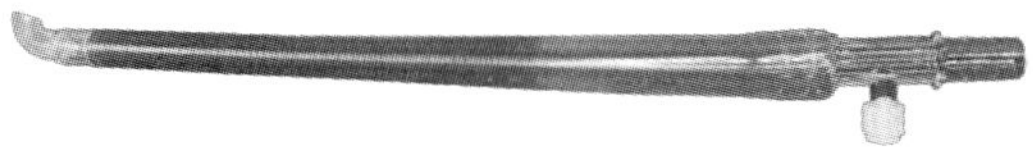
	普通静脉插管	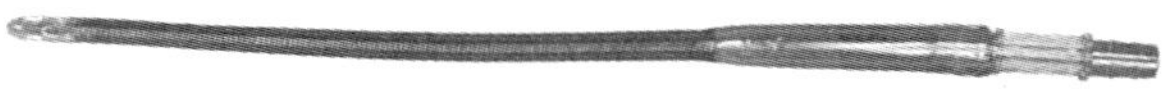
	动脉插管	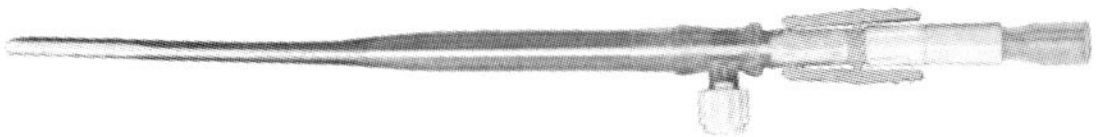
	股动脉插管	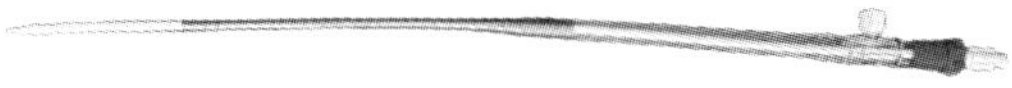
	静脉直角插管	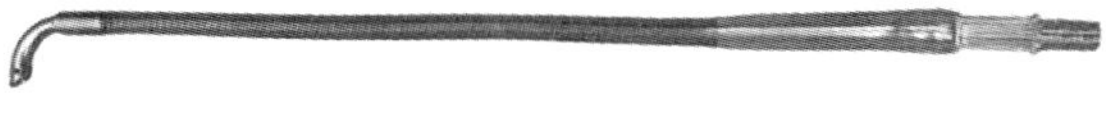
	腔房管	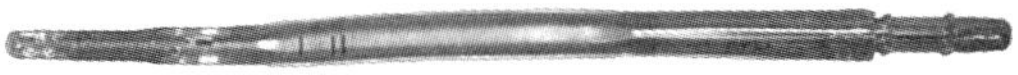
	左房管	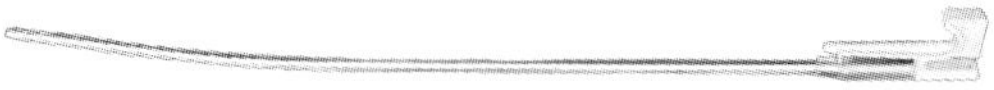

续表

类别	型号	图片
吸引管	软心内	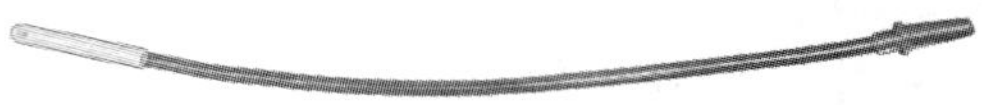
	硬心内	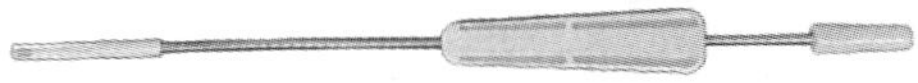
动脉灌注针	16G 小儿常规	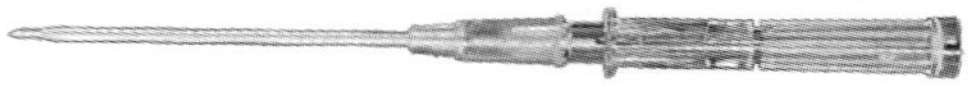
	14G 成人常规	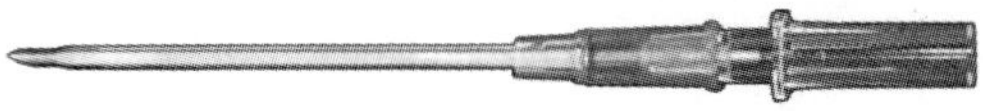
停跳液针	长停跳针	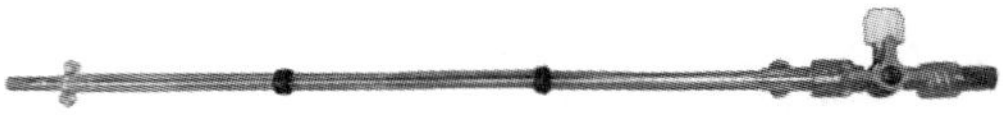
	Y 型停跳液针	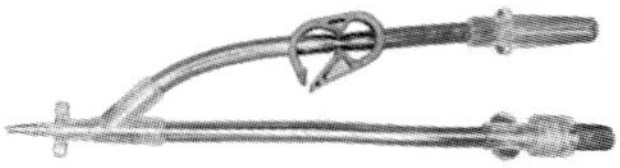
灌注管	主动脉灌注管	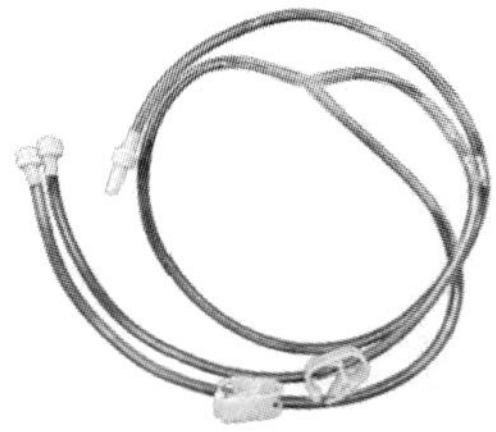
	主动脉直接灌注管	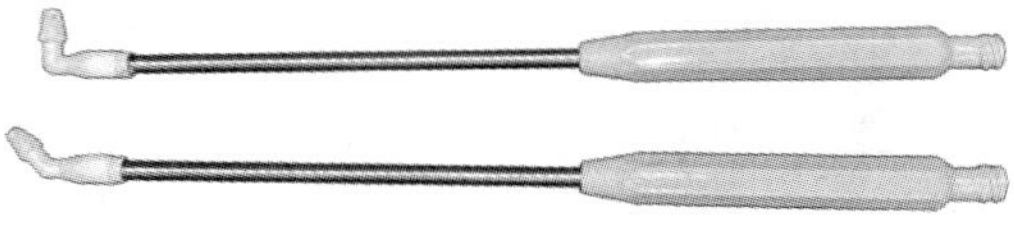
引流管道类	成人体外循环转流管	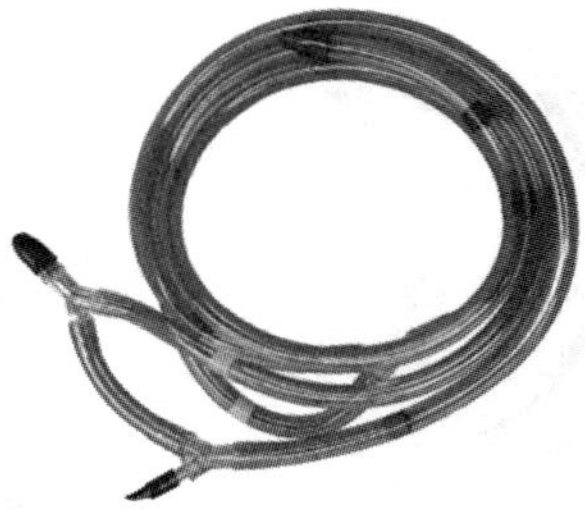

续表

类别	型号	图片
引流管道类	小儿体外循环转流管	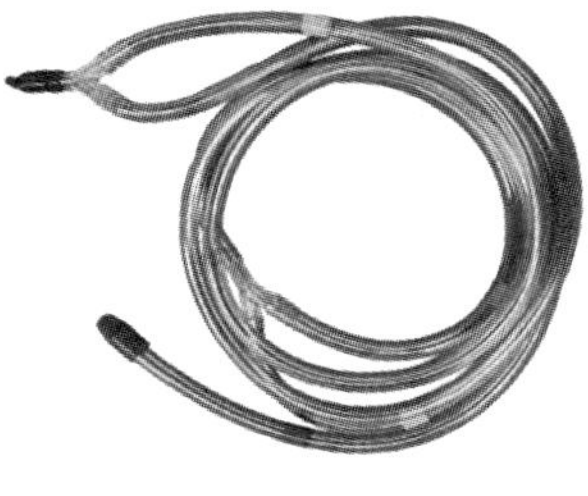

一、动脉插管

1. 分类

（1）按插管部位：升主动脉插管（最常用的动脉插管）、股动脉、腋动脉、降主动脉等。

（2）按形状：直端和弯端插管。

（3）按材料：普通和钢丝加强插管。

（4）按体重：成人和婴幼儿插管。

2. 管径选择

主动脉插管口径的选择主要根据患者的体重而定。过细会引起体外循环灌注阻力增高，甚至导致组织灌注不足。过粗会影响患者心脏收缩时血液的输出，终止体外循环前可能出现“低心排”假象。

3. 插管注意事项

（1）主动脉瘤或主动脉瓣置换术的插管部位应尽量靠上。

（2）动脉壁有严重的动脉粥样硬化时，插管时易造成斑块脱落，引起栓塞。

（3）插管时需确保动脉插管在动脉腔内，以免形成动脉夹层。

4. 股动脉和其他部位插管

（1）适应证：升主动脉插管有困难，再次心脏手术，升主动脉夹层动脉瘤手术。

（2）注意事项：①股动脉插管可影响同侧的下肢血流，若灌注时间过长，可产生下肢缺血综合征如酸中毒、肌细胞和神经细胞坏死等；②对血管闭塞病和严重主动脉弓或降主动脉粥样硬化的患者，股动脉插管逆行动脉灌注可能导致围术期脑栓塞、动脉夹层形成或术后肾功能不全；③腋动脉插管可避免脑栓塞，可提供顺行灌注的血流，并且不容易出现插管相关的并发症。

二、静脉插管

1. 分类

上下腔静脉插管、右房插管/下腔静脉二级管、股静脉或髂静脉插管。

2. 上下腔静脉插管

（1）适应证：几乎所有先天性心脏病的矫治手术和需要切开右心房的各种心脏手术。

（2）形状：直插管、直角插管、可塑形插管、带气囊的插管。①直插管是临床最常用的静脉插管，可经右心房置入上、下腔静脉或保持在右心房；②直角静脉插管可避开右心房，面直接插在腔静脉近右心房处，通常用于先天性心脏病或婴幼儿病例；③可塑形静脉插管的优点是插管可保持在一个理想的位置以利于心脏切口的暴露；④气囊插管多用于放置腔静脉阻断束带有困难的情况，如再次手术的患者。

（3）插管注意事项：①插静脉插管不宜过深，特别是婴幼儿。上腔静脉插管过深，可至一侧颈静脉或头臂静脉，造成另一侧颅脑和上肢静脉的回流受阻，下腔静脉插管过深，可至肝静脉或越过肝静脉至髂静脉，造成下肢或腹腔脏器的回流困难。②将插管送入腔静脉后应尽快建立体外循环，因为静脉插管使血液回流受阻，时间过长将使血流动力学难以维持。切开右心房时应将腔静脉的阻断带勒紧，防止血液回流至心脏。③有2%～4%的先天性心脏病患者有左上腔静脉，其直接开口于右房或冠状静脉窦，术中可根据具体情况做出不同处理。第一种，时间短，左上腔静脉回流不多，不影响术野，可不处理；第二种，时间短，左上腔回流中等，可在此血管外上阻断带，并监测上腔静脉压，若静脉压＞15mmHg，应松解阻断带，放血至静脉压降低后，再阻断左上腔静脉进行手术；第三种，时间长，回流量大，则应插引流管。

3. 右房插管/下腔静脉二级管

（1）适应证：无须进行右房切口的手术，如冠状动脉搭桥手术、单纯左心系统手术如主动脉瓣和/或经左心房切口的二尖瓣置换术。

（2）管径：32/40F、34/46F、36/46F等。

（3）插管注意事项：注意不宜过深，否则亦可引起上腔静脉回流受阻。由于插二级管时不能阻断上、下腔静脉，术中右心系统有血液经过，对低温心肌保护时心脏局部的深低温保持有一定负面影响。

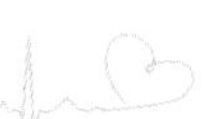

4. 股静脉或髂静脉插管

属外周静脉插管，主要用于无须开胸或开胸前紧急心肺支持、胸部小切口（微创）手术或某些大血管手术。

三、心内吸引管（左心吸引管）

插管部位如下。

（1）从房间沟下部插入。

（2）经右上肺静脉、房间隔（卵圆窝）。

（3）左心室心尖部。

（4）通过主动脉根部插针。

（5）肺动脉插管引流。

四、心脏停搏液灌注管

（1）心脏停搏液灌注管为主动脉根部灌注管，适用于大部分无主动脉瓣病变的心脏直视手术。

（2）左右冠状动脉直接灌注管适用于要切开主动脉根部的手术。

（3）冠状静脉窦逆行灌注管常用于冠状动脉严重病变的冠脉搭桥术。也可用于其他类型的手术，如主动脉根部手术时使用逆行灌注可避免冠状动脉直接灌注，以缩短心肌保护和主动脉阻断时间及避免冠状动脉开口处的损伤。

（4）多功能心脏停搏液灌注装置，可用于冠脉搭桥时的桥灌。

第四节　心脏瓣膜、瓣环、血管

心脏瓣膜广泛钙化、感染等严重病变导致其功能明显障碍，或心脏瓣膜先天畸形难以修复时，必须采用人造或生物心脏瓣膜进行置换。人造心脏瓣膜（机械瓣膜）由塑料、钛或金属合金以及各种纤维织物缝环构建而成。生物瓣膜其瓣膜本身几乎均是将异种生物组织固定于缝环及瓣架上，少部分为同种（异体）生物瓣或自体生物瓣，没有支架或缝环。

人工瓣环是由人工材料制成的心脏瓣膜瓣环。用于二尖瓣和三尖瓣瓣膜成形术，缩小扩大的瓣环，使瓣叶对合良好关闭。人工瓣环有软环和硬环、闭合形环和开放形环，软质环较适合生理特点，所有的成形环均有较好的生物相容性，一些成形环甚至采用碳纤维覆膜（Sorin-Sovering）或聚四氟乙烯（PTFE Jostra）进行生产。

心血管疾病是危害人类健康的常见疾病之一，比较严重的患者，其主要的和辅助的治疗手段为血管移植。自体血管来源有限，因此，临床上需要大量的人造血管作为移植替代物。人造血管多是以尼龙、涤纶、聚四氟乙烯等合成材料人工制造的。目前已经商品化的多种高分子材料大口径人造血管均已达到实用水平，包括：①涤纶人造血管；②真丝人造血管；③膨体聚四氟乙烯（ePTFE）人造血管，适用于全身各处的血管转流术，大、中口径人工血管应用于临床已取得满意的效果。对人造血管的要求：物理和化学性能稳定；网孔度适宜；具有一定的强度和柔韧度；用于搭桥手术时易缝性好；血管接通放血时不渗血或渗血少且能即刻停止；移入人体后组织反应轻微；人体组织能迅速形成新生的内外膜；不易形成血栓；以及令人满意的远期通畅率。

一、瓣膜置换装置参数术语

机械瓣膜和生物瓣膜的标签由商品名、瓣膜种类和表示瓣膜大小（mm）的型号构成。瓣膜大小代表瓣膜支架（housing stent）组织环径（tissue annulus diameter，TAD）的外径（图 6-4-1，mm），瓣口内径（internal orifice diameter，IOD）小于标注的瓣膜大小。加上缝环的厚度，整个瓣膜的直径会比瓣口内径大几毫米，也称缝环外径（external sewing ring diameter，ESRD）。

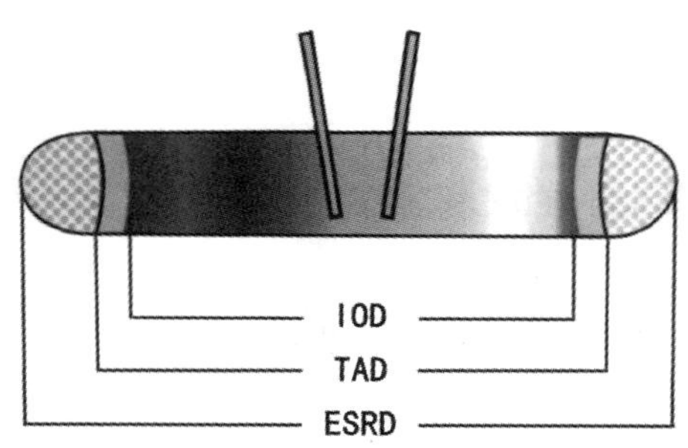

图6-4-1　瓣膜直径
IOD：瓣口内径；TAD：组织环径；ESRD:缝环外径

人造瓣膜依其落座位置可分为环内型、混合型和环上型3种（图6-4-2）。环内型瓣膜的缝环外径等于患者的瓣环直径（即组织环径，TAD）。在瓣环狭窄的情况下，瓣架和缝环的存在使得瓣口面积相应减小，使得环内型瓣膜严重缺陷。相比之下，混合型瓣膜因其缝环位于患者瓣环之上而更具优势。而目前所使用的生物瓣和机械瓣，大多数为环上型瓣膜，其缝环和瓣架均位于患者瓣环之上，因而大大增加了瓣口面积，可获得较好的血流动力学效果，适用于所有患者。

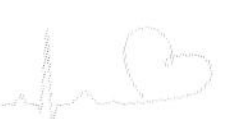

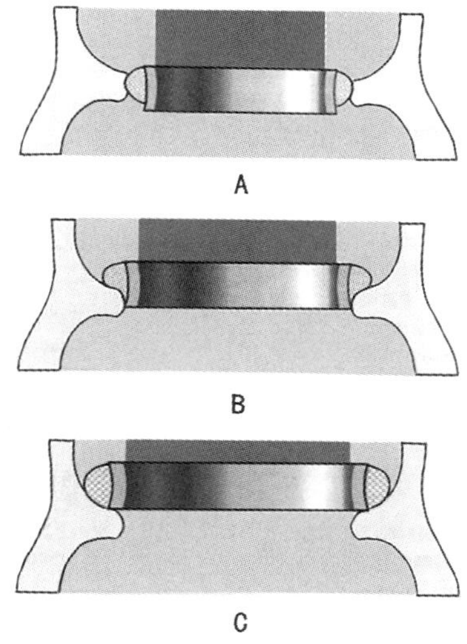

图6-4-2　植入瓣膜
A.为环内型（缝环位于主动脉瓣环内）；B.为混合型（缝环位于瓣环上，瓣架位于瓣环间）；C.为环上型（缝环和瓣架均位于瓣环上）

二、机械心脏瓣膜

机械心脏瓣膜（mechanical heart valve）的应用始于20世纪60年代初期，其机械特性、血流动力学特性和组织相容性等多方面均在不断改进。机械瓣膜可分为笼球瓣、碟瓣和双叶瓣。

1. 笼球瓣

笼球瓣是20世纪60年代至70年代世界范围内最广泛应用的一种人造瓣膜，目前一些医学中心仍在使用该瓣膜。其由钨-铬-钴合金制成笼架，硅橡胶制成的硅胶球为阀体，硅胶球在笼架内上下活动，形成瓣膜的启闭功能。缝环由聚四氟乙烯材料缝制而成（图6-4-3）。

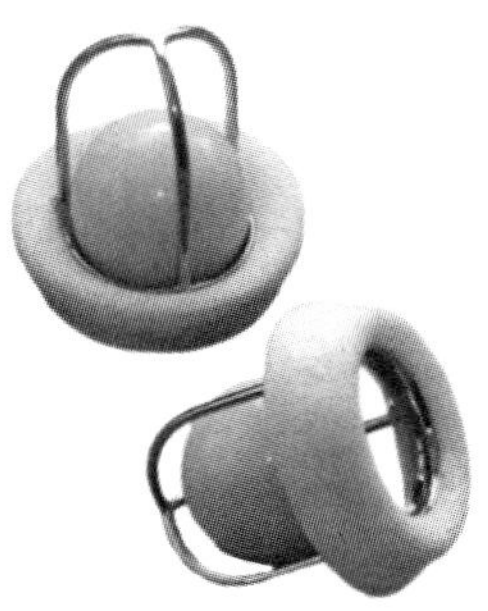
图6-4-3　笼球瓣

2. 碟瓣

笼碟瓣(图6-4-4)于20世纪60年代后期开始广泛在临床上应用,其闭合元件是位于笼架内的阀体(开放位)或密封的瓣环(关闭位)。笼碟瓣的优点是体积较笼球瓣小,植入操作相对简便,阀体开放阻力很小,以及闭合延迟极短(因而几乎没有反流)。然而,这类瓣膜的跨瓣压差更大,血流动力学性能更差,由于流经瓣膜的血流部分呈湍流,更易导致血栓和溶血。由于存在较多缺陷,笼碟瓣逐渐退出了市场,取而代之的是现代侧倾碟瓣。

侧倾碟瓣依碟片、支架及瓣膜的开放角度不同可分为多种类型,但其工作原理基本相同。由于这类碟片均不透射线,所以可通过X线透视检查证实瓣膜的正常开闭角度,监测瓣膜活动是否受限或被完全阻塞。世界范围内应用最为广泛的侧倾碟瓣是Medtronic-Hall瓣,于1977年开始使用,至今没有进行过改动(图6-4-5)。其瓣架由钛合金制成,瓣片为热解碳涂层,主动脉瓣开放角度为75°,二尖瓣开放角度为70°。

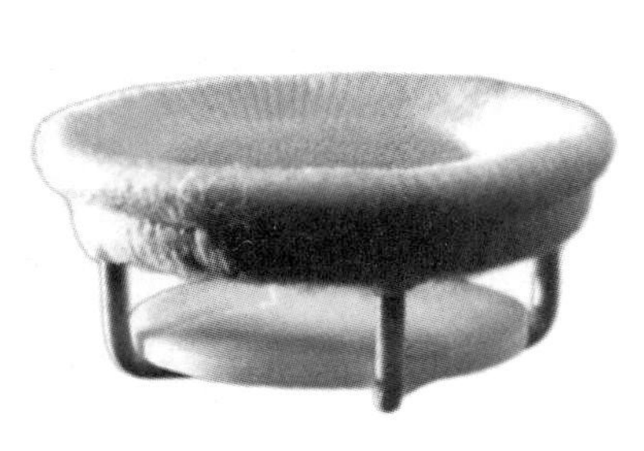

图6-4-4 笼碟瓣

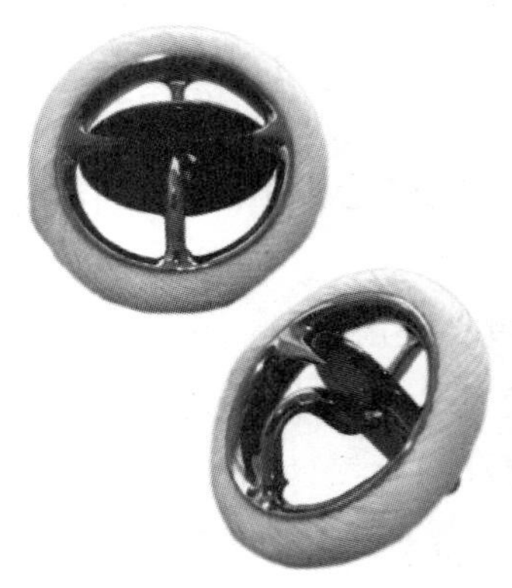

图6-4-5 侧倾碟瓣

3. 双叶瓣

自20世纪80年代中期开始,双叶瓣在全球内开始广泛应用,是目前最常用的机械瓣膜。双叶瓣的设计原理和工作机制基本相同。根据倾斜角、枢轴设计、缝环材料和形状,以及瓣叶开放时深度的不同而分为多种类型。使用最多的双叶瓣是1977年进入临床的St.Jude Medical(SJM)瓣(SJM标准瓣)(图6-4-6),其2个热解碳瓣叶开放角度为85°,闭合角度为35°,瓣叶活动的横跨幅度达55°。该瓣膜一直沿用最初的设计原理,仅增加了可旋转式缝环和对瓣环进行了一些改进。

另外两种双叶瓣分别是ATS Medical瓣和OnX瓣。ATS Medical瓣是ATS Medical公司于1994年开发的,包括标准型和专为小瓣环设计的AP型(advanced performan)。OnX 瓣的特点在于热解碳瓣环的设计明显高于缝环,可避免术后云翳长入瓣口而引起堵塞。

2003 年至今,科学家对 Medtronic Advantage 双叶瓣进行了改良,设计出环上型 Medtronic Advantage Supra 瓣。最新进入临床应用的双叶瓣是 CardiaMed 双叶瓣(图 6-4-6)。

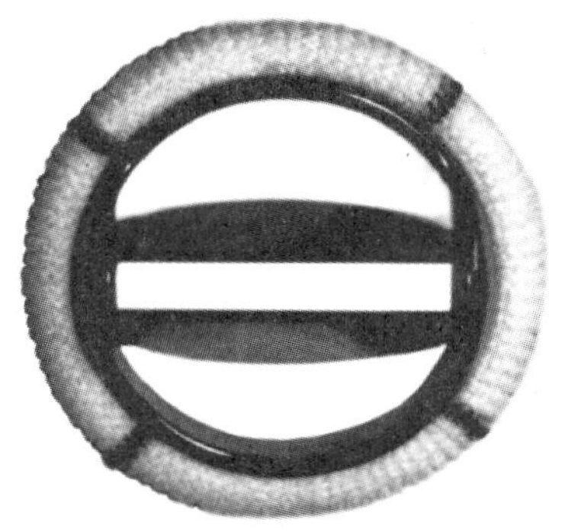

图6-4-6 双叶瓣

三、人造生物瓣

人造生物瓣是异种生物瓣,即从其他种属动物体内获取并制作的心脏瓣膜。异种生物瓣固定于由钨-铬-钴合金、钛合金或塑料制成的瓣架上(图 6-4-7)。瓣架应具有一定的弹性以减少机械应力,延长瓣膜的使用寿命。瓣架外包裹聚四氟乙烯或聚丙烯编织物以便于缝合。人造生物瓣多为猪主动脉瓣或牛心包瓣(图 6-4-8)。

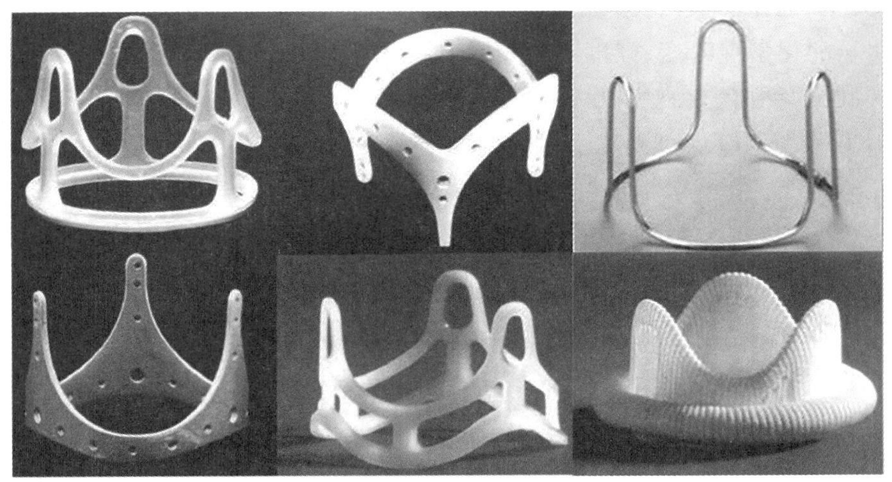

图6-4-7 生物瓣固定架

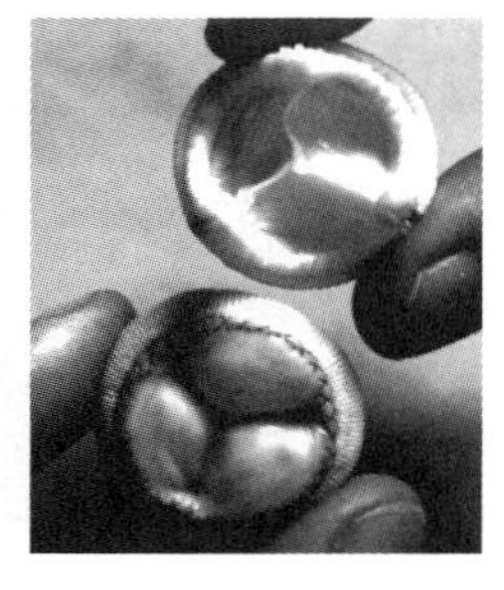

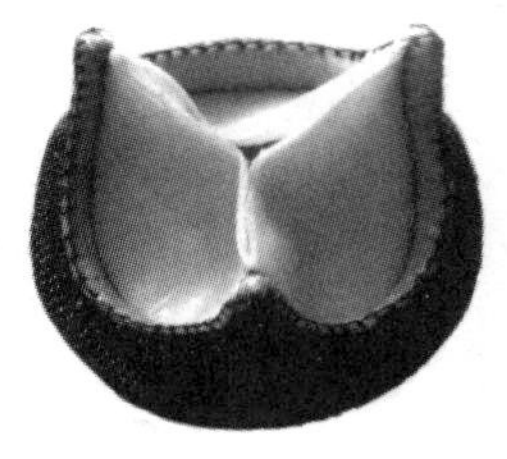

A　　B

图6-4-8　生物瓣膜

A.猪主动脉瓣生物瓣膜；B.牛心包瓣生物瓣膜

四、人造血管

人类开始探索能够替代人体血管的人工材料血管可以追溯至20世纪初，1912年Carrel等报道了应用石蜡化的铝管和镀金铝管作为血管替代物的实验。提出人造血管发展新思路的是一位年轻的外科医生Voorhees，其在实验中偶然发现心内人工缝合材料有被血液纤维素包绕形成光滑表面的性能，他设想假定植入生物体内的织物也发生同样现象，就能避免血液和植入物的直接接触，从而防止凝血现象的发生。此后人造血管进入了高速发展期，目前人造血管可分为高分子合成材料血管和组织工程血管。此后各种材料和有孔隙的人工血管分别研制成功并用于临床，常见的合成血管有尼龙（Nylon）、奥纶（Orlon）、聚乙烯乙醇（Ivalon）、泰氟纶（Teflon）、涤纶（Dacron）、膨体聚四氟乙烯（e-PTFE）、真丝及硅胶管等。Harrison经实验和临床观察发现维纶、奥纶、尼龙和聚丙烯人工血管植入后在血液弱酸性作用下，合成纤维在短期内发生明显的化学性改变，强度不断减退，最后扩张形成假性动脉瘤甚至破裂，而涤纶在植入100d后强度仅丧失10%，泰氟纶强度反而增强3.2%。已经商品化的高分子合成材料人工血管有涤纶人工血管、膨体聚四氟乙烯人工血管和真丝人工血管（图6-4-9）。

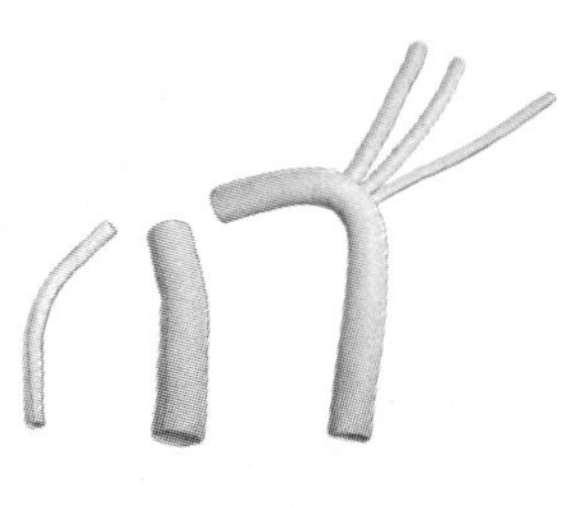

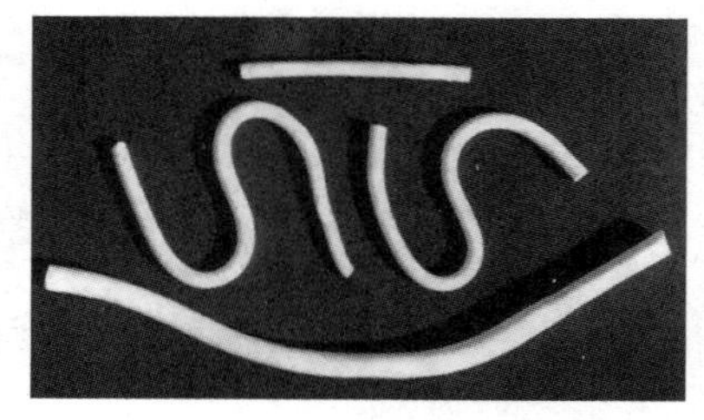

A　　B

图6-4-9　人工血管

A.涤纶人工血管；B.真丝人工血管

第七章　专科教学培训管理

第一节　专科培训计划及方案

一、教学宗旨

通过培训、学习及考核，使手术室护理人员了解心脏大血管外科的专科手术特色与手术配合要求，熟练掌握各类别心脏大血管手术的护理配合技术。

二、教学目标

（1）了解心脏外科手术的发展历史、现状以及发展趋势。
（2）熟悉心脏外科手术间的管理制度、工作流程、护理要点等。
（3）掌握心脏外科手术专科理论知识及配合技能。
（4）掌握急危重症患者的急救技能。

三、教学计划

1. 心脏外科手术理论知识培训

（1）人体心脏大血管解剖、病理生理、手术治疗方法等。
（2）心脏外科手术消毒、铺巾规范。
（3）心脏外科手术摆台规范。
（4）心脏外科专科器械的种类和使用方法。
（5）心脏外科专科手术器械的清洗、保养及消毒。
（6）心脏外科各类手术的护理特点及手术配合要点。

2. 心脏外科手术临床实践培训

（1）介绍心脏外科手术间环境、巡回护士职责、器械护士职责。

(2) 熟悉心脏外科手术工作流程,掌握心脏外科手术相关专科器械的清洗、打包及灭菌方法。

(3) 掌握各种体外循环管道、插管及转流方式,掌握各种缝线、血管、瓣膜、补片等专科用物的分类和使用方法。

(4) 掌握心脏外科手术巡回护士护理配合及器械护士护理配合技能。

四、考核

(1) 心脏外科专科操作技能考核。

(2) 心脏外科专科理论知识考核。

第二节　专科工作坊

一、体外循环建立与终止的手术配合

操作步骤见第四章第一节。

二、体外循环管道与插管的种类、用途、连接方法及注意事项

参考第六章第三节。

三、安全输血工作坊

操作步骤见表7-2-1、表7-2-2 。

四、培训方式

(一) 教师

本组工作坊培训质量管理相关人员。

(二) 培训前准备

(1) 制定教学计划及内容。

(2) 教材准备(参考书、参考视频、制作PPT等)。

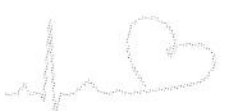

（3）教师培训。

（三）培训实施

（1）理论培训（PPT）。
（2）观摩视频/教师演示。
（3）自主学习与练习。
（4）成果展示（指出错误、解答疑惑）。

（四）评价教学效果

采取问卷调查模式。

表7-2-1　手术患者输血

项目	项目内容	分值
目的	1.为患者补充血容量，改善血液循环	1
	2.为患者补充红细胞，纠正贫血	1
	3.为患者补充各种凝血因子、血小板，改善凝血功能	1
	4.为患者输入新鲜血液，补充抗体及白细胞，增加机体抵抗力	2
操作	（一）评估操作环境是否符合要求，备清洁干燥的治疗台	5
	（二）实施要点	
程序	1.仪表	
	（1）着装整洁，规范	2
	（2）指甲平短、清洁，不涂指甲油	1
	（3）不戴耳环、手镯和戒指	1
	（4）口罩帽子佩戴规范	1
	2.用物	
	（1）手术间治疗台：无菌持物钳、活力碘、砂轮、剪刀、启瓶器、棉签、弯盘	4
	（2）输液盘：活力碘、棉签、止血带、一次性静脉留置针、透明敷贴、胶布	4
	（3）备液体及输液卡、一次性输血器、输液架、生理盐水、瓶套、血液制品（保存在储血袋中）、血型检验单、交叉配血试验结果单、血型卡、患者病历、手套1双	5
	3.操作步骤	
	（1）洗手，戴口罩	3
	（2）备齐用物，核对姓名、住院号、手术名称等	3

续表

项目	项目内容	分值
程序	(3)备液体及输液卡、一次性输血器、输液架、生理盐水、瓶套、血液制品(保存在储血袋中)、血型检验单、交叉配血试验结果单、血型卡、患者病历、手套1双	3
	(4)备0.9%生理盐水,核对药名、浓度、剂量和有效期,检查瓶口、瓶体、瓶内液体,套上瓶套	4
	(5)开启生理盐水瓶铝盖中心部分,常规消毒瓶塞	3
	(6)检查输血器后关闭调节器,将输血管和通气管针头取出同时插入瓶塞至针头根部	3
	(7)2人核对血型检验单、血型交叉配血试验报告单、患者病历及储血带上的标签(血型、血袋号、血液种类、血量、有无凝集反应、患者姓名、性别、年龄、住院号)	4
	(8)检查储血袋有效期、血液质量及输血装置是否完好	3
	(9)2人再次核对姓名、住院号、药物及血型	3
	(10)挂输液瓶于输液架上,检查输血器连接输液延长管,排尽空气,关闭调节器,检查输血管内有无空气	3
	(11)选择合适的静脉,扎好止血带,常规消毒皮肤	2
	(12)再次核对及排气,关闭调节器,对光检查确无气泡,取下针套,嘱患者握拳,行静脉穿刺,见回血后,将针头再平行送入少许	3
	(13)松开止血带,嘱患者松拳,放开调节器,待液体滴通畅后,用敷贴固定针头	3
	(14)取下止血带,根据病情、年龄需求调节输液速度	3
	(15)取储血由2人再次核对无误后,以手腕旋转动作轻轻将血液摇匀	4
	(16)戴手套,打开储血袋封口,常规消毒开口处塑料管,关闭输血器调节开关,拔下输血器针头,插入储血袋塑料管内,缓慢将储血袋倒挂于输液架上	3
	(17)调节滴注速度,开始血液输入速度宜慢,观察15min,如无不良反应,根据病情调节滴速,签全名。挂血型牌	2
	(18)再次核对患者姓名、住院号、血型	3
	(19)整理用物	2
	(20)再次核对血型,手术患者输血过程中要经常观察患者有无输血反应和尿色变化	3
	4.服务态度	5
	(1)以患者为中心,按程序进行操作	
	(2)讲普通话,语言规范,情感表达适当	
	(3)态度和蔼,关心体贴患者	
	(4)进行必要的健康指导(非全麻患者) ①向患者解释使用静脉留置针目的和作用 ②告知患者注意保护使用留置针的肢体,不输液时,也尽量避免肢下垂	

续表

项目	项目内容	分值
程序	姿势，以免由于重力作用造成回血堵塞导管	
	③告知患者常见输血反应的临床表现，出现不适时及时告知医护人员	
注意事项	1.输血前必须经 2 人核对无误方可输入 2.血液取回后勿震荡、加温，避免血液成分破坏引起不良反应	1
	3.输入两个以上供血者的血液时，在两份血液之间输入 0.9% 氯化钠溶液，防止发生异常反应	1
	4.开始输血时速度宜慢，观察 15min，无不良反应后，将流速调节要求速度	1
	5.输血袋用后需低温保存 24 h	1
综合质量	5 分；4 分；3 分；2 分；1 分；0 分	
评分	1.用物缺一项或者不符合要求扣 2 分	
	2.仪表、着装一项不符合要求扣 2 分	
	3.沟通指导一项不到位扣 2 分	
	4.操作程序颠倒一处扣 1 分	
	5.操作程序错误或遗漏一处扣 2 分	
	6.一般违反操作原则扣 5 分	
	7.严重违反操作原则不得分	
	8.18min 内完成，操作时间每超过规定时限 20% 扣 1 分	

表 7-2-2　术中更换血（或血制品）

项目	项目内容	分值
目的	1.为患者补充血容量，改善血液循环	1
	2.维持患者血压；维持静脉通路	1
	3.为患者补充红细胞，纠正贫血	1
	4.为患者补充各种凝血因子、血小板，改善凝血功能	1
	5.为患者输入新鲜血液，补充抗体及白细胞，增加机体抵抗力	1
操作	（一）评估：操作环境是否符合要求，备清洁干燥的治疗台	5
	（二）实施要点	
程序	1.仪表	
	（1）着装整洁，规范	2

续表

项目	项目内容	分值
程序	(2)指甲平短、清洁,不涂指甲油	1
	(3)不戴耳环、手镯和戒指	1
	(4)口罩帽子佩戴规范	1
	2.用物:活力碘、启瓶器、棉签、弯盘、棉签、一次性输血器、生理盐水注射液、瓶套、血液制品(保存在储血袋中)、血型检验单、交叉配血试验结果单、血型卡、患者病历、手套1双	5
	3.操作步骤	
	(1)洗手,戴口罩	3
	(2)备齐用物,核对姓名、住院号、手术名称等	5
	(3)备生理盐水注射液,核对药名、浓度、剂量和有效期,检查瓶口有无裂隙、松动,瓶内液体有无沉淀和浑浊,套上瓶套	4
	(4)开启液体瓶铝盖中心部分,常规消毒瓶塞	4
	(5)检查输血器后关闭调节器,将输血管和通气管针头取出同时插入瓶塞至针头根部	4
	(6)挂输液瓶于输液架上,排尽空气,关闭调节器,对光检查输血管内有无空气残留	3
	(7)打开输血器开关,输注生理盐水注射液 50min	3
	(8)由2人核对血型检验单、血型交叉配血试验报告单、患者病历及储血袋上的标签(血型、血袋号、血液种类、血量、有无凝集反应、患者姓名、性别、年龄、住院号)	4
	(9)检查储血袋有效期、血液质量及输血装置是否完好	5
	(10)取储血由2人再次核对无误后,以手腕旋转动作轻轻将血液摇匀	3
	(11)戴手套,打开储血袋封口,常规消毒开口处塑料管,关闭输血器调节器,拔下输血器针头,储血袋插入储血袋塑料管内,缓慢将储血袋倒挂于输液架上	4
	(12)调节滴注速度,开始血液输入速度宜慢,观察 15min,如无不良反应,根据病情调节滴速,签全名。挂血型牌	3
	(13)再次核对血型,观察手术患者输血反应	5
	(14)待当前所输输血器内血(或血制品)输完,关闭输血器调节器和T型连接管卡锁,保存输注完血袋	3
	(15)更换新一袋血液时,连接新更换已排好气的输血器,打开输血器、调节器和输液延长管卡锁	3
	(16)清理用物,血袋放入冰箱,记录	4

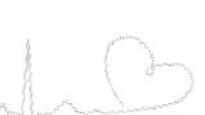

续表

项目	项目内容	分值
程序	(17)再次核对血型	5
	4.服务态度	5
	(1)以患者为中心,按护理程序进行操作	
	(2)讲普通话,语言规范,情感表达适当	
	(3)态度和蔼,关心体贴患者	
注意事项	1.输血前必须经2人核对无误方可输入	1
	2.血液取回后勿震荡、加温,避免血液成分破坏引起不良反应	1
	3.严格执行无菌技术操作原则,输液器一袋一管	1
	4.严防空气进入,造成空气栓塞。输血过程中,要严密观察及时更换	1
	5.输血袋用后低温保存24h	1
综合质量	5分;4分;3分;2分;1分;0分	
评分	1.用物缺一项或者不符合要求扣2分	
	2.仪表、着装一项不符合要求扣2分	
	3.沟通指导一项不到位扣2分	
	4.操作程序颠倒一处扣1分	
	5.操作程序错误或遗漏一处扣2分	
	6.一般违反操作原则扣5分	
	7.严重违反操作原则不得分	
	8.18min内完成,操作时间每超过规定时限20%扣1分	

第三节 专科护理查房

护理查房是检查护理质量、落实规章制度、提高护理质量及护理人员业务水平的重要措施,其内容包括基础护理的落实情况、专科疾病护理内容、心理护理、技术操作、护理制度的落实。查房对象为危重患者、大手术患者、急症患者及疑难病例或典型病例等。护理查房目的是解决临床护理工作的实际问题和提高教学水平。通过护理查房,集思广益解决疑难问题,评价护理计划及护理病历的书写质量,护理措施的落实情况和效果，及时发现不足并提出修改补充意见，提高护理水平。

一、心脏瓣膜微创手术护理查房

（一）题目

胸腔镜辅助小切口二尖瓣成形术器械护士手术配合。

（二）参与人员

（1）专科护士：（参加人员名单）。
（2）高级护士：（参加人员名单）。
（3）中级护士：（参加人员名单）。
（4）初级护士：（参加人员名单）。

（三）讲义内容

1.题目

胸腔镜辅助小切口二尖瓣成形术器械护士手术配合

2.目录

（1）心脏解剖。
（2）二尖瓣成形。
（3）微创心脏手术。
（4）器械护士手术配合。

3.心脏解剖

（1）心脏结构：心脏有四个心腔，分别是右心房、右心室、左心房和左心室；有四个瓣膜，分别是主动脉瓣、肺动脉瓣、二尖瓣和三尖瓣。

（2）血液循环。①肺循环：右心房→右心室→肺动脉→肺部毛细血管网→（进行氧合）转换成动脉血→肺静脉→左心房；②体循环：动脉血从左心房→左心室→主动脉→全身各级动脉→毛细血管网→各级静脉→上下腔静脉；③体外循环：指用一特殊的装置暂时替代人的心脏和肺脏的工作，进行血液循环和气体交换的技术。这一装置称为体外循环装置（人工心肺机）。建立体外循环：主动脉插管输回动脉血、上下腔静脉插管引流静脉血、主动脉插停跳针灌注停跳液、阻断钳阻断主动脉。

（3）心脏瓣膜：心脏瓣膜指心房与心室之间或心室与动脉间的瓣膜。瓣膜在心脏永不停止的血液循环活动中扮演关键角色，瓣膜相当于单向阀门，保证血液只向

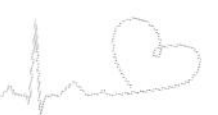

一个方向流动而不发生返流，从而保证心脏正常推动血液流动。最常见的瓣膜问题是二尖瓣脱垂。

4. 二尖瓣成形手术

二尖瓣成形术（mitral valvuloplasty，MVP）就是利用外科手术将损伤的二尖瓣瓣膜修复好，使其完全恢复开关的作用。它不仅仅是单纯恢复瓣膜或者瓣环的解剖形态，更重要的是改善和恢复瓣膜的正常功能。

适应证：二尖瓣本身形态较好的狭窄或者关闭不全，最常见于二尖瓣腱索断裂。

优点：较人工机械瓣膜置换，不需要抗凝，避免了抗凝药物引起的并发症；较生物瓣膜置换，弥补了其寿命较短的限制。

手术方式：根据病情的不同，一种是取用相应大小自体心包用5-0 prolene线缝合于缺损的二尖瓣前叶瓣进行修补；另一种方式是在后叶P2区用GORE-TEXCV4人工腱索缝合后叶瓣缘于乳头肌上，并用5-0 prolene线反复缝合冗余的后叶瓣缘部分及前叶瓣缘部分。测瓣器测量成形环大小，选择合适的成形环，缝合于二尖瓣瓣环上。

5. 微创心脏手术

微创心脏手术（minimally invasive cardiac surgery）是指通过小的创伤对心脏病变采取的治疗。主要从两个方面来减轻手术创伤：①减轻或免除体外循环给机体带来的创伤，如不停跳搭桥等；②缩小甚至免除经胸的手术切口，例如不用传统的正中劈胸骨而以部分胸骨切口、肋间小切口、介入手术等取而代之。

心脏手术切口选择：常规切口为胸骨正中切口；常用的微创切口：①右侧肋间小切口；②胸骨上段小切口；③胸骨下端小切口；④胸骨旁小切口；⑤左侧肋间小切口。

胸腔镜辅助小切口较常规开胸优点：①切口位置隐蔽；②切口小；③术后疼痛感降低；④术后愈合快，缩短住院时间；⑤切口美观度提高减少患者心理创伤；⑥腔镜暴露手术野，为医生提供便利。

6. 胸腔镜辅助二尖瓣成形术器械护士手术配合

（1）术前准备。①术前访视：了解患者病情，告知患者术前注意事项；②手术间准备：百级手术间，术前30min开启层流，调节手术间温度22～25℃，湿度50%～60%；③手术物品的准备：手术器械及小件、手术敷料、一次性物品、贵重耗材等。

（2）手术步骤及手术配合：见第四章第四节。

（3）学习要点：①腔镜器械使用方法及注意事项；②股动静脉插管方法及配合要求。

（4）注意事项：①微创手术要求器械护士在手术配合时注意力与视线与手术医生

同步，传递手术器械时一定要准确、到位，做到“精、准、快”；②行胸腔镜辅助小切口二尖瓣成形术时所用的器械为内镜显微器械，比普通开胸器械要更为精细，器械护士要做好手术中和术后器械的保养和维护；③手术切口小部位深，器械护士要保证手术台上缝针和纱布用完后及时收回，明确物品去向，保持台面整洁，物品固定位置放置，手术前后应和巡回护士规范清点所有器械、纱布及缝针，以保证手术的安全。

二、I型主动脉夹层动脉瘤手术护理查房

（一）题目

I型主动脉夹层手术器械护士配合要点。

（二）参与人员

专科护士：（参加人员名单）
高级护士：（参加人员名单）
中级护士：（参加人员名单）
初级护士：（参加人员名单）

（三）讲义内容

1. 题目

Ⅰ型主动脉夹层手术器械护士配合要点。

2. 目录

（1）主动脉夹层简介。
（2）术前准备。
（3）术中配合。
（4）杂交手术配合要点。

3. 主动脉夹层简介

（1）主动脉夹层（aortic dissection，AD）又称主动脉夹层动脉瘤，是一种严重的心血管急症，是由主动脉管壁内膜出现破口，血液由此进入动脉壁中层，形成夹层血肿，并逐渐延伸剥离主动脉的内膜和中膜引起的。

（2）DeBakey分型。I型：原发破口位于升主动脉或主动脉弓，夹层累及大部分或全部胸升主动脉、主动脉弓、胸降主动脉、腹主动脉。Ⅱ型：原发破口位于升主动

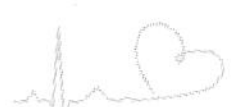

脉，夹层累及升主动脉，少数可累及主动脉弓。Ⅲ型：原发破口位于左锁骨下动脉以及远端。夹层局限于胸降主动脉者为Ⅲa型，同时累及腹主动脉者为Ⅲb型。

（3）Stanford分型：累及升主动脉者为Stanford A型，仅累及胸降主动脉及其远端者为Stanford B型。

（4）现阶段主要手术方案：杂交手术、开放手术、腔内治疗、小切口夹层手术。

（5）主动脉夹层主要手术方式：David手术、Wheat手术、Bentall手术、Florida Sleeve手术、升主动脉置换+全弓置换+支架象鼻手术。

4. 手术方式

升主动脉置换+全弓置换+支架象鼻手术。

5. 术前准备

（1）器械准备。
（2）敷料准备。
（3）一次性用物准备。
（4）缝线和垫片的准备。
（5）高值耗材的准备。

6. 手术步骤及手术配合

见第四章第六节。

7. 学习要点

解剖、手术步骤及体外循环方法。

第四节　疑难病例讨论

疑难病例讨论制度指为尽早明确诊断或完善诊疗方案，对诊断或治疗存在疑难问题的病例进行讨论的制度。手术室对涉及新技术新业务手术、病情复杂涉及多学科的疑难杂症手术、危急重症需要多学科协作手术、涉及多次手术治疗或手术治疗效果不佳的病例、涉及手术室常规护理操作不能解决患者需求的病例等，进行全科疑难病例讨论，经过手术室各层级护士讨论、护士长总结，确定最佳、最全面、最安全的手术护理方案。

一、心脏移植+主动脉缩窄矫治术

（一）疑难病例讨论参与人员

包括主持人、病例介绍人、记录人员、其他参加人员（如护士长、心外专科小组成员）等。

（二）讨论流程

（1）病例资料汇报。

（2）护理诊断。

（3）常规护理。

（4）亟待解决的护理问题。

（5）讨论。

（6）总结。

（三）病例介绍

1. 主动脉缩窄（CoA）的概念

主动脉缩窄（aortic coarctation ，CoA）是一种较常见的先天性心脏畸形。

无名动脉至第一肋间发出部位的主动脉管腔变小甚至闭塞，血流受阻。缩窄近远端侧支循环形成是其明显特征（图 7-4-1）。CoA 占先天性心脏病的 5%～8%，发病率居先天性心脏病第四位。

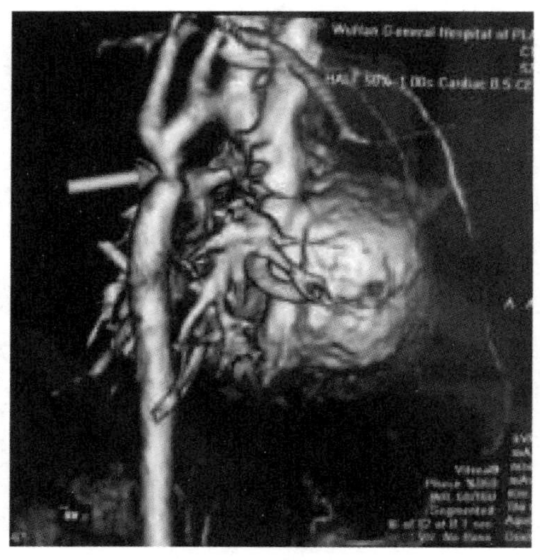

图 7-4-1　主动脉缩窄

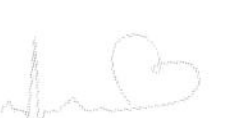

2. 儿童心脏移植的现状

心脏移植是治疗儿童终末期心脏病的一种有效方法。有超过11000例<18岁儿童接受了心脏移植手术，年手术量超过500例。文献报道的最长生存期已超过22年。

儿童心脏移植的病种主要为先天性心脏病和心肌病，小于1岁的患儿以先天性心脏病为主，11～17岁患儿则以心肌病为主。原则上心脏移植的供受体体重比相差不宜超过20%，可由于儿童供体严重缺乏，移植术前病死率高达15%～45%，为挽救垂危的患儿，各中心供受体体重配比标准也逐渐放宽，一般认为供受体体重比0.8～2.02比较安全。

3. 病例资料汇报

（1）现病史：患儿，女，1月7天，3.4kg，29周大小时母亲常规产检发现先天性心脏病，出生时有黄疸、新生儿肺炎，当地住院好转后出院。于2019年4月17日来我院 就诊，复查心脏彩超示：先天性心脏病、肌部室间隔缺损（双向分流）、卵圆孔未闭、全心增大右心明显、三尖瓣中度关闭不全、肺动脉增宽并重度肺高压、主动脉弓降段射流稍快。患儿平时呼吸急促，哭闹时出现嘴唇发绀，为求进一步治疗，门诊以“先天性心脏病、室间隔缺损、卵圆孔未闭、心功能Ⅲ级终末期”收治入院。

（2）专科体检：①哭闹时口唇发绀，双肺呼吸音稍粗，呼吸急促，有轻微吸气“三凹征”，未及明显啰音；②心前区无隆起，心率130次/min，律齐，心前区可闻及杂音，P2亢进；③腹软，无压痛反跳痛，肝脾不大；杵状指（趾），双下肢无水肿，双侧足背动脉搏动可。

（3）实验室检查：①肝肾功能（表7-4-1）；②血常规+ NT-proBNP（表7-4-2）。

表7-4-1　肝肾功能检查

项目名称	测试结果	标识	单位	参考值
白球比例	1.4	L		1.5～2.5
尿酸	378.6	H	μmol/L	155～357
总胆红素	4.4	L	μmol/L	5.1～19.0
肌酐	28.2	L	μmol/L	44.0～106.0
γ-谷氨酰转移酶	37	H	U/L	7～32
天门冬氨酸氨基转移酶	45	H	U/L	8～40

表 7-4-2 血常规+ NT-proBNP

项目名称	测试结果	标识
白细胞	12.87g/L	H
红细胞	3.31T/L	L
血红蛋白	95g/L	L
血细胞比容	31.10%	L
NT-proBNP（心衰检测指标）	>35000.0pg/mL	H

4. 辅助检查

（1）术前彩超提示：肌部室间隔缺损（双向分流）；卵圆孔未闭；全心增大且右心明显；三尖瓣重度关闭不全；肺动脉增宽并重度肺高压；主动脉弓降段缩窄；EF值19%（左室功能重度降低）。

（2）CTA提示：先心病；房间隔缺损；主动脉弓部缩窄。评估肺动脉发育情况。

5. 拟实施手术：心脏移植+主动脉缩窄矫治术

经全院术前伦理委员会讨论，患者为复杂先心病、全心增大、左室局部心肌致密化不全可能、三尖瓣重度关闭不全、主动脉弓缩窄、室间隔缺损、卵圆孔未闭、肺动脉明显增宽并重度肺动脉高压、左室及右室收缩功能减低、心功能Ⅳ级、终末期，其病情危重，随时可能死亡，常规手术及治疗已无效果，应尽早行心脏移植+主动脉缩窄矫治术。

6. 护理评估（术前）

（1）患者评估。①呼吸系统：两肺纹理增多、增粗、紊乱，双侧肋膈角尖锐；②循环系统：心功能Ⅳ级，终末期，EF值19%（左室功能重度降低）、肺动脉增宽并重度肺高压；③消化系统：吃奶差；④实验室检查——血常规+NT-proBNP：贫血、心衰。

（2）心功能分级。Ⅰ级：患者患有心脏病但活动量不受限制，平时一般活动不引起疲乏心悸、呼吸困难或心绞痛。Ⅱ级：心脏病患者的体力活动受到轻度的限制，休息时无自觉症状，但平时一般活动下可出现疲乏、心悸、呼吸困难或心绞痛。Ⅲ级：心脏病患者体力活动明显限制，小于平时一般活动即引起上述的症状。Ⅳ级：心脏病患者不能从事任何体力活动。休息状态下也出现心衰的症状，体力活动后加重。

该患儿评估为心功能Ⅳ级。

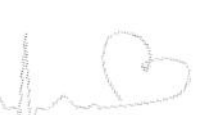

7. 护理诊断与护理措施(手术期)

(1) 低效性呼吸形态:与三尖瓣重度关闭不全,肺动脉增宽并重度肺高压有关。
(2) 心排血量减少:与心功能衰竭有关。
(3) 活动无耐力:与心衰致活动受限有关。
(4) 营养失调:低于机体需要量。
(5) 有感染的风险:与术前肺部感染,手术时间长创伤大有关。

8. 亟待解决的疑难护理问题

(1) 术中分段式控温监测与观察。
(2) 目标导向性液体治疗的精准执行。
(3) 延迟关胸器械的清点时机和方式。

9. 疑难病例护理讨论

(1) 中级护士A:患儿是一例终末期的心脏病患儿合并复杂先心病,低龄低体重,心脏及各个方面发育均不完善,不恰当的少量液体的输入,即可增加心脏的负荷,造成严重的心衰,严格的容量管理是低龄低体重患儿手术安全的重要措施。此例手术期容量管理是不同于其他手术,不能单纯地以限制性输液和开放性输液来定论。心脏移植前期应该限制输液,体外循环建立后应停止外周输液。在液体种类方面必须谨慎,手术开始前在麻醉医生的指导下遵医嘱进行补液,要通过有创血压,心率,中心静脉压,尿量等进行实时动态监测,来指导我们的液体选择和液体速度。整个围术期都可以使用静脉注射泵进行精准输液。

(2) 高级护士B:因现在的小儿中心穿刺都是三腔管,所以需要建立外周静脉一条,中心静脉一条。扩管药和升压药分通道输入,动静脉通路标示清晰:动脉红色,静脉蓝色。低龄低体重患儿的凝血机制尚未发育成熟,特别是血小板的功能欠缺,体外循环会造成凝血因子的破坏,活性降低,因此红细胞,血浆,血小板,冷沉淀等,不同个体的血制品连续输注时不能混淆。低体重患儿麻醉医生用静脉注射泵来控制。

(3) 高级护士C:小儿心脏移植采用浅低温体外循环(30~32℃),术中大量使用冰屑和冰盐水、胸腔长时间暴露易导致患儿体温迅速下降,体外循环结束后易发生术中低体温。术中低体温能削弱巨噬细胞氧化杀伤力,血管收缩导致组织氧含量减少,易发生术后切口感染,同时易诱发心律失常。患儿术中采取综合控温措施,通过环境温度调控、输注液体加温、充气式加温毯加温、变温水毯加温、冲洗液加温等措施进行体温控制。在体外循环前,保持室温在23~25℃,充气式加温毯调节在40℃功能档运行,维持患儿核心体温在36℃以上。开始体外循环、心脏阻断后,环境温度调节在19～21℃，加温设备停止使用，并用无菌0.9%氯化钠注射液冰屑在心脏表面降温。在体外循环结束后、复温期，使用温盐水冲洗手术部位，室温调回23～25℃。变温水毯、充气式加温毯调节在43℃功能档运行，加快体温恢复。在体温恢复至36℃后，充气式加温设备可调节至40℃维持。体外循环前后都使用静脉输液加温设备，调节至38℃，对输血、输液进行加温。

（4）专科护士D：本例患儿因供心较大，心包腔空间不足，手术结束后完全敞开胸骨、心包腔，使用止血垫覆盖伤口表面，再使用无菌薄膜覆盖，于术后48～72 h，待供心体积缩小，与受体患儿适应后在ICU床边实施分段关胸。行延迟关胸时，准备大量无菌敷料覆盖胸骨及皮肤切口，扩大皮肤消毒范围，贴膜范围上至锁骨，下至脐部，两侧至腋中线，预防细菌侵入。在覆盖前后清点核对手术器械和敷料数量，准确记录胸腔内填塞的纱布大小和数量，以便在最终关闭胸腔前再次核对，防止异物残留。

（5）护士长E：供心的质量与心脏移植术后心功能恢复、生存率密切相关。评估对方医院条件、环境，评估供心者血型、病情、既往史，立即完成手术物品准备工作，计算好往返时间，把控好麻醉及手术时间节点，减少供心冷缺血时间。儿童心肌保护不同于成人，未成熟心肌较成人心肌有更多糖原储备，无氧酵解能力较强，因此儿童心肌对缺氧耐受力较成人强。心肌温度过低导致红细胞在毛细血管淤滞，过快心肌降温致心肌产生冷挛缩，加之儿童心脏表面较成人供心更柔嫩，故减少供心直接与冰屑接触，准备的冰屑均为细腻的冰泥状，避免供心冷损伤或划伤。在延迟关胸方面，我们要有更强的前瞻性，应该在术前准备好1/4、1/8的纱布备用，避免在延迟关胸时的慌乱。

（6）总护士长F：小儿心脏移植是治疗小儿终末期心脏病的有效手段。此患儿还同时患有复杂先心疾病。相比成人心脏移植，小儿心脏移植手术有更多需要注意的护理问题。包括：小儿供心获取和心脏保护的要点；受体患儿年龄小、体重低、循环不稳定，需做好手术期容量管理、体温管理和尿量观察；对于撤除体外循环困难或术后心排出量不足的患儿，应做好术中ECMO或延迟关胸的准备和护理。由于目前实施例数较为有限，对于小儿心脏移植合并复杂先心的手术配合和围术期的护理还有待进一步的总结和探讨。

二、右心房与下腔静脉平滑肌瘤切除术

（一）疑难病例讨论参与人员

包括主持人、病例介绍人、记录人员、其他参加人员（如护士长、心外专科小组

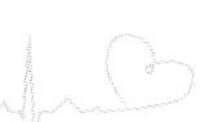

成员）等。

（二）讨论流程

（1）病例资料汇报。

（2）护理诊断。

（3）常规护理。

（4）亟待解决的护理问题。

（5）讨论。

（6）总结。

（三）具体内容

1. 手术室护理疑难病例的范畴

涉及新技术、新业务手术；病情复杂、涉及多学科的疑难杂症手术；危急重症需要多科协作抢救手术；涉及多次手术治疗或手术治疗效果不佳的病例；涉及手术室常规护理操作不能解决患者需求的病例。

2. 疑难病例讨论的流程

介绍讨论目的、汇报病史、系统评估，提出护理诊断、手术室常规护理措施、疑难病例亟待解决的护理问题、各层级护士讨论、总结。

3. 讨论目的

回顾其科室自2015年5月至2017年4月完成8例“右心房与下腔静脉平滑肌瘤切除”的手术护理配合情况，患者病情较危重，涉及多个科室，需要心外科、妇科、血管外科、麻醉科、手术室、超声科共同协作完成手术。为了提高护理质量，保障医疗安全，提升手术室的业务素质，制订此类手术患者的护理常规，进行一次疑难病例讨论。

4. 临床资料：

（1）来源：子宫血管内平滑肌瘤病又叫子宫静脉内平滑肌瘤病，是一种特殊类型的子宫肌瘤。其组织学特征为良性病变，但生物学行为类似恶性肿瘤，侵袭性生长，能够沿血管腔扩展，甚至可长入右心房或右心室，具有潜在致命性。

（2）病因：该病病因不明，可能与激素有关，属于激素依赖型肿瘤，若有组织残留极易复发。该病平均发病年龄为45岁左右，90%为绝经前的经产妇。

（3）独特的临床症状。①妇科系统症状：不规则阴道出血、会阴部疼痛不适、妇科炎症等；②压迫症状：由于肿块压迫周围器官引起的盆腔隐痛、排尿频繁、腹部下坠等临床表现；③静脉栓塞症状：由于静脉系统被肿瘤占据，血管闭塞，引起下肢水肿等临床表现；④心脏受累表现：肿瘤侵袭心脏，引起右心衰竭、呼吸困难、间歇性晕厥等临床症状；⑤患者资料：8例患者，均为女性，年龄（45+4.6）岁，体重（65+6.4）kg，其中5例患者有子宫肌瘤病史，有3例患者有子宫肌瘤切除手术史。入院主诉主要为心慌、气短、反复晕厥、腹水等。术前心脏彩超及MRI显示肿瘤累及上腔或下腔静脉以及髂总静脉、肾静脉、无名静脉等。

5. 手术方式

①盆腔子宫肌瘤由妇科手术团队完成，行子宫、卵巢及输卵管等宫旁组织切除；②沿血管上行肌瘤腹腔部分由血管外科手术团队完成；③进入胸腔侵犯心脏的手术由心脏大血管外科手术团队完成。建立体外循环后，行右房及腔静脉切口，将肿瘤游离后完整地从腔静脉切口中拖出。

6. 系统评估，提出护理诊断

（1）有体温改变的危险：与手术创伤大、术中使用体外循环有关。

（2）有皮肤完整性受损的危险：与血管闭塞、水肿，手术时间长有关。

（3）有围手术期异物遗留的危险：与手术切口大，涉及专科多有关。

（4）体液不足的危险：与术中体液丢失过多有关。

（5）有感染的危险：与手术切口大、时间长、胸腹盆腔联合术式有关。

（6）恐惧：与疾病带来的疼痛不适及手术风险大、顾虑手术效果有关。

7. 常规护理措施

（1）预防围手术期低体温：做术前操作时，注意为患者实施综合保温措施；术中密切观察患者的体温变化，并配合做相应的处理。

（2）预防术中压疮：运用CORN术中获得性压力损伤风险评估量表，做好压疮评估及防护工作。

（3）预防手术异物遗留：严格按照各项操作规范执行，积极配合各专科医生手术，做好专科间的协调工作。在合适的时间节点清点手术器械。

（4）预防患者体液不足：术前落实备血情况；术中严密观察患者的血压、心率等生命体征；记录患者术中出、入量，保持体液平衡。

（5）预防手术部位感染：严格检查手术器械及无菌物品的有效期及灭菌监测指示，术中严格执行各项无菌操作技术。

（6）预防患者心理不适：术前与患者亲切交谈，使患者放心，向患者说明手术安全性及必要性，树立信心，以消除患者的不满和焦躁。为患者提供舒适安静的环境，

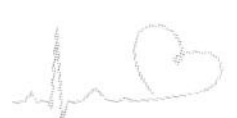

避免刺激。

8. 提出疑难问题

(1) 手术切口的消毒顺序？如何准备手术铺巾？

(2) 多学科联合手术，手术物品清点时机与如何管理？

(3) 体外循环肝素化所致出血风险的预防及护理要点？

9. 分层级护士讨论

(1) 初级护士A：此类手术复杂，切口大，参与的专科多，作为一名手术室心外专科小组的器械护士，听完此病例分析，我学到很多知识。由于该手术涉及心外科、血管外科、妇科等多个专科，在器械准备方面，要备好心外基础器械包、搭桥器械、除颤仪、血管外科各式阻断钳、妇科基础器械包、各式敷料及相关一次性用物。要配合好手术医生、巡回护士把握时间节点，分切口分次清点核查各专科器械、物品数量、功能性及完整性，确保无误。手术过程中要严密观察手术进程，及时有效地传递各专科器械。

(2) 中级护士B：曾经有机会作为器械护士上过这类大手术，由于属于术式少见，经验不足，手术台上的器械和物品较多，台上物品摆放比较乱。下手术台后，我进行了相关资料整合及经验总结。在手术前一天，护士与各个相关专科手术医生协调沟通，了解手术者的习惯及特殊要求，检查所涉及的专科器械是否已打包灭菌完备，手术间的一次性物品是否齐全，相关仪器设备是否准备到位。术前要尽早提前洗手上台，检查器械的数量是否正确，检查其功能性与完整性，发现问题立即与手术医生及巡回护士沟通，及时解决，以保证手术能顺利开展。手术过程中，保管好各专科器械物品，观察其去向，严格无菌操作，手术器械或物品如有污染要立即更换。各个专科、各个切口，手术前后均要清点手术器械及用物。

(3) 高级护士C：作为该类手术的巡回护士，我总结了相关经验。在术前，要检查各专科所需仪器设备是否齐全及其功能是否完好，检查各类药品是否齐全，建立两条静脉通道，同时做好应对突发情况的准备。该类手术患者往往因为疾病发展，会出现心慌气短、活动无耐力、下肢水肿、不规则阴道出血、会阴部疼痛不适等症状。我们要注意术前安抚患者，告知手术配合要点，忙而不乱，提供安静舒适的环境，缓解病人紧张焦虑的情绪。注意观察患者的皮肤，做好压疮防护工作，妥善粘贴负极板，水肿处严禁粘贴。注意做好患者保暖及隐私保护。

(4) 专科护士D：这种术式确实比较少见，我认为配合这一类多学科大手术，器械护士的头脑一定要非常清醒，物品分类摆放，台上器械分门别类放置，在配合此类大手术时做到忙而不乱，镇定自若。该类手术涉及心外科、血管外科和妇科，对于专科用物一定要熟练掌握，知道其用途和用法。要加强学习，了解手术步骤，有应对各种突发情况的心理准备。由于该类手术患者活动无耐力以及疾病消耗，一定要注意观察病人的皮肤情况，若发现带入压疮，要记录其部位、分级和范围，做好压疮护理和防护，术后检查患者全身皮肤情况，尤其注意观察负极板粘贴处和受压处皮肤完整性，做好记录并与ICU护士做好交接班。各个专科的器械分别清点，每个切口关腔前后均要清点所有器械和用物。

（5）专科护士E：我补充一点关于女性患者的心理护理，这类患者都面临要切除子宫，对于女性而言，切除子宫对于心理影响很大，这样的患者非常需要心理护理，缓解其内心的焦虑。术前我们一定要与患者亲切交谈，充分站到患者角度思考问题，向患者说明手术安全性、必要性及配合手术要点，树立面对手术信心，以消除患者的紧张和恐惧。提供舒适安静的环境，避免不必要的刺激。这类手术中的标本多而且涉及的器官种类多，手术台上的器械护士一定要将标本分类、妥善放置，避免丢失。巡回护士要与各专科手术医生核对标本名称、数量，妥善放置于标本袋，及时送至标本间，双方核对并签字。

（6）护士长F：面对这一类大手术，作为护士长，在安排人员配合时，首先肯定会评估配合人员的能力。一般安排4名护理人员、2名巡回护士、2名洗手护士。配合洗手的2名护士要提前上台洗手，准备好充分的器械和用物，手术配合中，要分工协作，一名主要负责手术配合，另一名主要负责物品数目清点和摆放。2名洗手护士要注意习惯一致，物品摆放要固定、统一。2名巡回护士要严格执行各项操作规程，如核查、压疮预防、保暖、控制人员流动和参观手术人员等；要注意分工合作，分配个人主要负责的工作内容，条理要清晰。

（7）总护士长G：根据大家的疑难病例讨论发言，主持人进行详细的梳理，针对“右心房与下腔静脉平滑肌瘤”手术护理配合常规与难点，和专科护士一起撰写此类手术患者手术室护理常规，以便专科护士进行规范操作和护理。详细内容：①评估手术患者的基本病情、全身情况、心理状况。②评估手术间环境及各种仪器设备的功能状态。③评估检查手术用物准备完善情况。④评估患者手术体位、手术时长、受压部位皮肤的防护情况。⑤评估患者术中出血量、血红蛋白及促凝血时间等。⑥观察患者核心体温的变化情况。护理要点：a.备体外循环及急救全套物品，保证2条通畅的负压吸引，以便紧急使用；b.建立外周静脉通路2条，动脉穿刺、中心静脉置管，且管道标示清楚；c.术中严密观察患者的病情变化，保持患者组织灌注充分，保持患者生命体征稳定；d.根据术前讨论结果，进行专科手术切口消毒、铺巾和手术体位安置；e.注意观察患者全身及受压部位皮肤情况，合理使用压疮贴、硅胶垫、流体垫等进行压疮防护；f.动态持续监测患者核心体温，采用综合保温措施，维持患者

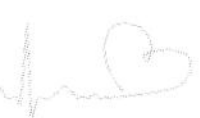

正常体温；g.对于多学科联合手术所用的专科器械分类使用、把握清点时机，防止异物遗留；h.在此类同期手术中，应先行1类切口，如后行1类切口，在2类切口（妇科手术）结束后更换手术器械，切口重新消毒铺巾，避免手术部位感染；i.体外循环手术肝素化后，观察各专科手术野出血量；j.用于填压手术野的止血垫或止血纱布，进行详细记录和清点；k.手术结束，多科手术物品清点正确无误，洗手护士整理器械物品方可交接；l.手术完成，观察患者核心体温（维持36°C以上），观察受压部位皮肤、观察管道引流量、观察伤口敷料等，发现问题及时处理。

总结：开展护理疑难病例讨论是有针对性的、多元化的、多学科知识的融合，可切实提高手术室护理人员的临床护理水平，不断改进护理服务质量，保障患者生命安全，提升手术室护理专业内涵。

三、人工瓣膜感染性心内膜炎（PVE）手术护理重难点

（一）疑难病例讨论参与人员

包括主持人、病例介绍人、记录人员、其他参加人员（如护士长、心外专科小组成员）等。

（二）讨论流程

（1）病例资料汇报。

（2）护理诊断。

（3）常规护理。

（4）亟待解决的护理问题。

（5）讨论。

（6）总结。

（三）具体内容

1.疾病介绍

感染性心内膜炎（IE）是非传染性心内膜和心脏瓣膜感染，伴赘生物形成，影响心脏结构和植入的人工装置，最常见的并发症是心力衰竭、其次为心律失常和感染性休克，是心脏瓣膜中最严重的，最具破坏性以及高死亡率的疾病。人工瓣膜感染性心内膜炎（PVE）是指人工瓣膜植入体内后发生的感染性心内膜炎，在植入人工瓣膜的患者中发生率为1%～6%，年发生率0.3%～1.2%，在所有IE中，PVE占10%～30%。

随着我国人口老龄化、退行性瓣膜病患者的增加，我国感染性心内膜炎发病率逐年上升。其中葡萄球菌和链球菌是主要致病菌。但是随着人工瓣膜置换术以及各种血管内操作的增加，瓣膜替代物及心内植入物相关感染性心内膜炎逐步增加。2014年感染性心内膜炎专家共识指南对IE急诊手术推荐有：瓣膜功能不全所致心衰、传导阻滞、心内脓肿、特殊病原菌、大赘生物以及反复栓塞事件。而除了活动期的脑出血外，其他任何并发症都不作为感染性心内膜炎的急诊禁忌证。

2.病历资料

（1）病史回顾：患者，男性，32岁，慢性咳嗽一月余，右下肢麻木，口齿不清5d，呼吸困难，活动后气促，心前区疼痛1d。2022年8月11日因脑梗死、胸痛入我院治疗。自诉40d前于外院行主动脉瓣置换术，具体不详。

（2）体格检查：体温37.6℃，脉搏96次/min，血压97/63mmHg，身高180cm，体重58kg（BMI值17.83）。

（3）实验室检查：①肝肾功能检查结果（表7-4-3）；②血常规检查结果（表7-4-4）。

表7-4-3 肝肾功能检查

项目名称	测试结果	标识	单位	参考值
氯	89.5	L	mmol/L	98～107mmol/L
钠	130	L	mmol/L	137～145mmol/L
肌酐	36.6	L	μmol/L	44～106μmol/L
尿酸	385.2	H	μmol/L	155～357μmol/L
γ-谷氨酰转移酶	41	H	U/L	7～32U/L
球蛋白	30.3	H	g/L	20～30g/L
总胆红素	52.5	H	μmol/L	5.1～19.0μmol/L
直接胆红素	9.1	H	μmol/L	1.7～6.8μmol/L

表7-4-4 血常规检查

项目名称	测试结果	标识	参考值
红细胞	2.76T/L	L	3.8～5.1T/L
血红蛋白	82g/L	L	110～150g/L
血细胞比容	21.2%	L	33%～46%
血小板	89g/L	L	100～300g/L

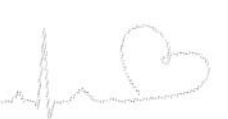

（4）影像学检查：经食道心脏彩超提示：主动脉瓣置换术后人工机械瓣大量瓣周漏，主动脉旁回声考虑为主动脉瓣周脓肿形成可能，主动脉瓣赘生物形成，二尖瓣重度关闭不全，三尖瓣轻度关闭不全。心功能四级，EF值35%。双下肢血管超声提示：双下肢动静脉通畅，无血栓，符合插管转流指针。

3.手术护理

（1）手术过程：患者于入院当天15:00行急诊手术。术中探查发现主动脉根部可见包裹性炎性渗出液，主动脉瓣机械瓣置换术后，瓣周脓肿形成，脓肿累及主动脉壁、左冠状动脉开口及室间隔，原主动脉瓣机械瓣瓣环撕裂，明显瓣周漏；二尖瓣瓣下腱索撕裂，瓣叶对合欠佳，重度关闭不全，三尖瓣轻度关闭不全。经原手术切口进胸建立CPB，术中鱼精蛋白中和后，患者血压低、尿量少，药物无效后，于右股动脉穿刺，行IABP辅助，于左侧股静脉穿刺行CRRT，留置心脏表面临时起搏器。最终手术方式：再次心脏手术＋Bentall手术＋二尖瓣置换＋IABP＋CRRT＋心脏表面临时起搏器置入术。

（2）常规护理措施：感染性心内膜炎手术巡回护士和器械护士护理常规见前面章节。

（3）专科护理：因为此患者病情较重，手术医生对其进行了IABP与CRRT置入术，它们也是心外科手术中较常用的手术治疗方式。

IABP主动脉内球囊反搏，是一种机械性辅助循环的方法，是通过股动脉穿刺，将带气囊导管放置到左锁骨下动脉开口下方和肾动脉开口上方的降主动脉内，将气囊安放在胸主动脉部位，心脏舒张期气囊充气，提高主动脉舒张压，增加冠脉流量，心肌供血增加，收缩期前气囊迅速排气，主动脉压力下降，心脏后负荷下降，心肌射血阻力减小，心肌氧耗下降。

CRRT连续性肾脏替代治疗，是一种血液净化治疗方式。其模仿肾小球过滤功能，使用半透膜过滤器帮助清除血液中的水分和溶质，分离出血液中的代谢废弃物后将机体所需要的物质重新输入到体内，维持体内电解质平衡。

4.系统评估，提出护理诊断

（1）心排血量减少：与心脏泵血效果减弱、循环状况不稳定有关。

（2）发热：与感染有关。

（3）被动体位：与疾病导致心肺功能不全有关。

（4）有肺栓塞的风险：与赘生物易脱落有关。

（5）皮肤完整性受损：与长期卧床、被动体位有关。

5.亟待解决的护理疑难问题:

(1)有赘生物患者对我们的护理提出了什么新的挑战?

(2)治疗性升降温患者压力性损伤的预防与管理该如何跟进?

(3)NYHA心功能分级高的患者输液的精准治疗该如何把握?

(4)术中感染控制有没有提出更高的要求?

(5)联合应用生命支持设备术后转运如何确保安全?

6.分层级护士讨论

(1)初级护士A:作为器械护士,在手术配合中要做到精准配合,尤其是阻断过程中,器械护士提供合适的阻断钳,避免因为阻断钳不合适导致反复操作从而导致赘生物和钙化物质的脱落进入循环系统;在清理脓肿和赘生物时,器械护士要提供合适的剥离球,能够配合医生在直视的情况下清理干净脓肿和赘生物,并清洗干净。器械护士在术中严格执行无菌操作,规范无菌操作器械台,加强手术区域管理,减少对感染组织清理的时候引起的沾染,不触碰内置物。术中切下的组织及原有人工瓣膜规范放置,不要接触术中无菌物品。及时送细菌培养。术中切除赘生物及脓肿后使用活力碘剥离球消毒3~5次,大量无菌生理盐水冲洗,使用心外吸引器吸引。

(2)中级护士B:我们若想对赘生物患者实施周密的护理措施,那么就得了解赘生物的风险。赘生物可导致卡瓣,其脱落还可导致体循环的栓塞,造成重要组织器官的缺血或者坏死。那么,我们在护理操作中,尽量减少我们的护理操作导致这些危险因素的发生,要注意以下几个方面:①根据术前超声我们基本可以了解赘生物的活动度及与瓣膜的关系,若患者存在被动体位,不随意改变患者被动体位,以防止赘生物脱落或者卡瓣;②集中护理操作,减少患者刺激,避免血压波动过大,刺激赘生物脱落;③麻醉完毕变被动体位为平卧位调节手术床时,注意幅度不宜过大,关注血压心率来调整体位,中途可停顿片刻,不宜突然增加回心血量来刺激赘生物;④超声医生在上食道超声探头时动作要轻柔,避免暴力导致赘生物脱落;

(3)高级护士C:根据手术患者压疮评估量表,该患者属于极高危患者。仰卧位患者除了常规的压疮防护外,特别容易忽略的是枕后,很多患者在体外循环升降温后,都反馈有枕后脱发,这也提醒我们在术中除了骶尾部、足跟等常规已发生压力性损伤的地方,还要注意枕后的压力性损伤预防。那么,我们的压疮防护从以下几个方面来做:①常规骨隆突部位如骶尾部压疮贴,身体其他受力面涂润肤油,保证皮肤不潮湿不干燥。②头部因为降温和压力的双重作用,血液得不到有效的循环而导致术后脱发且不可逆,但头部也是我们巡回护士在手术中最方便护理的部位,我们可以使用硅胶头圈来减轻压力,并且每隔2h更换受力面,更换受力面的同时按摩头部

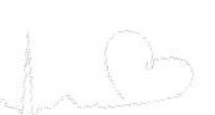

促进血液循环。这个时间在阻断降温的过程可相应缩短，可每半个小时更换和按摩。③在不影响手术操作的情况下，可通过左倾或者右倾来更换受力面。④降温结束，采用综合升温方式科学辅助升温，如变温水毯，充气式加温毯，室温调节，输液加温器、手术台上使用温盐水等辅助升温，减少低温环境造成的压力性损伤。⑤压力性损伤预防的延续性护理理念的应用，将手术压力损伤预防延续至术后3d，术后采用气体压力床垫，可通过充放气来更换受力面，与ICU护士交接患者术中情况，术后3d定时回访，若出现任何皮肤压力性问题，及时采取相应的干预护理。

（4）专科护士D：心衰患者严格遵循“按需科学精准补液”。那怎么知道需求呢？可以根据医学监测手段和临床综合判断。医学监测手段包括CVP、尿量、血压、心率、乳酸、混合静脉血氧饱和度（漂浮导管肺动脉测得）、外周血管阻力（SVV）、动静脉二氧化碳分压差。先试探性补充50～100mL液体，晶胶比1∶1。若明确的心衰患者，以胶体为主，如白蛋白、血浆、人工胶体、增加胶体渗透压。①CVP能反映什么？CVP正常值3～10cm水柱，低于6cm水柱需要补液，8～10cm水柱慎重补，大于10cm水柱，则提示心功能差，大于12cm水柱可能心衰。②容量不足：心衰患者会用强心利尿药，那么这个时候，CVP、BP、心率均不能反映容量了，那怎么补呢？看连续性乳酸监测，正常值是2，小于2则异常，看混合静脉血氧饱和度，小于60%则异常，看外周血管阻力，小于800则异常，看二氧化碳静动脉分压差，小于6mmHg则异常，以上综合考虑反应血容量不足。可缓慢给予50mL液体。液体补充以胶体为主，如白蛋白等，增加胶条渗透压，减少组织水分，减轻肺水肿，减轻心衰。③容量过多：通过上述指标判断，CVP值升高或不变，血压下降，心率上升，乳酸值也上升，没有尿或者尿量少，麻醉后还可以看气道压，容量过多，肺水影响气体交换，气道压过高，氧分压降低，容量过多，麻醉医生会给予强心利尿剂，这个时候协助观察尿量，尿量好了，身体多余的水分就通过尿液排出来，上述指标也会逐渐恢复正常。

（5）专科护士E：术中感染控制的实施主要包括：①层流手术间，术前强力紫外线机器人物表消毒；②参与手术者戴双层手套，进入心内操作前冲洗手套外层，减少一切炎性物质进入循环；③巡回护士使用快速手消毒剂消毒双手之后拆除瓣膜内包装，器械护士更换外层手套后接过瓣膜，使用持瓣器夹持瓣膜，不得触碰瓣环及瓣叶，瓣膜不得与其他器械或敷料同放；④术中接触脓肿及怀疑接触脓肿的器械、敷料均视为污染，器械护士与巡回护士清点后下台；⑤术前30min遵医嘱给予抗生素，术中每隔3～4h再次追加抗生素。

（6）护士长F：除了以上巡回洗手的工作要点以外，该类患者的安全转运也特别需要注意。患者术后携带有IABP、CRRT、心脏表面临时起搏线、中心静脉、动静脉通道、尿管、伤口引流管等。在转运病人前检查各管道妥善固定并保证管道畅通、置管处无活动性出血。提前预设人员站位和机器摆放。保证换床过程中配合默契,快速衔接,将风险降至最低。巡回护士妥善固定输液管路,麻醉医师换下便携式呼吸机和监护仪,体外灌注师负责IABP并妥善固定于手术床旁,麻醉医生评估患者病情,病情允许后方可换床。人员站位合理安排,麻醉医生站于患者头部,负责患者头部及肩颈,并确保人工气道的正常通气;体外灌注师2名,1名站于床尾负责患者下肢的固定和IABP的转运,避免管路打折受压;2名手术医生分别站于患者左右两侧,负责患者腰部及臀部;巡回护士站在输液一侧负责输液管路的通畅。由麻醉医生发号施令,团队协作将患者安全搬至手术床。转运过程中1人负责转运IABP,1人负责CRRT,2人负责推床,并密切监测患者的生命体征。

(7)总护士长G:根据以上讨论,我们做出了如下总结:第一,赘生物是感染性心内膜炎的特异性表现,也是其风险最大的并发症,其脱落导致体循环栓塞,可造成重要组织、器官的缺血、坏死,常见的为脑、脾、外周动脉栓塞,通过超声心动图,我们可以获知赘生物的形态、性质、附着部位、活动度,从而在我们的护理中,做到尽可能地避免外力导致的赘生物脱落,通过对体循环肺循环的了解,也更好地指导手术室护士对该类患者的体位管理。第二,治疗性升降温是多数体外循环手术需要具备的条件,温度改变的跳跃性,也是造成压疮的不可避免的危险因素,手术危险因素的解除,并不意味着压疮防护的终止,我们心外专科小组提出了压疮防护的延续性的护理理念,在做好手术中的压疮防护的同时,也不应该忽视手术后延续性的关注和预防干预。压疮预防的延续性理念的运用,大大地减少并减轻了心脏手术压疮的发生及程度。第三,NYHA心功能分级高的患者,液体治疗的精准与导向性控制,是保障心衰患者生命安全和促进术后恢复的一个重要环节,根据患者各项监测指标指导输液的种类和用量,这也是对我们手术室护理提出了更高的要求,精准护理理念正在指导我们的临床护理越来越专业化和科学化。第四,医疗和外科手术的不断发展,重建心血管手术、瓣膜植入、静脉导管的长期留置、加上广谱抗生素的使用,这些都是瓣膜替代物及心内植入物相关感染性心内膜炎逐步增加的危险因素,在我们的手术护理中,我们要严格无菌操作和坚持感染控制原则,力争将所有危险因素降到最低。第五,建立系统、安全、有效的患者转运规范。心脏大血管专科的进步,整体医疗水平的提升,加上院前急救的迅速反应,再加上医疗设备的先进性与替代性,使得患者得到救治的机会增加,患者重大疾病的生存率也在逐年提升,这些综合因素决定了高危患者也越来越多,高危患者往往联合使用生命支持设备,所以一个系统规范的转运流程是保障患者生命安全的一个重要的环节,不容忽视。

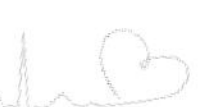

第五节　专科考核内容及评价

一、理论试题及答案

（一）单选题

1. 使用一次性医用纸塑包装的无菌物品有效期为　（　　）

A. 7d　B. 14d　C. 21d　D. 1个月　E. 6个月

2. 无菌器械台四周的无菌单应垂直于台缘下的距离是　（　　）

A. 30cm以下　B. 15cm以上　C. 30cm以上

D. 15cm以下　E. 20cm以上

3. 患者离开手术室前安全核查内容不包括　（　　）

A. 患者过敏史　B. 清点手术用物　C. 确认手术标本

D. 动静脉通路　E. 确认患者去向

4. 单人心肺复苏心脏按压频率为　（　　）

A. 60～80次/min　B. 80～100次/min　C. 100～120次/min

D. 120～140次/min　E. 140～160次/min

5. 急性心包填塞的最主要特征是哪一项　（　　）

A. 触诊脉搏细弱　B. 听诊心音低钝

C. 吸气时动脉血压降低10mmHg以上

D. 颈静脉怒张　E. 呼吸困难

6. 心搏出量与心排血量，有什么不同　（　　）

A. 心搏出量在数值上与心排血量相等

B. 心率不变时，心搏出量增多反而使心排血量减少

C. 心排血量是心搏出量乘以心率，心搏出量是每次心搏的排出量

D. 心搏出量大于心排血量

E. 心排血量不乘以心率，心搏出量需要计算心率

7. 下列哪一支血管，不是右冠状动脉的分支　（　　）

A. 右圆锥支　B. 后降支　C. 回旋支　D. 右室后支　E. 锐缘支

8. 一成年男性冠心病患者，体外循环转流开始后，灌注泵压突然急剧升高，插管处可见局部膨胀隆起、血液溅出。此时最可能是　（　　）

A. 后负荷突然加重　B. 管道血栓形成阻塞

C. 主动脉插管进入管壁夹层

D. 主动脉壁太硬　　E. 主动脉插管太细

9. 干下型室间隔缺损手术入路为（　　）

A. 肺动脉入路　　B. 主动脉入路　　C. 右心房入路

D. 右心室入路　　E. 左心室入路

10. 先天性室间隔缺损体外循环手术时（　　）

A. 停搏液经主动脉根部灌注　　B. 停搏液经冠状动脉口直接灌注

C. 停搏液逆行冠状静脉窦灌注　　D. 停搏液选择性腋动脉灌注

E. 停搏液经冠状动脉口直接灌注，结合逆行冠状静脉窦灌注

11. 体外循环手术中常用的心脏停搏液中，促进心脏停搏最重要的成分是（　　）

A. 钾　　B. 镁　　C. 钙　　D. 普鲁卡因　　E. 糖皮质激素

12. 主动脉瓣位于（　　）

A. 右心房与右心室之间　　B. 左心房与左心室之间

C. 左心室与主动脉之间　　D. 右心室与肺动脉之间

E. 左心室与右心室之间

13. 如果行瓣膜置换术，哪种瓣膜需要终身抗凝（　　）

A. 同种瓣　　B. 机械瓣　　C. 生物瓣　　D. 组织工程瓣　　E. 自体肺动脉瓣

14. 心脏黏液瘤最常发生的部位是（　　）

A. 左心房　　B. 右心房　　C. 左心室　　D. 右心室　　E. 主动脉

15. 主动脉瓣关闭不全导致（　　）

A. 左心室前负荷加重　　B. 右心室后负荷加重

C. 肺循环阻力增高　　D. 心肌收缩力明显减弱

E. 左心室后负荷加重

16. 上、下腔静脉与______相连（　　）

A. 右心房　　B. 右心室　　C. 左心室　　D. 主动脉　　E. 左心房

17. 男患者58岁，2周来晨练行走300m左右出现胸部闷胀压抑感，放射到咽喉部，有紧缩感。持续5～10min，停止活动、休息3～5min可缓解。口含硝酸甘油有效。既往有高血压、高脂血症、糖尿病史。关于该患者的正确诊断是（　　）

A. 劳力型心绞痛　　B. 变劳力型心绞痛异型心绞痛

C. 初发型心绞痛　　D. 恶化型心绞痛　　E. 急性心肌梗死

18. 冠状动脉造影过程中冠状动脉夹层剥离以致局部梗阻时需要（　　）

A. 介入治疗　　B. 择期体外循环下冠状动脉搭桥术

C. 择期非体外循环下冠状动脉搭桥术

D. 行急诊冠脉搭桥手术　　E. 激光打孔治疗

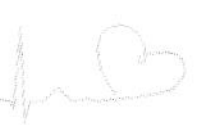

19. 心脏手术切口属 ( )

A. 清洁切口 B. 无菌切口 C. 清洁-污染切口

D. 污染切口 E. 感染切口

20. 用于血管吻合的线是 ( )

A. Prolene线 B. 丝线 C. 吸收缝线 D. 涤纶线 E. 编织线

21. 肝素化后ACT值达________即可体外循环转流 ( )

A. 300s B. 360s C. 400s D. 420s E. 480s

22. 转流开始前输注“甘露醇”的用量为 ( )

A. 1.5mL/kg B. 2mL/kg C. 2.5mL/kg D. 3mL/kg E. 3.5mL/kg

23. 根据夹层起源和主动脉受累部位可将主动脉夹层按DeBakey系统分为 ( )

A. 一型 B. 二型 C. 三型 D. 四型 E. 五型

24. 体外循环是利用人工心肺机将患者体内静脉血经管道引出到体外，经氧合后使静脉血转变为动脉血，再经导管将其输入到动脉系统内，完成血液循环的方法，体外循环一般要求转流中患者尿量大于 ( )

A. 1mL/(kg·h) B. 2mL/(kg·h) C. 3mL/(kg·h)

D. 4mL/(kg·h) E. 5mL/(kg·h)

25. 外出取心箱中基础器械中不包括 ( )

A. DCD取心盘 B. 电锯 C. 修心盘 D. 冰体锤 E. 冰桶

26. 冠脉搭桥手术中吻合乳内动脉常用 ( )

A.7-0 Prolene线 B.8-0 Prolene线 C.6-0 Prolene线

D.4-0 Prolene线 E.5-0 Prolene线

27. 瓣膜替换手术必须准备 ( )

A. 流出道探子 B. 测瓣器 C. 起搏线 D. 打孔器 E. 乳内撑开器

28. 冠状动脉旁路移植取下的桥管(大隐静脉)应保存于 ( )

A. 温盐水 B. 肝素盐水 C. 罂粟碱+肝素盐水

D. 冰盐水 E. 罂粟碱盐水

29. 体外循环手术复温时，血温要求达到 ( )

A. 30℃ B. 32℃左右 C. 35℃ D. 36～37℃ E. 38℃

30. 心脏移植手术参观人员为 ( )

A. 1人 B. 不超过2人 C. 不超过3人

D. 拒绝参观 E. 不限制

31. 经心尖TAVI，一般使用几个垫片缝合荷包 ( )

A. 2个 B. 4个 C. 8个 D. 10个 E. 6个

32. 下列不属手术室护士应急技能培训内容的是 ( )
A. 心肺复苏技术 B. 急危重症患者的急救技术 C. 突发事件的应急预案
D. 自然灾害和意外事故下的自救互救技术
E. 手术室护理人员的应急能力和反应速度
33. 心内除颤器灭菌方法为 ( )
A. 甲醛熏蒸 B. 戊二醛浸泡 C. 等离子低温消毒
D. 高压灭菌 E. 过氧乙酸低温消毒
34. 医务人员职业暴露后应立即实施局部处理措施，以下不正确的是 ( )
A. 用流动水清洗污染的皮肤，用生理盐水冲洗黏膜
B. 手术中不慎刺伤手时立即更换手套
C. 如有伤口，应当在伤口旁端轻轻挤压，尽可能挤出损伤处的血液
D. 受伤部位的伤口冲洗后，应当用消毒液，如1%活力碘进行消毒
E. 申请预防保健科进行评估和用药，科室登记并上报医院感染科
35. 使用一次性医用无纺布包装的无菌物品有效期为 ( )
A. 7d B. 14d C. 21d D. 1个月 E. 6个月
36. 无接触式戴无菌手套的方式现已在手术室广泛应用。无接触式戴无菌手套是指 ( )
A. 借助手套包装袋戴手套的方法
B. 手伸出衣袖后由他人协助完成戴手套的方法
C. 手不露出袖口的独自完成或由他人协助完成戴手套的方法
D. 医务人员预防职业暴露时戴手套的方法
E. 不需要外科手消毒的戴手套方法
37. 铺置无菌器械台的目的不包括下面哪一项 ( )
A. 建立无菌区域及无菌屏障
B. 提高手术室护士的专业技能
C. 防止无菌手术器械及敷料再污染
D. 最大限度地减少微生物由非无菌区域转移至无菌区域
E. 可以加强手术器械管理
38. 移动器械台的正确方法是 ( )
A. 移动器械台时，洗手护士不能接触台缘平面以下区域
B. 移动器械台时，洗手护士接触无菌辅料覆盖区域即可
C. 移动器械台时，巡回护士应抓住台缘以下区域
D. 移动器械台时，巡回护士可以接触台缘下30cm以下的无菌巾

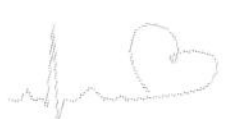

E. 移动器械台时，巡回护士可以接触台缘下20cm以下的无菌巾

39. 为保证安全，下列哪项高频电刀笔的操作要点不正确　　(　　)

A. 电刀连线固定时不能与其他导线盘绕，防止发生耦合效应

B. 电刀笔不使用时将其置于绝缘的保护套内

C. 为避免设备漏电或短路，勿将电线缠绕在金属物品上

D. 有地线装置者应妥善连接

E. 电刀头与电刀笔连接松动时，可借助丝线等缠绕在电刀头端后再插入电刀笔内使用

40. 安全核查制度中的三方指的是　　(　　)

A. 手术医师、麻醉医师、患者所在病房的责任护士

B. 麻醉医师、手术室护士、患者所在病房的责任护士

C. 手术医师、麻醉医师、手术室护士

D. 麻醉医师、患者所在病房的责任护士、手术患者

E. 麻醉医师、手术室护士、手术患者

41. 单人心肺复苏胸外按压与人工呼吸比例为　　(　　)

A. 10∶1　　B. 15∶2　　C. 20∶2　　D. 30∶2　　E. 30∶3

42. 手术缝针按针身弯曲度分不包括　　(　　)

A. 1/4弧　　B. 3/8弧　　C. 反角针　　D. 5/8弧　　E. 直针

43. 膜周部室间隔缺损手术入路最常用　　(　　)

A. 肺动脉入路　　B. 主动脉入路　　C. 右心房入路

D. 右心室入路　　E. 左心室入路

44. 主动脉瓣关闭不全体外循环手术时　　(　　)

A. 停搏液经主动脉根部灌注　　B. 停搏液经冠状动脉口直接灌注

C. 停搏液逆行冠状静脉窦灌注　　D. 停搏液选择性腋动脉灌注

E. 停搏液经冠状动脉口直接灌注结合逆行冠状静脉窦灌注

45. 三尖瓣位于　　(　　)

A. 右心房与右心室之间　　B. 左心房与左心室之间

C. 左心室与主动脉之间　　D. 右心室与肺动脉之间

E. 左心室与右心室之间

46. 主动脉与________相连　　(　　)

A. 右心房　　B. 右心室　　C. 左心室　　D. 主动脉　　E. 左心房

47. 确诊冠心病最有价值的检查是　　(　　)

A. 心电图　　B. X线透视　　C. 冠脉造影　　D. 超声心动图

E. 放射性核素心肌显像

48. 患者男性，12岁，因活动后心悸、气促2年入院。体检：无发绀，下肢动脉搏动明显低于上肢，双肺呼吸音清，心律齐，胸骨左缘收缩期杂音，颈动脉搏动明显。此时最应考虑的先心病是 （ ）

A. 室间隔缺损　B. 主动脉缩窄　C. 房间隔缺损

D. 肺动脉狭窄　E. 法洛氏四联症

49. 急性心包填塞的最主要特征是哪一项 （ ）

A. 触诊脉搏细弱　B. 听诊心音低钝

C. 吸气时动脉血压降低10mmHg以上

D. 颈静脉怒张　E. 呼吸困难

50. 下列哪一支血管，不是右冠状动脉的分支 （ ）

A. 右圆锥支　B. 后降支　C. 回旋支　D. 右室后支　E. 锐缘支

51. 冠状动脉造影过程中冠状动脉夹层剥离以致局部梗阻时需要 （ ）

A. 介入治疗　B. 择期体外循环下冠状动脉搭桥术

C. 择期非体外循环下冠状动脉搭桥术

D. 行急诊冠脉搭桥手术　E. 激光打孔治疗

52. 根据夹层起源和主动脉受累部位可将主动脉夹层按DeBakey系统分为（ ）

A. 一型　B. 二型　C. 三型　D. 四型　E. 五型

53. 外出取心箱中基础器械中不包括 （ ）

A. DCD取心盘　B. 电锯　C. 修心盘　D. 冰体锤　E. 冰桶

54. 冠状动脉旁路移植取下的桥管（大隐静脉）应保存于 （ ）

A. 温盐水　B. 肝素盐水　C. 罂粟碱+肝素盐水

D. 冰盐水　E. 罂粟碱盐水

55. 缝合小儿肌层和皮下组织用吸收线 （ ）

A. 1/0　B. 2/0　C. 3/0　D. 4/0　E. 0/5

56. 肝素化的常用剂量是 （ ）

A. 2.5mg/kg　B. 3mg/kg　C. 4mg/kg　D. 5mg/kg　E. 3.5mg/kg

57. 用于换瓣缝合的是 （ ）

A. 韧带线　B. 丝线　C. 吸收缝线　D. 涤纶线　E. 编织线或Prolene线

58. 转流开始前输注“甘露醇”的用量为 （ ）

A. 1.5mL/kg　B. 2mL/kg　C. 2.5mL/kg　D. 3mL/kg　E. 3.5mL/kg

59. 停机后拮抗肝素时用药顺序是 （ ）

A. 地塞米松—葡萄糖酸钙—鱼精蛋白

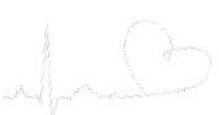

B. 鱼精蛋白—地塞米松—葡萄糖酸钙

C. 肝素—地塞米松—葡萄糖酸钙

D. 地塞米松—葡萄糖酸钙—肝素

E. 地塞米松—葡萄糖酸钙—利多卡因

60. 深低温是指核心温度在　（　）

A. 30℃以下　B. 28℃以下　C. 20℃以下　D. 18℃以下　E. 15℃以下

61. 六月龄婴儿常用的关胸线是　（　）

A. 4/0 编织线　B. 2/0 编织线大针　C. 2#韧带线

D. 5#韧带线　E. 钢丝针

62. 固定股动脉插管用　（　）

A. 角针 7 号线　B. 角针 4 号线　C. 角针 10 号线

D. 角针 1 号线　E. 角针双 7 号线

63.TAVI 术瓣膜一般采用　（　）

A. 机械瓣膜　B. 生物瓣膜　C. 大腿筋瓣

D. 患者自体肺瓣　E. 金属瓣膜

64.PFO 封堵术适应证下列正确的是　（　）

A. 年龄≤1 岁　B. 年龄≥5 岁　C. 直径≤2mm

D. 伴左向右分流　E. 年龄≤6 个月

65. 使用简易呼吸器实施人工呼吸时，将呼吸器连接氧气，氧流量 8～10L/min。以下说法正确的是　（　）

A. 每次送气 200～300mL，频率 8～10 次/min

B. 每次送气 300～400mL，频率 10～12 次/min

C. 每次送气 300～500mL，频率 8～10 次/min

D. 每次送气 400～500mL，频率 10～12 次/min

E. 每次送气 400～600mL，频率 10～12 次/min

66. 医用防护口罩的效能持续应用时间是　（　）

A.4h　B.6h　C.8h　D.6～8h　E.3h

67. 生理性卵圆孔出生后多久闭合　（　）

A. 1 年内　B. 6 个月　C. 3 年　D. 3 个月　E. 10 个月

68. 男患儿，6 岁，出生后即发绀，活动后发绀加重，喜蹲踞。体格检查：发育不良，明显发绀及杵状指趾；心前区搏动增强，胸骨左缘 3、4 肋间闻及Ⅲ级吹风样杂音，肺动脉瓣区第二心音减弱；心电图示右室肥大。诊断为　（　）

A. 室间隔缺损　B. 房间隔缺损　C. 肺动脉瓣狭窄

D. 法洛氏三联症　　E. 法洛氏四联症

69. 室间隔缺损同时需要行流出道加宽时，常用　（　）

A. 肺动脉入路　　B. 主动脉入路　　C. 右心房入路

D. 右心室入路　　E. 左心室入路

70. 右室流出道狭窄不包括　（　）

A. 右室漏斗部狭窄　　B. 三尖瓣狭窄　　C. 肺动脉干狭窄

D. 左右肺动脉狭窄　　E. 肺动脉瓣狭窄

71. 三月龄小儿行二尖瓣整形时常用　（　）

A. 7/0 Prolene线　　B. 8/0 Prolene线　　C. 6/0 Prolene线

D. 4/0 Prolene线　　E. 5/0 Prolene线

72. 体重10kg的患儿应选择哪种负极板　（　）

A. 新生儿负极板　　B. 婴儿负极板　　C. 儿童负极板

D. 成人负极板　　E. 都可以

73. 小儿体外显微器械盒中不包括　（　）

A. 笔式针持　　B. 冠脉探　　C. 血管剪　　D. 向前剪　　E. 银夹钳

74. 六月龄婴儿常用的关胸线是　（　）

A. 4/0 编织线　　B. 2/0 编织线大针　　C. 2#韧带线

D. 5#韧带线　　E. 钢丝针

75.Switch手术中需要调转的是　（　）

A. 肺动脉—主动脉　　B. 上腔静脉—肺动脉

C. 锁骨下动脉—肺动脉　　D. 无名动脉—肺动脉

E. 右颈总动脉—肺动脉

76. 左乳内动脉，最常选用哪一支做旁路移植　（　）

A. 右冠状动脉　　B. 锐缘支　　C. 后降支　　D. 前降支　　E. 钝缘支

77. 二尖瓣位于　（　）

A. 右心房与右心室之间　　B. 左心房与左心室之间

C. 左心室与主动脉之间　　D. 右心室与肺动脉之间

E. 左心室与右心室之间

78. 有关右心房的描述，哪一项是错误的　（　）

A. 右心房分前、后两部分（固有心房和腔静脉窦）

B. 上、下腔静脉开口于右心房

C. 右心房通过三尖瓣与右心室相连

D. 肺左上静脉引流到右心房

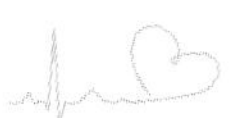

E. 右心房是心腔中最靠右侧的部分

79. 继发孔房间隔缺损最常合并 （ ）

A. 室间隔缺损 B. 动脉导管未闭 C. 部分型肺静脉异位引流

D. 二尖瓣大瓣裂 E. 卵圆孔未闭

80. 下列属于治疗心律失常手术的是 （ ）

A. 动脉导管结扎 B. 迷宫 C. 三房心矫治 D. 心包剥离 E . MVR

81. 主动脉夹层最为凶险的并发症是 （ ）

A. 夹层破裂 B. 压迫脏器 C. 夹层累及分支动脉开口影响血供

D. 假腔血栓形成 E. 主动脉隐性水肿

82. 肺动脉干与________相连 （ ）

A. 右心房 B. 右心室 C. 左心室 D. 主动脉 E. 左心房

83. 主动脉瓣置换合并升主动脉置换称为什么术式 （ ）

A. Bentall 手术 B. Wheat 手术 C. David 手术

D. 主动脉瓣置换 E. MVR

84. 冰帽使用注意事项，下列哪项是错误的 （ ）

A. 术前巡回护士检查冰帽有无破损

B. 将冰块直接装入冰帽内

C. 冰帽内冰块装满 1/2～2/3 后，放置于冰柜内备用

D. 使用冰帽时，用海绵垫于患者的两耳郭及枕颈部，防止冻伤

E. 手术结束后，将冰帽内剩余冰块倒出，晾干备用

85. 心脏移植时，供体心脏应保存在_______的冰箱内 （ ）

A. 0℃ B. 2℃ C. 4℃ D. 4℃ 左右 E.-1℃

86. 体外循环装置的主要部件有 （ ）

A. 血泵（人工心） B. 氧合器（人工肺） C. 变温器

D. 过滤器 E. 除颤器

87.ACT 正常值为 （ ）

A. 85s B. 150s C. 85～150s D. 185～250s E. 480s

88. 鱼精蛋白是静脉扩张剂，注入过快易导致血压下降，因此注入时应缓慢，一般时间为 （ ）

A. 10min B. 8min C. 3～5min D. 1min E. 6min

89. 停机后拔管顺序（ ）

A. 灌注管→下腔静脉管→上腔静脉管→主动脉管

B. 灌注管→上腔静脉管→下腔静脉管→主动脉管

C. 下腔静脉管→上腔静脉管→灌注管→主动脉管
D. 上腔静脉管→灌注管→下腔静脉管→主动脉管

90. 介入手术经股动脉穿刺的患者拔管后应保持患肢伸直几小时 （ ）
A. 6h　B. 8h　C. 12h　D. 24h　E. 48h

91. 介入下行PDA封堵术的适应证为 （ ）
A. 年龄<6个月，体重<8kg　B. 年龄<12个月，体重≥14kg
C. 年龄≥6个月，体重≥8kg　D. 年龄≥10个月，体重≥14kg
E. 年龄≥24个月，体重≥28kg

92. 经心尖主动脉瓣置换术需要使用下列哪种缝线在心尖部封荷包 （ ）
A.2-0 prolene（小）　B.2-0 prolene（大）　C.4-0 prolene（大）
D.3-0 prolene（大）　E.4-0 prolene（小）

93. 麻醉实施前安全核查的内容不包括 （ ）
A. 手术方式　B. 知情同意情况　C. 患者术后的去向
D. 麻醉安全检查　E. 抗菌药物皮试结果

94. 无菌手术衣的无菌区范围 （ ）
A. 肩以下、腰以上及两侧腋前线之间
B. 颈部以下、腰以上及两侧腋中线之间
C. 肩以下、腰以上及两侧腋后线之间
D. 肩以下、腰以上胸前区
E. 无菌手术衣覆盖区域

95. 传递手术器械的注意事项下列哪项不正确 （ ）
A. 传递器械前、后检查器械的完整性，防止缺失部分遗留在手术部位
B. 传递器械应做到稳、准、轻、快，用力适度以达到提醒术者注意力为限
C. 传递器械的方式应准确，以术者接触过后无须调整方向即可使用为宜
D. 安装、拆卸刀片时尖端朝上，避开无菌器械台面
E. 向对侧或跨越式传递器械，禁止从医生肩后或背后传递

96. 使用锐利器械过程中，下列不正确的是 （ ）
A. 医务人员熟练掌握各种穿刺方法及锐利器械的操作方法
B. 传递锐器时应采用间接传递法或使用中位区进行传递
C. 组装拆卸锐器时应借助工具，避免徒手操作
D. 注射器用后为防止针头扎伤他人，应立即手执针帽回套
E. 利器使用后及时放入规定的利器储存盒

97. 为保证安全，下列哪项高频电刀笔的操作要点不正确 （ ）

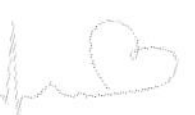

A. 电刀连线固定时不能与其他导线盘绕，防止发生耦合效应

B. 电刀笔不使用时将其置于绝缘的保护套内

C. 为避免设备漏电或短路，勿将电线缠绕在金属物品上

D. 有地线装置者应妥善连接

E. 电刀头与电刀笔连接松动时，可借助丝线等缠绕在电刀头端后再插入电刀笔内使用

98. 在中国，导致二尖瓣关闭不全的最常见原因是　　(　　)

A. 风湿性瓣膜病变　　B. 感染性心内膜炎累及二尖瓣

C. 缺血性二尖瓣关闭不全　　D. 外伤性二尖瓣关闭不全

E. 先天性发育异常

99. 以下关于法洛氏四联症正确的是　　(　　)

A. 大部分F4患儿在出生3～6个月动脉导管闭合后方发生发绀称作迟发性发绀

B. F4患儿经室间隔缺损分流的方向，取决于体循环血管阻力与右心室射血阻力的比值

C. F4患儿经常出现蹲踞现象是因为下蹲可以通过提高体循环阻力减少右向左的分流

D. F4患儿在脱水、哭闹等情况下出现晕厥是因为在这些诱因下狭窄的肺动脉痉挛导致脑缺氧性晕厥

E. 以上均正确

100. 对于合并室间隔缺损之较大动脉导管未闭，最佳的手术方法是　　(　　)

A. 结扎法　　B. 钳闭法　　C. 体外循环下直接缝合法

D. 导管介入填塞法　　E. 直接切断缝合法

101. 择期手术前小儿禁食时间(　　)

A.8～12h　　B.6～8h　　C.4～6h　　D.10～12h　　E.1～2h

102. 男患儿，8岁，行UCG发现室间隔膜部有一直径约0.8cm的缺损。常规的手术入路为　　(　　)

A. 右心房入路　　B. 左房顶入路　　C. 右室流出道入路

D. 左心室入路　　E. 肺动脉入路

103. 育龄妇女主动脉瓣关闭不全，有生育要求的，应行　　(　　)

A. 主动脉瓣机械瓣置换　　B. 主动脉瓣生物瓣置换

C. 主动脉瓣整形　　D. 主动脉根部置换术

E. 升主动脉成形术

104. 肺动脉瓣位于　　(　　)

A. 右心房与右心室之间　　B. 左心房与左心室之间
C. 左心室与主动脉之间　　D. 右心室与肺动脉之间
E. 左心室与右心室之间

105. 中心静脉压低，血压低说明　（　）
A. 血容量不足　B. 心功能不全，血容量正常
C. 心功能不全或血容量相对过多　D. 容量血管过度收缩
E. 心功能不全或血容量不足

106. 冠脉搭桥常用的打孔器是　（　）
A. 4.0mm　B. 4.4mm　C. 4.5mm　D. 4.8mm　E. 5.0mm

107. 冠脉搭桥常用哪种胸骨撑开器　（　）
A. 乳内撑开器　B. 搭桥胸骨撑开器　C. 大号胸骨撑开器
D. 乳内和搭桥胸骨撑开器　E. 中号胸骨撑开器

108. 全身肝素化后，检测 ACT 在多少秒以上方可开始体外循环　（　）
A. 120s　B. 240s　C. 360s　D. 480s　E. 720s

109. 主动脉腔内修复术不能治疗以下哪种疾病　（　）
A. Stanford A 型主动脉夹层　B. Stanford B 型主动脉夹层
C. 胸主动脉穿透型溃疡　D. 胸主动脉假性动脉瘤
E. 胸主动脉真性动脉瘤

110. 术中使用人血纤维蛋白原，正确的配制方法是　（　）
A. 抽取 25℃无菌水，每瓶 25mL　B. 抽取 37℃无菌水，每瓶 25mL
C. 抽取 37℃生理盐水，每瓶 25mL　D. 抽取 37℃无菌水，每瓶 10mL
E. 抽取 37℃葡萄糖水，每瓶 25mL

111. Ⅰ型夹层手术术中分离无名静脉后牵拉用　（　）
A. 棉线　B. 7 号丝线　C. 橡皮筋　D. 10 号丝线　E. 冠脉阻断带

112. 减慢或停止输血，维护静脉通路时用　（　）
A. 羧甲淀粉　B. 低渗溶液　C. 高渗溶液　D. 生理盐水　E. 血液制品

113. 冠脉搭桥手术中吻合乳内动脉常用　（　）
A.7-0 Prolene 线
B.8-0 Prolene 线
C.6-0 Prolene 线
D.4-0 Prolene 线
E.5-0 Prolene 线

114. 外科手术止血方法不包括　（　）

A. 压迫止血　　B. 钳夹止血　　C. 电凝止血
D. 局部药物止血　　E. 注射用止血药物

115. 停机后拮抗肝素时用药顺序是　（　　）
A. 地塞米松—葡萄糖酸钙—鱼精蛋白
B. 鱼精蛋白—地塞米松—葡萄糖酸钙
C. 肝素—地塞米松—葡萄糖酸钙
D. 地塞米松—葡萄糖酸钙—肝素
E. 地塞米松—葡萄糖酸钙—利多卡因

116.TPVR 是什么手术的英文缩写　（　　）
A. 经导管肺动脉瓣置换　　B. 经导管主动脉瓣置换
C. 经导管二尖瓣置换　　D. 经导管三尖瓣置换
E. 经导管肺动脉球囊扩张

117. 防范切口感染的有效措施包括　（　　）
A. 加强无菌观念，严格无菌技术操作　　B. 严格控制手术间参观人数
C. 认真做好手术器械的清洗、保养、灭菌
D. 保证手术器械安全　　E. 以上均对

118. 超声心动图不能诊断的是　（　　）
A. 瓣膜狭窄程度　　B. 瓣叶活动程度　　C. 心腔大小
D. 心房有无血栓　　E. 冠脉狭窄和堵塞程度

119. 肺静脉开口于　（　　）
A. 右心房　　B. 右心室　　C. 左心室　　D. 主动脉　　E. 左心房

120. 主动脉关闭不全合并升主动脉瘤样扩张的，应行　（　　）
A. 主动脉瓣机械瓣置换　　B. 主动脉瓣生物瓣置换
C. 主动脉瓣整形　　D. 主动脉根部置换术　　E. 升主动脉成形术

121. 中心静脉压高，血压低，则　（　　）
A. 血容量不足　　B. 心功能不全，血容量正常
C. 心功能不全或血容量相对过多　　D. 容量血管过度收缩
E. 心功能不全或血容量不足

122. 主动脉缩窄最常合并　（　　）
A. 室间隔缺损　　B. 动脉导管未闭　　C. 部分型肺静脉异位引流
D. 二尖瓣大瓣裂　　E. 卵圆孔未闭

123. 法洛氏四联症不包括以下哪项畸形　（　　）
A. 右室流出道狭窄　　B. 主动脉骑跨　　C. 右心室肥厚

D. 室间隔缺损　　E. 原发孔房缺

124. 目前心内直视手术须常规建立体外循环，在体外循环时　　(　　)

A. 血液非肝素化　　B. 维持着体循环和肺循环　　C. 血泵内为混合血

D. 冠脉系统循环停止　　E. 双肺仍起血液氧合作用

125. 进行低温体外手术时，常规使用的抗凝剂是　　(　　)

A. 氨甲环酸　　B. 肝素　　C. 华法林　　D. 阿司匹林　　E. 鱼精蛋白

126. 整理显微精密器械的时候尖端要保持　　(　　)

A. 向上　　B. 向下　　C. 向左　　D. 向右　　E. 水平

127. 一月龄婴儿进行室间隔缺损修补手术，修补室间隔常用　　(　　)

A.7-0 Prolene 线　　B.8-0 Prolene 线　　C.6-0 Prolene 线

D.4-0 Prolene 线　　E.5-0 Prolene 线

128. 肺动脉闭锁矫治手术时人工血管是连接　　(　　)

A. 肺动脉—右心室　　B. 肺动脉—右心房　　C. 肺动脉—上腔静脉

D. 肺动脉—下腔静脉　　E. 肺动脉—锁骨下动脉

129. 下列哪个手术会用到体外探子小件　　(　　)

A. 室间隔缺损修补术　　B. 房间隔缺损修补术　　C. 肺动脉闭锁矫治术

D. 主动脉缩窄矫治术　　E. 卵圆孔未闭修补术

130. 下列哪种疾病可以通过腔内修复解决　　(　　)

A. 主动脉瓣关闭不全　　B. 升主动脉瘤　　C. 主动脉根部瘤

D. 胸主动脉局限性溃疡　　E. 马凡合并胸主动脉瘤

131.Stanford B 型主动脉夹层原发破口最常见的部位是　　(　　)

A. 升主动脉　　B. 主动脉弓　　C. 左锁骨下动脉近心端

D. 降主动脉起始段　　E. 腹主动脉

132. 深低温体循环时房间温度调至　　(　　)

A. 20°　　B. 18°　　C. 23°　　D. 19°　　E. 21°

133. 吻合主动脉弓三支血管常用　　(　　)

A.5-0 prolene 小针　　B.5-0 prolene 大针　　C.4-0 prolene 小针

D.4-0 prolene 大针　　E.6-0 prolene 线

134. 主动脉腔内修复术如需使用烟囱技术则消毒什么部位　　(　　)

A. 左桡动脉　　B. 右桡动脉　　C. 左肱动脉　　D. 右肱动脉　　E. 左腋动脉

135.PDA 患者进行试封堵时进行右心导管检查是为了　　(　　)

A. 测量主动脉压力　　B. 测量左心压力　　C. 测量右心压力

D. 测量肺动脉压力　　E. 测量上腔压力

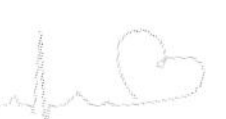

136.PDA封堵术术中导致封堵器脱落主要是由于 （ ）

A. 心律失常 B. 主动脉压力高于肺动脉压力

C. 封堵器选择不当 D. 一过性高血压 E. 一过性低血压

137. 手术室标本登记本使用完后，应存放在带锁柜内保存多少年 （ ）

A. 1 B. 2 C. 5 D. 10 E. 20

138. 使用简易呼吸器实施人工呼吸时，将呼吸器连接氧气，氧流量8～10L/min。以下说法正确的是 （ ）

A. 每次送气200～300mL，频率8～10次/min

B. 每次送气300～400mL，频率10～12次/min

C. 每次送气300～500mL，频率8～10次/min

D. 每次送气400～500mL，频率10～12次/min

E. 每次送气400～600mL，频率10～12次/min

139. 单极电刀负极板的使用不正确的是 （ ）

A. 应选择易于观察、肌肉血管丰富、皮肤清洁、干燥的区域粘贴负极板

B. 成人可以使用儿童负极板，儿童不可以使用成人负极板

C. 负极板距离手术切口>15cm

D. 负极板距离心电图电极>15cm

E. 避免电流环路距离通过心电图电极和心脏

140. 上、下腔静脉与____相连 （ ）

A. 右心房 B. 右心室 C. 左心室 D. 主动脉 E. 左心房

141. 无菌手术薄膜的作用包括 （ ）

A. 提供无菌表面 B. 固定铺巾 C. 保持伤口周围铺巾干燥

D. 防止细菌转移 E. 以上都是

142. 心脏手术切口属 （ ）

A. 清洁切口 B. 无菌切口 C. 清洁-污染切口

D. 污染切口 E.感染切口

143. 根据夹层起源和主动脉受累部位可将主动脉夹层按DeBakey系统分为（ ）

A. 一型 B. 二型 C. 三型 D. 四型 E. 五型

144. 体外循环手术中常用的心脏停搏液中，促进心脏停搏最重要的成分是

（ ）

A. 钾 B. 镁 C. 钙 D. 普鲁卡因 E. 糖皮质激素

145. 心脏手术中用于浸泡自体心包的2%戊二醛与生理盐水的比例为 （ ）

A.1∶5 B.2∶5 C.2∶4 D.2∶10 E.1∶4

146. 经典B-T分流术是指 （ ）

A. 肺动脉—右心室　B. 肺动脉—右心房　C. 肺动脉—上腔静脉

D. 肺动脉—下腔静脉　E. 肺动脉—锁骨下动脉

147. 关于主动脉球囊反搏，正确的是 （ ）

A. 是一种用人工心肺机替代人的心脏和肺脏的工作，进行血液循环为心脏卸负荷的技术

B. 通过反搏这一过程改善心肌氧供和氧耗之间的平衡，使外周循环和血流动力学得到改善

C. 将患者的静脉血引流至体外，经气体交换后再回输至患者的动脉或者静脉

D. 原理接近于传统的体外循环技术，用于暂时部分心肺替代治疗

E. 球囊反搏常用的动脉是桡动脉

148. 浅低温的温度为 （ ）

A.10～25℃　B.25～28℃　C.28～30℃　D.30～36℃　E.35～37℃

149. 鱼精蛋白每支 （ ）

A. 5g　B. 50g　C. 5mg　D. 50mg　E. 100mg

150. 腔房管对应的接头是 （ ）

A.10-10-10　B.8-10-12　C.10-10-6　D.10-10-12　E.8-8-10

151. 经导管主动脉瓣置换术术中应先放置_______再释放瓣膜 （ ）

A. 起搏导线　B. 心电图　C. 球囊　D. 动脉缝合器　E. 冰盐水

152. 预防手术部位感染使用抗生素的最佳时间是 （ ）

A. 术前30～60min　B. 手术过程中　C. 术后即给

D. 术前1d　E. 术前3d和术后3d

153. 主动脉瓣关闭不全导致 （ ）

A. 左心室前负荷加重　B. 右心室后负荷加重　C. 肺循环阻力增高

D. 心肌收缩力明显减弱　E. 左心室后负荷加重

154. 体外循环是利用人工心肺机将患者体内静脉血经管道引出到体外，经氧合后使静脉血转变为动脉血，再经导管将其输入到动脉系统内，完成血液循环的方法，体外循环一般要求转流中患者尿量大于 （ ）

A. 1mL/(kg·h)　B. 2mL/(kg·h)　C. 3mL/(kg·h)

D. 4mL/(kg·h)　E. 5mL/(kg·h)

155. 有关右心房的描述，哪一项是错误的 （ ）

A. 右心房分前、后两部分（固有心房和腔静脉窦）

B. 上、下腔静脉开口于右房

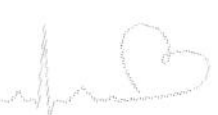

C. 右心房通过三尖瓣与右心室相连

D. 肺左上静脉引流到右房

E. 右房是心腔中最靠右侧的部分

156. 以下检查中，对诊断主动脉瓣狭窄最有价值的是 ( )

A. 心脏超声　B. 胸片　C. 心电图　D. 左心室造影　E. 心导管检查

157. 动脉血气分析，血氧分压正常值是 ( )

A. 40～60mmHg　B. 60～80mmHg　C. 80～100mmHg

D. 100～120mmHg　E. 60～100mmHg

158. 正常心脏，与下列哪种组织器官不毗邻 ( )

A. 肺　B. 食道　C. 胃　D. 支气管　E. 迷走神经

159. 影响左心房压的直接因素是 ( )

A. 主动脉压的大小　B. 三尖瓣有无狭窄　C. 右室压的大小

D. 主动脉瓣口有无关闭不全

E. 肺静脉对左心房的充盈及二尖瓣口通畅程度

160. 体外循环中，离心泵与滚压泵相比，以下正确的是 ( )

A. 价格更便宜　B. 对血液破坏更轻微　C. 气栓易进入体内

D. 对压力缓冲小　E. 适合短时间灌注

161. 3岁儿童胸骨正中切口行室间隔缺损修补术关胸线常用 ( )

A. 2/0编织线小针　B. 2/0编织线大针　C. 2#韧带线

D. 5#韧带线　E. 钢丝针

162. 缝合小儿肌层和皮下组织用吸收线 ( )

A. 1/0　B. 2/0　C. 3/0　D. 4/0　E. 0/5

163. 转流开始前输注"甘露醇"的用量为 ( )

A. 1.5mL/kg　B. 2mL/kg　C. 2.5mL/kg　D. 3mL/kg　E. 3.5mL/kg

164. 主动脉夹层患者使用甲强龙每支 ( )

A. 5g　B. 50g　C. 5mg　D. 50mg　E. 500mg

165. AD患者的护理措施中最重要的是 ( )

A. 心理护理　B. 饮食护理　C. 吸氧　D. 血压控制　E. 液体控制

166. 主动脉夹层破入心包会引起 ( )

A. 胸腔积液　B. 心包填塞　C. 室颤　D. 心脏骤停　E. 房颤

167. 女性，40岁，既往高血压病史10年，药物控制不佳，入院诊断为主动脉夹层(Stanford A型)，夹层近端累及主动脉根部，主动脉瓣中重度关闭不全，最佳的手术方式为 ( )

A. David 手术　B. Bentall 手术　C. AVR 手术
D. Wheat 手术　E. 升主动脉置换

168.TAVI 手术中瓣膜上台一般采用什么方法塑形　(　)
A. 冰盐水　B. 热盐水　C. 肝素盐水　D. 常温盐水　E. 罂粟碱盐水

169. 以下哪个是使用单极电刀中回路负极的作用　(　)
A. 有效降低电流密度　B. 分散电流　C. 增加散热
D. 防止热损伤　E. 以上都是

170. 压疮术前预评估不包括哪一项　(　)
A. 空腹时间　B. BMI　C. 受压部位　D. 全身皮肤(营养)　E. 低灌注

171. 男患者 58 岁，2 周来晨练行走 300m 左右出现胸部闷胀压抑感，放射到咽喉部，有紧缩感。持续 5～10min，停止活动、休息 3～5min 可缓解。口含硝酸甘油有效。既往有高血压、高脂血症、糖尿病史。关于该患者的正确诊断是　(　)
A. 劳力型心绞痛　B. 变劳力型心绞痛异型心绞痛　C. 初发型心绞痛
D. 恶化型心绞痛　E. 急性心肌梗死

172. 以下检查对诊断心脏黏液瘤准确率最高的是　(　)
A. 心脏彩超　B. 胸片　C. 心电图　D. 左心室造影　E. 心导管检查

173. 男患儿，8 岁，行 UCG 发现室间隔膜部有一直径约 0.8cm 的缺损。常规的手术入路为　(　)
A. 右心房入路　B. 左房顶入路　C. 右室流出道入路
D. 左心室入路　E. 肺动脉入路

174. 搭桥手术吻合完桥管后常用的排气针是　(　)
A.7-0 Prolene 线　B.8-0 Prolene 线　C.6-0 Prolene 线
D.4-0 Prolene 线　E.5-0 Prolene 线

175. 干下型室间隔缺损入路　(　)
A. 肺动脉入路　B. 主动脉入路　C. 右心房入路
D. 右心室入路　E. 左心室入路

176. 支架植入术适用于哪型 AD 的患者　(　)
A. 一型　B. 二型　C. 三型　D. 四型　E. 五型

177. 下面哪项不是冠脉造影的基本器械　(　)
A. 鞘套装　B. 造影导管　C. 球囊　D. 导丝　E. 高压枪

178. 主动脉弓部腔内修复的技术不包括　(　)
A. 分支支架血管　B. 烟囱技术　C. 头臂血管转流合并支架技术
D. 主动脉弓置换术　E. 去分支技术

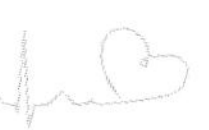

179. 主动脉腔内修复术后发现患肢足背动脉搏动明显减弱则 ( )

A. 继续观察 B. 按摩足背 C. 抬高患肢

D. 立即拆开伤口重新缝合 E. 继续加压包扎

180. 百级手术间静态空气浮游菌的浓度标准是: ( )

A.≤10cfu/m^3 B.≤5cfu/m^3 C.≤1cfu/m^3 D.≤0cfu/m^3 E.≤15cfu/m^3

181. 戊二醛灭菌的作用时间为 ( )

A. 1h B. 2h C. 5h D. 10h E. 15h

182. 下列不属手术室护士应急的技能培训的内容的是 ( )

A. 心肺复苏技术 B. 急危重症患者的急救技术

C. 突发事件的应急预案 D. 自然灾害和意外事故下的自救互救技术

E. 手术室护理人员的应急能力和反应速度

183. 一成年男性冠心病患者,体外循环转流开始后灌注泵压突然急剧升高,插管处可见局部膨胀隆起、血液溅出。此时最可能是 ( )

A. 后负荷突然加重 B. 管道血栓形成阻塞

C. 主动脉插管进入管壁夹层 D. 主动脉壁太硬 E. 主动脉插管太细

184. 先天性室间隔缺损体外循环手术时 ( )

A. 停搏液经主动脉根部灌注 B. 停搏液经冠状动脉口直接灌注

C. 停搏液逆行冠状静脉窦灌注 D. 停搏液选择性腋动脉灌注

E. 停搏液经冠状动脉口直接灌注结合逆行冠状静脉窦灌注

185. 甲类传染病手术后物品消毒程序应为 ( )

A. 先清洗再高压 B. 先清洗再浸泡 C. 先清洗再打包

D. 先消毒再清洗 E. 先高压再清洗

186. 择期手术前小儿禁食时间为 ( )

A.8～12h B.6～8h C.4～6h D.10～12h E.1～2h

187. 室间隔缺损能否手术的主要决定因素是 ( )

A. 肺血管阻力 B. 肺动脉压力 C. 患者年龄

D. 缺损大小 E. 缺损部位

188. 体外循环后的病理生理变化以下错误的是 ( )

A. 红细胞破坏、血小板减少 B. 代谢性酸中毒

C. 肾脏的排泌功能下降 D. 高血钾 E. 游离血红蛋白升高

189. 以下关于法洛四联症正确的是 ( )

A. 大部分F4患儿在出生3～6个月动脉导管闭合后方发生发绀称作迟发性发绀

B. F4患儿经室间隔缺损分流的方向,取决于体循环血管阻力与右心室射血阻力

的比值

C. F4患儿经常出现蹲踞现象是因为下蹲可以通过提高体循环阻力减少右向左的分流

D. F4患儿在脱水,哭闹等情况下出现晕厥是因为在这些诱因下狭窄的肺动脉痉挛导致脑缺氧性晕厥

E. 以上均正确

190.5岁小儿行小儿心脏移植,下列哪个是不需要的 ( )

A. 心脏移植小件 B. 修心盘 C. 搭桥器械

D. 小儿体外器械盒 E. 小儿体外显微14样

191. 主动脉血管壁主要分几层 ( )

A. 1 B. 2 C. 3 D. 4 E. 5

192. 中年男性突发持续胸痛,呈撕裂样,有高血压病史3年,应首先考虑 ( )

A. 肾动脉狭窄 B. 主动脉粥样硬化 C. 主动脉夹层形成

D. 主动脉栓塞 E. 肺气肿

193. 主动脉夹层最主要的特征是 ( )

A. 晕厥 B. 失血性休克 C. 疼痛 D. 血容量不足 E. 心绞痛

194. 麻醉实施前安全核查的内容不包括 ( )

A. 手术方式 B. 知情同意情况 C. 患者术后的去向

D. 麻醉安全检查 E. 抗菌药物皮试结果

195. 下列哪一支血管,不是右冠状动脉的分支 ( )

A. 右圆锥支 B. 后降支 C. 回旋支 D. 右室后支 E. 锐缘支

196. 主动脉瓣位于 ( )

A. 右心房与右心室之间 B. 左心房与左心室之间

C. 左心室与主动脉之间 D. 右心室与肺动脉之间

E. 左心室与右心室之间

197. 如果行瓣膜置换术,哪种瓣膜需要终身抗凝 ( )

A. 同种瓣 B. 机械瓣 C. 生物瓣 D. 组织工程瓣 E. 自体肺动脉瓣

198. 下列哪项诊断对心包积液意义最大 ( )

A. 端坐呼吸 B. 奇脉 C. 发绀 D. 颈静脉怒张 E. 心率加快

199. 人工心脏瓣膜置换术后瓣周漏介入治疗的适应证正确的是 ( )

A. 感染性心内膜炎急性期 B. 人工瓣膜稳定性差

C. 人工瓣膜术后一个月 D. 心内膜炎控制3个月以上

E. 心内膜炎控制一周以内

（二）多选题

1. 室间隔缺损为胚胎发育不全所致，按其发生的部位可分为 （　　）

A. 卵圆孔室间隔缺损　B. 右室流入道室间隔缺损

C. 漏斗部室间隔缺损　D. 干下型室间隔缺损　E. 膜周-漏斗部室间隔缺损

2. 心脏手术中常说的"老三篇"的配制是指 （　　）

A. 氯化钾 1.5g　B. 硫酸镁 0.25g　C. 硫酸镁 2.5g

D. 利多卡因 0.3g　E. 利多卡因 3g

3. 冠脉搭桥手术中，最常用的冠脉探型号是 （　　）

A. 0.8mm　B. 1.0mm　C. 1.2mm　D. 1.5mm　E. 2.0mm

4. 室间隔缺损合并主动脉离断患儿正中切口下行矫治术，弓部重建时，可采用的体外循环方式是 （　　）

A. 深低温全身停循环　B. 下半身停循环，选择性脑灌

C. 下半身停循环，心脏及头臂血管持续灌注　D. 上半身停循环

E. 浅低温体外循环

5. 不停跳搭桥手术中需要下列哪些物品 （　　）

A. 心脏固定器　B. 自体血回收装置　C. 白色钝头针

D. 血管分流器　E. 吹气装置

6. 心脏共有以下几个瓣膜 （　　）

A. 二尖瓣　B. 三尖瓣　C. 主动脉瓣　D. 肺动脉瓣

7. "法洛四联证"（F4）是常见的先天性心脏病之一，其病征包括 （　　）

A. 室间隔缺损　B. 房间隔缺损　C. 肺动脉高压

D. 主动脉骑跨　E. 右心室肥大

8. 冠状旁路移植术适应证 （　　）

A. 心绞痛，经药物治疗无效者　B. 重症心肌炎

C. 冠状动脉管径狭窄达50%以上，狭窄远端通畅

D. 心内介入性治疗中出现心绞痛加重

E. 缺血性心肌病尚有大片心肌存活者

9. 二尖瓣成形术后为观察手术效果可参考的指标是 （　　）

A. 术中经二尖瓣向左室打水观察　B. 脱离体外循环后观察左房压

C. 脱离体外循环后经食道超声了解瓣叶对合情况

D. 是否存在心脏杂音　E. 观察脉压的大小

10. 主动脉球囊反搏（IABP）可适用于心下哪些情况 （　　）

A. CABG 术后低心排综合征，正规药物疗法无效

B. 急性心肌梗死并发心源性休克

C. 扩张性心肌病患者心脏移植前后辅助

D. 主动脉夹瓣重度返流，心功能Ⅳ级，药物治疗效果差

E. 主动脉瘤心功能不全者

11. 体外循环手术观察尿量分 （ ）

A. 切皮前　B. 转流前　C. 阻断前　D. 转流中　E. 转流后

12.Stanford 分型将主动脉夹层动脉瘤分为 （ ）

A. A 型　B. B 型　C. C 型　D. D 型　E. E 型

13. 房间隔将左、右心房完全分隔。房间隔缺损非体外循环微创房封堵术是一种结合外科与介入的双项优势的治疗方法。房间隔缺损封堵术适应证为 （ ）

A. 中央型房缺　B. 继发孔型房缺　C. 原发孔型房缺

D. 上腔型房缺　E. 下腔型房缺

14. 完全性大动脉转位是指主动脉和肺动脉对调位置，主动脉接右心室。而肺动脉接左心室。左右心房、心室的位置未变，心房与心室的连接亦正常。肺循环和体循环各行其道。患儿能暂时存活大多是因为同时合并有 （ ）

A. 房间隔缺损　B. 室间隔缺损　C. 动脉导管未闭

D. 肺动脉瓣关闭不全　E. 主动脉瓣关闭不全

15. 在全弓置换手术过程中，可采用的脑保护措施包括 （ ）

A. 深低温停循环　B. 经腋动脉插管选择性脑灌

C. 经无名动脉插管选择性脑灌　D. 头部冰帽降温

E. 上腔静脉逆灌脑保护

16. 对围术期抗生素的使用管理，下列表述正确的是 （ ）

A. 手术室护士应用抗菌药物必须在查看抗菌药物皮试结果后严格遵医嘱执行

B. 术前抗菌药物预防用药，时间不应超过 2h

C. 清洁手术宜在术前 0.5～2h 给药

D. 如果手术时间＞3h，或失血量>1500mL，可在术中给予第 2 剂

E. 使用抗生素后在电子医嘱上签字

17. 二尖瓣替换术适应证 （ ）

A. 二尖瓣纤维化　B. 二尖瓣狭窄合并关闭不全者

C. 闭式扩张术后再狭窄者　D. 二尖瓣成形术失败者

E. 生物瓣毁损，瓣周漏

18. 婴儿负极板的部位选择包括 （ ）

A. 大腿　B. 小腿　C. 背部　D. 臀部　E. 上臂

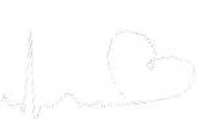

19. 非体外循环下冠状旁路移植术的优势　（　　）

A. 避免体外循环对人体正常生理状态的干扰

B. 无心肌再灌注损伤

C. 无血液系统的病理改变

D. 有利于保护患者的心肺功能

E. 减少并发症的发生

20. 主动脉夹层患者CTA检查发现主动脉夹层累及升主动脉至双侧髂总动脉，在分型上属于　（　　）

A. Stanford A型　　B. Stanford B型　　C. Debakey Ⅰ型

D. Debakey Ⅱ型　　E. Debakey Ⅲa型

21. 二尖瓣及主动脉瓣双瓣膜替换术适应证　（　　）

A. 二尖瓣及主动脉瓣为风湿性改变，有纤维化形成

B. 二尖瓣及主动脉瓣钙化，不适合做瓣膜成形手术

C. 感染性心内膜炎时，主动脉瓣和二尖瓣受累严重，出现严重的心功能障碍

D. 风湿性主动脉瓣病变合并二尖瓣病变，如二尖瓣脱垂伴腱索断裂等

E. 二尖瓣及主动脉瓣为风湿性改变，瓣膜狭窄合并关闭不全

22. 冠状旁路移植术常与哪几支血管建立桥管　（　　）

A. 左回旋支　　B. 右冠状主动脉干及分支

C. 左前降支　　D. 对角支　　E. 右回旋支

23. 术中监测中心静脉压的意义　（　　）

A. 衡量右心排出回心血量能力的指标　　B. 指导液体输入

C. 测定位于胸腔内上、下静脉或右心房压力

D. 腔管的设计利于抢救患者时用药　　E. 直接监测血压

24. 主动脉夹层累及升主动脉至双侧髂总动脉，合并主动脉瓣重度关闭不全，患者拟行手术治疗，合理的手术方案包括　（　　）

A.Bentall +全弓置换+支架像鼻

B.Bentall +半弓置换

C. 杂交手术：Bentall+头臂血管转流+覆膜支架置入

D.David 术+全弓置换+支架像鼻

E. 升主动脉置换+全弓置换+支架像鼻

25. 主动脉瓣置换患者有生育需求，可选择　（　　）

A. 猪心瓣　　B. 牛心包瓣　　C. 同种主动脉瓣

D. 单叶机械瓣　　E. 双叶机械瓣

26. 患者主动脉瓣换瓣术后出现尿色加深，呈酱油色，胸骨右缘第二肋间可闻及舒张期杂音，此时首选考虑 （　　）

A. 瓣周漏　　B. 机械性溶血　　C. 免疫性溶血

D. 人工瓣活动障碍　　E. 肾功能不全

27. 再次心脏换瓣手术需要必须准备的器械为 （　　）

A. 股动脉转流器械　　B. 搭桥器械　　C. 测瓣器

D. 再次小件　　E. 摇摆电锯

28. 冠状旁路移植技术应用桥血管移植手段改善狭窄远端心肌缺血，桥血管的来源一般是大隐静脉和乳房内动脉。冠状旁路移植术血管桥选择乳房内动脉的优点 （　　）

A. 能根据动脉生理需要调节血流量　　B. 产生较多前列腺素

C. 可扩张血管和抗血小板聚积作用　　D. 发生粥样硬化机会少

E. 远期通畅率高

29. 主动脉夹层手术常用的转流方式 （　　）

A. 右侧股动脉转流　　B. 右侧腋动脉转流　　C. 主动脉转流

D. 左侧股动脉转流　　E. 双侧股动脉转流

30. 主动脉瓣重度关闭不全，升主动脉瘤样扩张患者行主动脉瓣置换术，体外循环术中可选择的心脏停搏液灌注方式是 （　　）

A. 经主动脉根部灌注　　B. 经冠状静脉窦逆行灌注

C. 经冠状动脉口直接灌注　　D. 经左腋动脉灌注

E. 经锁骨下动脉灌注

31. 心肌梗死合并症有哪些 （　　）

A. 心源性休克　　B. 心律失常　　C. 心功能不全

D. 心脏破裂　　E. 室壁瘤形成

32. 根据夹层起源和主动脉受累部位，可将主动脉夹层按DeBakey系统分型，正确的是 （　　）

A. Ⅰ型：夹层起源于升主动脉。扩展超过主动脉弓到降主动脉，甚至腹主动脉，此型最多见

B. Ⅱ型：夹层起源并局限于升主动脉

C. Ⅲ型：病变起源于降主动脉左锁骨下动脉开口远端，并向远端扩展，直至腹主动脉

D. Ⅲa：仅累及胸降主动脉

E. Ⅲb：累及胸、腹主动脉

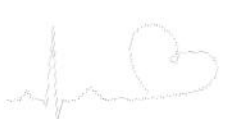

33. 微创手术较常规开胸手术而言，优势体现在　　(　　)

A. 切口小，术后外形美观

B. 能维持全部或部分胸骨的完整性，创伤小

C. 术中对胸廓对牵拉减少，减少了胸廓骨性对不稳定性

D. 减轻术后疼痛，有利于咳嗽、排痰，对于呼吸功能影响小，不易发生胸骨或纵隔感染

E. 方便暴露术野，使手术操作更轻松在心脏手术过程中，哪几个时间段巡回护士

34. 当患者有以下哪些情况时，要慎用单极电刀　　(　　)

A. 起搏器　　B. 内置式心脏复律除颤器

C. 人工耳蜗植入物、助听器　　D. 体内金属植入物、齿科器具

E. 金属饰品、文身

35. 对围术期抗生素的使用管理，下列表述正确的是　　(　　)

A. 手术室护士应用抗菌药物必须在查看抗菌药物皮试结果后严格遵医嘱执行

B. 术前抗菌药物预防用药，时间不应超过2h

C. 清洁手术宜在术前0.5～2h给药

D. 如果手术时间＞3h，或失血量>1500mL，可在术中给予第2剂

E. 使用抗生素后在电子医嘱上签字

36. 主动脉根部瘤的手术方式有哪些　　(　　)

A. Bentall　　B. David　　C. Wheat　　D. Carbol　　E. AVR

37. 胸骨正中切口行房间隔缺损修补术需要　　(　　)

A. 小儿体外　　B. 小儿冰体盆　　C. 小儿器械盒

D. 体外静切　　E. 电锯

38.PDA封堵常用的封堵器包括　　(　　)

A. 蘑菇形封堵器　　B. 弹簧圈　　C. 超薄球囊　　D. 明胶栓塞剂

39. 常见的血源感染危险因素包括　　(　　)

A. 乙肝病毒　　B. 丙肝病毒　　C. 艾滋病毒　　D. 梅毒　　E. 疟疾

40. 手术进行中，下列哪项操作不违反无菌原则　　(　　)

A. 手套污染后立即冲洗　　B. 器械落至手术台面以下不可再用

C. 传递手术器械应在术者胸前进行　　D. 手术者肘部污染应更换手术衣

E. 无菌器械台湿后应加盖无菌手术巾

41. 正确粘贴负极板　　(　　)

A. 剔除毛发，清洁干燥的皮肤　　B. 血管、肌肉丰富处

C. 接近手术部位　　　　D. 距离手术切口＞15cm

E. 防止患者直接与金属床接触

42. 当患者有以下哪些情况时，要慎用单极电刀（　　）

A. 起搏器　　　　B. 内置式心脏复律除颤器

C. 人工耳蜗植入物、助听器　　　　D. 体内金属植入物、齿科器具

E. 金属饰品、文身

43. 降主动脉置换术后的并发症为（　　）

A. 截瘫　　　　B. 喉返神经损伤　　　　C. 乳糜胸

D. 食管损伤　　　　E. 肾功能衰竭

（三）判断题

1. 心脏黏液瘤是最常见的心脏肿瘤，最常发生于左心房。（　　）

2.PDA 矫治常用的两种手术方法是动脉导管结扎和动脉导管切断缝合。（　　）

3. 肝素化用鱼精蛋白对抗，为减少过敏反应常在对抗前用地塞米松和葡萄糖酸钙。（　　）

4. 建立体外循环，插管前一定要全身肝素化。（　　）

5. 判断心肺复苏有效指征：能触及大动脉搏动；呼吸恢复；瞳孔由小变大；光反射存在；面色、口唇由发绀转为红润；有眼球活动或睫毛反射。（　　）

6. 慢性缩窄性心包炎经确诊后应考虑的治疗方案是强心利尿治疗。（　　）

7. 进行体外直流电除颤的能量是200J。（　　）

8. 最常用的人工瓣膜主要有机械瓣及生物瓣2种。（　　）

9. 输血的目的有维持血容量、纠正红细胞减少和纠正凝血功能。（　　）

10. 冠脉搭桥时取下的大隐静脉应保存在冰盐水中。（　　）

11. 预防感染，切皮后30min静脉注入抗生素。（　　）

12.I 型夹层起源于升主动脉，扩展超过主动脉弓到降主动脉，甚至腹主动脉，此型最多见。（　　）

13. 器官移植、关节置换手术应尽量安排在百级层流手术间。（　　）

14. 法洛四联症蹲踞现象是为了减少肺循环阻力。（　　）

15. 主动脉插管后即可滴注甘露醇。（　　）

16. 大动脉转位手术不需要移栽冠状动脉。（　　）

17. 主动脉夹层行全弓置换应充分游离无名动脉，左颈总动脉，左锁骨下动脉。（　　）

18. 主动脉插管后即可滴注甘露醇。（　　）

19.TAVI 术中释放瓣膜后发现瓣膜脱落至升主动脉应立即开胸。（　　）

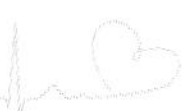

20. 介入下主动脉缩窄球囊扩张术多应用于婴幼儿和低龄儿童。（　　）

21. 电极板合适的安放部位：血管肌肉丰富处、清洁干燥的皮肤、靠近手术部。（　　）

22. 无菌包内物品一次未用完，无污染，按原折痕包好，有效期为12h。（　　）

23. 建立体外循环，插管前一定要全身肝素化。（　　）

24. 判断心肺复苏有效指征：能触及大动脉搏动；呼吸恢复；瞳孔由小变大；光反射存在；面色、口唇由发绀转为红润；有眼球活动或睫毛反射。（　　）

25. David术式分为再植法和成形法。（　　）

26. 二尖瓣置换时摇床方向为右倾。（　　）

27. 双向格林手术是复杂先心的姑息手术。（　　）

28. 小儿心脏手术抗生素用量是成人的一半。（　　）

29. 主动脉夹层手术常用的转流方式是主动脉转流。（　　）

30. ASD封堵术封堵器会通过下腔静脉到达心脏。（　　）

31. 心脏移植手术应安排在百级层流手术间，非体外循环下的冠状动脉搭桥手术由于没有转流，可以安排在千级手术间。（　　）

32. 冠状动脉旁路移植术时，取下的大隐静脉应保存在冰盐水中。（　　）

33. 心肺复苏胸外按压时尽可能减少按压中停顿，中断时间限制在10s内。（　　）

34. 患者行不停搏三尖瓣置换时，为保护心脏，术中冲洗水应该为4℃冰水。（　　）

35. 心脏手术术中添加纱布数目较多时，为了台面整洁容易清点，纱布10块一捆进行更换，数目确认无误方可更换。（　　）

36. 鱼精蛋白拮抗肝素用量为肝素总量的1.5倍。（　　）

37. 小儿停搏液针型号是18号。（　　）

38. 市内外出取心准备的冰桶内，3层冰袋的最内一层放置冰泥。（　　）

39. 主动脉插管后即可滴注“甘露醇”。（　　）

40. 主动脉夹层比较常用的分型方法为Stanford和Debakey。（　　）

41. 回路负极板粘贴靠近手术切口部位，距离手术切口大于15cm。（　　）

42. 胸骨正中小切口主动脉瓣置换术，全胸部水平垫高，一般在胸部下方再加一至两块包布，左手外展，右手贴身放置。（　　）

43. 主动脉夹层行全弓置换应充分游离无名动脉，左颈总动脉，左锁骨下动脉。（　　）

44. 停机后药物中和的顺序是地塞米松—葡萄糖酸钙—鱼精蛋白。（　　）

45. 主动脉缩窄的手术方式：人工血管转流、支架扩张植入、切除人工血管置换。（　　）

46.Co-Seal 胶配置后要针尖朝上放置。（　　）

47. 心脏移植时吻合的顺序依次是左房—主动脉—下腔静脉—上腔静脉—肺动脉。（　　）

48. 主动脉夹层真假腔之间一定相通。（　　）

49.PDA 合并重度肺高压患者介入治疗时必须检查右心导管。（　　）

50. 心肺复苏胸外按压时尽可能减少按压中停顿，中断时间限制在 10s 内。（　　）

51. 进行体外直流电除颤的能量是 200J。（　　）

52.I 型夹层起源于升主动脉，扩展超过主动脉弓到降主动脉，甚至腹主动脉，此型最多见。（　　）

53. 冠脉搭桥远期常见并发症是桥管再次狭窄。（　　）

54. 体外循环降温是为了减少组织对氧的需求，以达到保护组织和器官的目的。（　　）

55. 术中需要更换体位时，先整理好各种管道，保证各管道通畅无扭曲。（　　）

56. 主动脉夹层 Debakey 分型为 I 型、Ⅱ型、Ⅲ型。（　　）

57.TAVI 术后临时起搏导线不保留。（　　）

58. 输血的目的是维持血容量、纠正红细胞减少和纠正凝血功能。（　　）

59. 中和时，推注鱼精蛋白应严密观察患者血压和气道压，若血压下降急剧，气道压上升明显，为鱼精蛋白过敏反应，此时巡回护士应该放慢推注速度，缓慢地将剩下的鱼精蛋白推注完。（　　）

60. 器官移植、关节置换手术应安排在百级层流手术间。（　　）

61. 主动脉腔内修复术能治疗 Stanford A 型主动脉夹层。（　　）

62. 经心尖 TAVI 术一般在心尖部缝合一个荷包束长管。（　　）

63.PDA 矫治常用的两种手术方法是动脉导管结扎和动脉导管切断缝合。（　　）

64. 预防感染，切皮后 30min 静脉注入抗生素。（　　）

65. 建立体外循环，插管前一定要肝素化。（　　）

66. 二尖瓣置换时摇床方向为右倾。（　　）

67. 心脏手中添加纱布数目较多时，为了台面物品容易清点，纱布 10 块一捆进行更换，数目确认无误方可更换。（　　）

68. 主动脉夹层手术患者在术前应避免患者血压的波动，防止血压升高引起夹层

的再次破裂。（　　）

69. 市内外出取心准备的冰桶最内一层放置冰泥。（　　）

70. 在粘贴电刀负极板时，应尽量避免电流环路中出现金属移植物、起搏器、心电图电极等。（　　）

71. 主动脉缩窄的手术方式：人工血管转流、支架扩张植入、切除人工血管。（　　）

72. 发生在左房的黏液瘤易导致动脉栓塞。（　　）

73. 体外循环降温是为了减少组织对氧的需求，以达到保护组织和器官的目的。（　　）

74. 房室传导阻滞是急性心肌梗死最常见的心律失常。（　　）

75. 市内外出取心准备的冰桶内，3层冰袋最内一层放置冰泥。（　　）

76. 大动脉转位手术不需要移栽冠状动脉。（　　）

77. 中和时，推注鱼精蛋白需要密切观察患者心率、血压变化。（　　）

78. I型夹层起源于升主动脉，扩展超过主动脉弓到降主动脉，甚至腹主动脉，此型最多见。（　　）

（四）答案

（一）单选题

1-5：ECACD　6-10：CCCAA　11-15：BCBAA　16-20：ACDAA

21-25：ECCAC　26-30：BBCDD　31-35：EECBE　36-40：CBAEC

41-45：DCCBA　46-50：CCBDC　51-55：DCCCB　56-60：EECAC

61-65：BABBE　66-70：AAEDD　71-75：EAECA　76-80：DBDCB

81-85：ABBBC　86-90：ECCAD　91-95：CDCAD　96-100：DEAEC

101-105：CABDA　106-110：ADDAB　111-115：CDBEA　116-120：AEEED

121-125：CBECB　126-130：ACACD　131-135：DBACD　136-140：CEEBA

141-145：EACBB　146-150：EBCDD　151-155：AAAAD　156-160：ACCEB

161-165：EBCED　166-170：BBAEE　171-175：CAACA　176-180：CCDDB

181-185：DECAE　186-190：CADEA　191-195：CCCCC　196-199：CBDD

（二）多选题

1.BCDE　2.ACD　3.BDE　4.ABC　5.ABCDE　6.ABCD　7.ACDE　8.ACDE

9.BC　10.ABC　11.BDE　12.AB　13.AB　14.ABC　15.ABCDE　16.ABCDE

17.ABCDE　18.ACD　19.ABCDE　20.AC　21.ABCDE　22.ABCD　23.ABCD

24.ACD　25.ABC　26.AB　27.ACDE　28.ABCDE　29.AB　30.BC　31.ABCDE　32.ABCDE　33.ABCD　34.ABCDE　35.ABCDE　36.ABCD　37.ABCDE　38.AB　39.ABCDE　40.BCDE.　41.ABCDE　42.ABCDE　43.ABCDE

（三）判断题

1.√　2.√　3.√　4.√　5.×　6.×　7.√　8.√　9.√　10.×　11.×　12.√　13.√　14.×　15.×　16.×　17.√　18.×　19.×　20.√　21.√　22.×　23.√　24.×　25.√　26.×　27.√　28.×　29.×　30.√　31×　32.×　33.√　34.×　35.×　36.√　37.×　38.×　39.×　40.√　41.√　42.√　43.√　44.√　45.√　46.√　47.√　48.×　49.√　50.√　51.√　52.√　53.√　54.√　55.√　56.√　57.×　58.√　59.×　60.√　61.×　62.×　63.√　64.×　65.√　66.×　67.×　68.√　69.×　70.√　71.√　72.√　73.√　74.×　75.×　76.×　77.√　78.√

二、操作考试

1.2015版单人心肺复苏基本生命支持技术（表7-5-1）

表7-5-1　2015版单人心肺复苏基本生命支持技术

项目	操作内容	标准分	得分
操作准备	护士准备：着装整洁规范，符合要求	2	
	操作用物：治疗盘内放置纱布、简易呼吸器、手电筒、弯盘	3	
	（1）评估现场急救环境的安全性	2	
	（2）判断患者意识：呼叫患者、轻拍患者肩部，确认患者意识丧失。注意颈椎保护	6	
	（3）立即呼救，寻求他人帮助，请医务人员备除颤仪和急救车，记时间	3	
	（4）（去枕）使患者仰卧于硬板床上或硬质地面，身体无扭曲，注意保护颈椎；解 紧身衣扣，松裤带	3	
	（5）10s内同时判断患者颈动脉搏动及呼吸判断颈动脉搏动的方法：食指和中指指尖触及患者气管正中部（相当于喉结的部位）旁开两指，至胸锁乳突肌前缘凹陷处，判断时间为5～10s。如无颈动脉搏动、无呼吸或仅是喘息，应立即进行胸外按压	7	
	（6）实施胸外心脏按压		
	①按压部位：胸骨体中下1/3交界处	5	

续表

项目	操作内容	标准分	得分
	②按压手法：一手掌根部放于按压部位，另一手平行重叠于此手背上，十指交扣离开胸壁，仅以掌根部接触按压处，双臂位于患者胸骨正上方，双肘关节伸直，使肩、肘、腕在一条直线上，并与患者身体垂直，利用上身重量垂直下压。手掌根不离开患者胸部。	5	
	③按压幅度：成人胸骨下陷至少5cm，但不超过6cm。婴儿和儿童按压深度至少为胸部前后径尺寸的1/3（婴儿约4cm，儿童约5cm）。	10	
操作准备	④按压时间：放松时间为1∶1。	5	
	⑤按压频率：100～120次/min。	10	
	⑥每次按压应让胸廓完全回弹。	5	
	⑦尽可能减少按压中停顿，中断时间限制在10s内。	2	
	⑧胸外按压：人工呼吸为30∶2	2	
	（7）开放气道。 ①如有明确的呼吸道分泌物，清理呼吸道。如有活动义齿，则取下。		
	②仰头抬颏开放气道	8	
	操作者一手置于患者前额，手掌向后下方施力，使头充分后仰		
	另一手示指、中指将颏部向前抬起，使耳垂与下颌角连线与地面垂直		
操作步骤	人工呼吸 简易呼吸器实施人工呼吸：将呼吸器连接氧气，氧流量8～10L/min。一手以“EC”法固定面罩，另一手挤压呼吸器。每次送气400～600mL，频率10～12/min。（徒手心肺复苏时采用）口对口人工呼吸：30次按压后进行2次人工呼吸，每次呼吸超过1s，每次须使胸部隆起	10	
	操作2min（约5个循环）后，再次判断颈动脉搏动，如已恢复，进行下一步生命支持；如未恢复，继续上述操作，直至有条件进行高级生命支持。判断有效指征：能触及大动脉搏动；呼吸恢复；瞳孔由大变小；光反射存在；面色、口唇由发绀转为红润；有眼球活动或睫毛反射	10	
	复苏有效，操作完成后将患者头偏向一侧，进入下一步的生命支持	2	
	操作速度：完成时间在5min以内		
总分		100	
	按操作程序各项实际分值评分		
操作评分	操作程序颠倒一处扣1分		
	判断患者呼吸、颈动脉搏动有效指征的时间少于5s、超过10s扣2分。超过规定时间终止操作		

2. 手术物品清点(表7-5-2)

表7-5-2　手术物品清点

项 目	项目内容	分值	扣分
目 的	规范器械清点,防止异物残留,保证手术安全	5	
操作程序	(一)评估:操作环境是否符合要求	5	
	(二) 实施要点		
	1. 仪表	5	
	(1)着装整洁,规范		
	(2)指甲平短、清洁,不涂指甲油		
	(3)不戴耳环、手镯和戒指		
	(4)口罩帽子佩戴规范		
	2. 操作用物:器械桌、无菌器械包、手术护理记录单、蓝黑中性笔、电脑	5	
	3. 操作步骤:		
	(1)器械护士检查器械包上的标签,查看器械包的名称,是否在有效期,外层指示胶带是否变色,外层包布有无松散、潮湿、破损	3	
	(2)使用器械追溯系统将器械包标签扫入电脑,以再次检查器械包的有效性	3	
	(3)按规范打开无菌器械包,按手术需要投递一次性无菌物品	3	
	(4)手术开始前20min器械护士洗手,穿无菌手术衣	5	
	(5)按照规范整理无菌器械台,检查手术器械及各类一次性物品的数量、完整性和功能	5	
	(6)按顺序规范摆放器械台上的所有物品	5	
	(7)器械护士与巡回护士共同清点手术用物:器械护士报数,声音洪亮清晰,与巡回护士一唱一和,从器械台的最右侧,逆时针方向,画圆式清点,清点一项,记录一项,不可漏点	1	
	(8)器械清点过程中,如有中断,应重新清点	0	
	(9)器械清点记录完毕,巡回护士与器械护士再次共同核查器械包内器械与敷料数目,是否与包内登记单上数目相符	5	
	(10)发现问题及时处理	5	
	(11)关腔前器械清点,手术医师、巡回护士、器械护士三人一起核对,准确无误方可关腔	5	
	(12)关腔后器械清点,必须在皮肤缝合开始后进行。由巡回护士和器械护士共同清点,准确无误后,器械护士方可清理器械台	8	

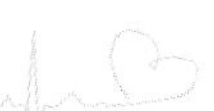

续表

项 目	项目内容	分值	扣分
操作程序	4.操作态度	8	
	(1)认真负责,严格按护理程序进行操作	3	
	(2)讲普通话,语言规范,清点器械声音洪亮清晰,情感表达适当		
	(3)态度温和,关心体贴同事		
注意事项	器械护士提前20min洗手,做好手术器械数目、功能、完整性的检查工作	2	
	清点器械避免漏点	1	
	器械摆放规范	1	
	三次清点数目一致	1	
	术中添加物品及时登记	1	
	器械护士应时刻关注手术物品去向及完整性,妥善保管手术台上贵重物品	1	
综合质量	5分;4分;3分;2分;1分;0分		
综合评分	用物缺一项或者不符合要求扣2分		
	仪表、着装一项不符合要求扣2分		
	操作程序颠倒一处扣1分		
	操作程序错误或遗漏一处扣2分		
	一般违反操作原则扣5分		
	严重违反操作原则扣10分以上		
	操作时间10min,每超过规定时限20%扣1分		

参 考 文 献

[1] Spray Thomas L, Ackeer Michael A. 罗伯&史密斯心脏外科手术学[M]. 西安:世界图书出版西安有限公司,2020.

[2] Cohn Lawrence H, Adams David H. 成人心脏外科学[M]. 郑哲,译. 北京:人民卫生出版社,2021.

[3] 朱晓东. 心脏外科学:临床医学[M]. 北京:中国协和医科大学出版社,2019.

[4] 高长青. 机器人心脏外科学[M]. 高长清,译. 西安:世界图书出版西安有限公司,2018.

[5] 刘中民,Roland Hetzer,翁渝国. 实用心脏外科学[M]. 北京:人民卫生出版社,2010.

[6] 杨辰垣,胡盛寿,孙宗全. 今日心脏血管外科学[M]. 武汉:湖北科学技术出版社,2004.

[7] 陈良万,李虔桢,戴小福,等. 心脏移植的发展现状和新挑战[J]. 器官移植,2023,14(01):31-41.

[8] 颜文龙,杨苏民. 人工心脏的临床应用和研究进展[J]. 精准医学杂志,2022,37(06):559-564.

[9] 王志维. 心脏大血管外科科学研究的现状和展望[J]. 中华实验外科杂志, 2021, 38(8):1401-1405.

[10] 黄家驷,吴英恺. 中国心脏血管外科的现况[J]. 科学通报,1964(12):1063-1068.

[11] 吴英恺. 心脏血管外科近年来的进展[J]. 人民军医,1963(11):11-12.

[12] 郭莉. 手术室护理实践指南[M]. 北京:人民卫生出版社,2022.

[13] 威尔科克斯,库克,安德森. 心脏外科解剖学[M]. 周青,译. 上海:上海科学技术出版社,2004.

[14] 汪曾炜,刘维永,张宝仁. 心脏外科学[M]. 北京:人民军医出版社,2003.

[15] 高兴莲,田莳. 手术室专科护士培训与考核[M]. 北京:人民军医出版社,2015 .

[16] Laurence H Cohn. 成人心脏外科学[M]. 郑哲,译. 北京:人民卫生出版社.

[17] 陈孝平,汪建平. 外科学[M]. 北京:人民卫生出版社,2013.

[18] 尼古劳斯·A 哈斯,乌尔里克·克莱戴特. 小儿心脏病学[M]. 董念国,译. 北京:科学出版社,2021.

[19] Mark D.Morasch，William H.Pearce，James S.T.Yao. 主动脉外科学[M]. 孙国成，译. 北京：人民卫生出版社，2011.

[20] 高兴莲，郭莉. 手术室专科护理学[M]. 北京：科学出版社，2014.

[21] 陈金宝. 实用人体解剖图谱[M]. 上海：上海科学技术出版社，2015.

[22] Jan Dominik，Pavel Zacek. 心脏瓣膜手术图解[M]. 邓勇智，译. 上海：上海科学技术出版社，2011.

[23] 董念国，廖崇先. 心肺移植学[M]. 北京：科学出版社，2018.

[24] 高兴莲，马琼，王曾妍. 手术体位护理学[M]. 北京：科学出版社，2022.

[25] 易定华，徐志云，王辉山. 心脏外科学[M]. 北京：人民军医出版社，2016.

[26] 丁文龙，刘学政. 系统解剖学[M].9版. 北京：人民卫生出版社，2018.

[27] 董念国，夏家红. 心外科手术要点难点及对策[M]. 北京：科学出版社，2018.

[28] 王伟，朱德明. 小儿体外循环手册[M]. 上海：上海世界图书出版公司，2015.

[29] 玛丽·安·麦克劳林. 简明心血管护理[M]. 曾珠，王慧华，胡德英，译. 武汉：华中科技大学出版社，2020.

[30] 龚仁蓉，黄智慧，陈芳. 图解心血管外科手术配合[M]. 北京：科学出版社，2021.

[31] 董念国，李守军，周诚，等. 先天性心脏病外科治疗中国专家共识(一)：大动脉调转术应用[J]. 中国胸心血管外科临床杂志，2020，27(02):126-132.

[32] Gao XL，Hu JJ，Ma Q，etal.Design and research on reliability-validity for 3S intraoperative risk assessment scale of pressure sore [J].J Huazhong Univ Sci Technolog Med Sci，2015，35(2):291-294.

[33] 吴勤，王鹏巨，王玲，等. 心脏直视手术后病人急性压疮相关因素的研究[J]. 中华护理杂志，1999，34(06):331-333.

[34] 徐晓涛. 低温体外循环对成人脑氧代谢的影响[D]. 长春：吉林大学，2011.

[35] 崔君，廖荣恒，汪永义. 常用心脏保存液及其改良方法[J]. 国际心血管病杂志，2019，46(02):76-79.

[36] 董念国，胡行健. 微创心脏外科发展现状及思考[J]. 临床心血管病杂志，2015，31(04):362-366.

[37] 王怡轩，陈思，刘金平，等. 右胸小切口与标准胸骨正中切口在心脏瓣膜成形术中的比较研究[J]. 心血管外科杂志(电子版)，2016，5(02):56-62.

[38] 高兴莲，黄靖，许娜，等. 心肝联合移植手术的护理配合[J]. 中华护理杂志，2013，48(03):219-221.

[39] 史嘉玮,董念国,刘金平,等.心肝联合移植一例报告[J].中华器官移植杂志,2012(09):536-538.

[40] 汪贝,汪晓筱,张健,等.体外膜肺氧合桥接心脏移植术的护理[J].中华护理杂志,2019,54(8):1235-1238.

[41] 牛丹丹,高兴莲,李潇,等.MP-EX全磁悬浮短期体外心室辅助装置植入术的手术配合[J].护理学杂志,2022,37(04):57-58.

[42] 李平,董念国,徐博翎,等.体外心室辅助治疗心源性休克的临床应用现况[J].临床心血管病杂志,2021,7(6):500-507.

[43] Barbone A,Malvindi P G,Sorabella R A,et al.6 months of "temporary" support by Levitronix leftventricular assist device[J].Aritif Organ,2012,36(7):639-642.

[44] Borisenko O,Wylie G,Payne J,et al.Thoratec Centrimag for temporary treatment of refractory cardiogenic shock or severe cardiopulmonary insufficiency:a systematic literature review and meta-analysis of observational studies[J].ASAIO J,2014,60(5):487-497.

[45] 张秀梅,袁先翠,李京京,等.基于Benner理论的能级进阶分层培训对基层医院护士综合能力及岗位胜任力的影响[J].护理研究,2021,35(23):4278-4281.

[46] 郑晨,余文静,谈维,等.2例体外膜肺氧合辅助下心肺移植病人围术期护理[J].全科护理,2022,20(27):3812-3815.

[47] 谭锦风,郑银,朱素琦,等.器官移植专科护士岗位胜任力评价指标体系的构建[J].护士进修杂志,2022,37(21):1934-1938.

[48] 谭今,于涛,张晓慎,等.达芬奇机器人心脏手术2例[J].四川医学,2017,38(02):156-158.